AF369812

FONDATION
DE LA DOCTRINE
D'HIPPOCRATE,
D'APRÈS LE TEXTE.

SECTION Ière.

PATHOLOGIE.

TOME II.

TRAITÉS

D'HIPPOCRATE,

DU SERMENT,

DE LA LOI DE MÉDECINE,

DES MALADIES,

DES AFFECTIONS,

Traduits en Français, et le Texte en regard, revu et corrigé sur les Manuscrits de la Bibliothèque du Roi; avec les Variantes, les Commentaires et une Table analytique;

PAR M. LE CHEVALIER DE MERCY,

Docteur en Médecine de la Faculté de Paris, Professeur particulier de Médecine Grecque, Membre associé et honoraire de plusieurs Académies nationales et étrangères, Médecin du Bureau de charité du 8e Arrondissement;

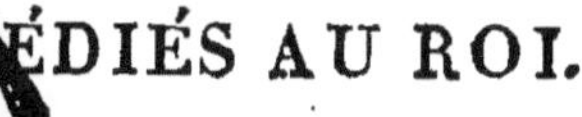

DÉDIÉS AU ROI.

A PARIS,

DE L'IMPRIMERIE DE J.-M. EBERHART,
IMPRIMEUR DU COLLÉGE ROYAL DE FRANCE,
Rue du Foin Saint-Jacques, n. 12.

1823.

PRÉFACE.

Il seroit absolument impossible de
ne pas apercevoir la connexion des
premiers traités, consacrés dans
le précédent volume, à la fondation
de la doctrine Hippocratique, avec
les livres des Maladies et des Affections. La méthode que l'on a toujours suivie n'a jamais été parfaitement élémentaire : c'étoit une lacune considérable dans les études
médicales, qui se trouve aujour-
d'hui remplie, avec d'autant plus
d'exactitude, qu'une méthode factice
n'est pas ici nécessaire pour arriver
au but précédemment indiqué. Il

s'est agi seulement de publier les ouvrages didactiques, dans l'ordre le
plus naturel, et d'en tirer les conséquences qui appartiennent à l'im-
portance même du sujet. Les auteurs
qui ont inventé des classifications
en médecine, n'ont certainement pas
prétendu avoir créé l'art de guérir.
Quelques-uns ont à la vérité perfec-
tionné les différentes méthodes de
traitement, par les découvertes qui
ont été faites successivement, en bo-
tanique et en histoire naturelle. La
physique et la chimie ont conduit à
des expériences qui, rectifiées par la
physiologie, ont eu pour résultats
évidens, l'amélioration de l'art; ce
sont des vérités incontestables. Mais,
de prétendre, comme quelques auteurs ont osé l'avancer, pour arriver

au pouvoir suprême de l'art, à l'invention d'une science nouvelle, afin de détrôner le prince des médecins, en lui contestant ses ouvrages séculaires, pour y substituer des nomenclatures d'un jour; c'est absolument vouloir transformer la nature; ce qui est impossible, non-seulement aux auteurs vivans, mais encore à ceux qui leur succéderont.

Pour trouver une classification plus ou moins exacte, en ne rapprochant point les ouvrages d'Hippocrate pour en former un corps de doctrine, il a fallu imaginer des méthodes factices, qui se lient plus ou moins à d'autres systèmes, que le temps avoit détruits. Ces derniers furent inventés de même fictivement, de sorte que l'on a dû com-

mettre beaucoup d'erreurs, et s'éga-
rer dans ce labyrinthe, dont personne que je sache n'a pu sortir,
sans cesser de suivre la route tracée
par Hippocrate. Quoi de plus naturel, après avoir considéré dans
les premiers traités, l'homme pour
sujet de la médecine et l'avoir étudié
relativement à ses humeurs et à sa
conformation ; quoi, dis-je, de plus
naturel, que de faire l'application
immédiate de ces premiers principes appuyés sur l'observation, au
traitement même des maladies, sous
les différens rapports du régime, des
lieux, des tempéramens, des âges,
des climats, des saisons? ce plan ne
peut échapper à personne.

C'est celui que j'ai suivi dans les
précédens volumes. Il n'est pas croya-

ble, non plus, qu'Hippocrate, en fondant la médecine, auroit négligé de graver dans la mémoire de ses disciples, les premiers préceptes de morale dans l'exercice d'une profession, qui, comme l'indiquent le *Serment* et la *Loi de Médecine*, impose aux ministres de l'art, de grandes obligations et des devoirs à remplir, pour la conservation de la vie des citoyens, l'honneur et la sécurité des familles. Enfin la confiance, dont sont honorés chaque jour les médecins, sont les motifs puissans qui m'ont déterminé à ajouter ces deux petits traités, pour qu'ils puissent servir en quelque sorte d'introduction morale à la pratique médicale ; ce qui, je le regrette beaucoup, avoit été négligé jusqu'à présent dans

nos livres. J'ai donc pensé, qu'avant
d'enseigner aux jeunes gens une
science si intéressante, il falloit leur
offrir le tableau des vertus et des
conditions honorables, qu'ils doivent
connoître et s'imposer pour prix de
leurs veilles et de leurs efforts, afin
de se rendre recommandables non-
seulement à leur patrie, mais encore
à la postérité tout entière (1).

---

(1) Dans les notes qui sont à la fin du volume,
j'ai indiqué les différentes modifications de traitement, dont la théorie est exposée clairement
dans *le Premier Livre des Maladies*. Le second traité, désigné sous le titre *des Affections*,
est celui que j'ai choisi parmi les autres ouvrages d'Hippocrate, parce que je suis certain
d'avoir ainsi suppléé à tous les commentaires
que l'on pourroit multiplier à l'infini, comme
l'a fait Galien, relativement à la plupart des autres livres de notre célèbre auteur.

ANALYSE DU SERMENT.

Jeunes élèves,

Que de réflexions dignes d'être médi
tées, vous sont offertes par le prince des
-médecins, avant de vous décider à embrasser l'utile carrière de la médecine!
combien ne devez-vous pas admirer la
sagesse du fondateur de l'art de guérir,
qui unit ici les sentimens religieux à la
philanthropie! Pourquoi ne prendriez-
vous pas Dieu à témoin de vos devoirs,
et ne feriez-vous pas aussi le serment,
en vous rendant utiles à l'humanité, de
pratiquer constamment les vertus insé-
parables d'une profession qui par son in
dispensable nécessité, vous rendra bien.
tôt dépositaires de la vie de vos semblables? Je remarquerai d'abord la pureté
et la chasteté de mœurs, qui convien-

nent particulièrement au médecin : celui-ci est dans la confidence des pensées les plus secrètes, d'où dépend quelquefois le bonheur des familles ; et même dans certaines occasions, le sort de l'Etat y est intéressé (1). Le caractère du médecin est sacré et inviolable ; il est l'égide que l'on choisit quelquefois pour cacher des torts et des foiblesses, mais non pour tolérer le vice. Ne pensez pas qu'il entre jamais dans l'esprit de personne de se confier à la duplicité et à la félonie. Trahir la vertu ou divulguer le secret de l'État, est un crime : jamais, non jamais, un médecin vraiment digne de ce nom, ne s'abaissera à de coupables projets, que l'on voudroit même lui faire partager par contrainte ou par foiblesse. L'honneur des femmes est le

____

(1) Hippocrate, dans le traité de la décence, recommande très-expressément aux médecins de ne jamais paroître dans les rebellions ou séditions.

bien le plus cher et celui qu'on ne peut leur ravir sans se flétrir, soi-même, d'un opprobre éternel. Malheur à celui qui n'a pas de religion dans la pratique de la médecine! Malheur à celui dont la cupidité, la jalousie, l'ambition, la vanité ou l'avarice, le rendent sujet à toutes les démarches que repousse ostensiblement un art grand et noble, que les anciens ont regardé comme un don des dieux!

Jusques à quand y aura-t-il des abus en médecine, par le charlatanisme? Cette lèpre n'abandonnera peut-être jamais la société qu'elle dévore, et qui ne peut s'en préserver autrement, que par des lois répressives. Car l'ignominie, comme le dit Hippocrate, n'atteint par les hommes qui exercent l'art de la médecine, avec une impudeur, qui leur tient lieu de science. Le médecin doit être modeste dans son maintien, réservé dans ses discours; et comme le veut le père de la médecine, il ne doit sous aucun prétexte s'immiscer dans les secrets de l'État, sans une nécessité absolue; et surtout ne paroître jamais dans les rébellions et les séditions. Il y auroit une ingratitude détestable à penser le contraire. Il est juste, il est nécessaire de porter affection au souverain, de haïr l'anarchie, qui fomente les troubles et nourrit l'ambition des intrigans éhontés. Que le médecin soit, s'il se peut, l'égal des dieux, a dit un poète célèbre. *Homère, Illiade.* En effet, son caractère, qui est inviolable et sacré pour l'intérêt de quelques familles, ne l'est-il pas bien plus pour l'État, qui exige le respect et la reconnoissance des médecins, par la protection éclairée, par les honneurs et les récompenses qu'il leur accorde, dans l'exercice même de leur profession?

Maintenant voyez-vous les professeurs

en médecine s'obliger à enseigner leur art gratuitement (1)?

Car tous les gouvernemens qui existent en Europe, accordent des honoraires à ceux qui sont chargés de l'enseignement de l'art de guérir : ce droit d'une liberté sage est aussi bien fondé en Russie, qu'il peut l'être en France; enfin tous les momens, toutes les occupations du médecin, doivent être consacrés au soulagement de l'humanité. Il n'y a pas même jusqu'aux amusemens de société, que vous ne dussiez vous interdire, s'ils

----

(1) Le Serment feroit supposer que long-temps avant Hippocrate, il ne devoit pas y avoir d'école de médecine. Alors, il est évident que les vrais médecins avoient dû s'engager sous la foi du serment, à exercer l'art de guérir, en invoquant les seules lois de l'honneur et de la probité; tandisque d'autres individus se livroient à cette profession, sans lois et sans règles.

vous exposent à négliger les malades!
Puissiez-vous jeunes élèves, guidés par
ces principes ; observateurs zélés des lois
de votre pays , et constamment dévoués
au bien de l'humanité, recueillir le prix
du talent, que vous acquerrez par vos
travaux et par vos veilles; ne jamais trans-
gresser ni oublier vos devoirs, ni le serment, auquel je m'engage moi-même,
et que vous allez tous jurer ici, au nom
d'Hippocrate, prince des médecins.

ΙΠΠΟΚΡΑΤΟΥΣ

ΟΡΚΟΣ.

TRAITÉ D'HIPPOCRATE.

SERMENT.

ΙΠΠΟΚΡΑΤΟΥΣ

ΟΡΚΟΣ.

—

ά. ὈΜΝΥΜΙ, Ἀπόλλωνα ἰητρόν, καὶ Ἀσκλη-
πιόν, καὶ Ὑγείαν, καὶ Πανάκειαν, καὶ Θεοὺς πάν-
τας τὲ καὶ πάσας ἵ϶ορας ποιεύμενος, ἐπιτελέα
ποιήσειν, κατὰ δύναμιν, καὶ κρίσιν ἐμὴν, ὅρκον
τόνδε καὶ ξυγγραφὴν τήνδε. Ἡγήσασθαι μὲν τὸν
διδάξαντά με τὴν τέχνην ταύτην, ἴσα γένετῃσιν
ἐμοῖσιν, καὶ βίου κοινώσασθαι. Καὶ χρεῶν χρη-
ζοντι μετάδοσιν ποιήσασθαι. Καὶ γένος τὸ ἐξ
ἐωυτέου, ἀδελφοῖς ἴσον ἐπικρινέειν ἄῤῥεσι. Καὶ
διδάξειν τὴν τέχνην ταύτην, ἢν χρηΐζωσι μανθάνειν, ἄνευ μισθοῦ καὶ, ξυγγραφῆς. Παραγγε-
λίης τὲ καὶ ἀκροήσιος, καὶ τῆς λοιπῆς ἁπάσης
μαθήσιος, μετάδοσιν ποιήσασθαι υἱοῖσί τε

TRAITÉ D'HIPPOCRATE.

SERMENT.

---

1 JE jure par Apollon, médecin (1), par Esculape, par Hygie, par Panacée et par les autres dieux et déesses, que je prends ici à témoins de ma promesse, d'exécuter, de tout mon pouvoir et de toutes mes facultés, ce serment tel qu'il est écrit. Je traiterai à l'égal des auteurs de mes jours, celui qui m'aura enseigné l'art de la médecine, et partagerai avec lui ma propre subsistance et les autres besoins de la vie ;

---

(1) Apollon passoit pour le dieu de la médecine ; mais il y avoit un temple dédié à Esculape, dans la ville d'Epidaure.

je considérerai comme mes propres frères, ses enfans mâles, et leur enseignerai gratuitement la médecine, s'ils veulent embrasser cet art, sans les y contraindre par aucun écrit. Dans tout ce qui a rapport à l'enseignement, je les instruirai de même que mes propres fils, soit de vive voix, soit d'après les préceptes écrits, tels qu'ils sont démontrés aux autres disciples, engagés dans notre art par serment, suivant la loi de médecine, sans y admettre personne de plus.

» 2. Je n'indiquerai le régime que pour le soulagement des malades ; je les protégerai de toutes mes facultés et de tout mon pouvoir, contre l'iniquité et la fraude. Jamais je ne me laisserai séduire, ni je n'accorderai, à qui que ce soit, qui m'en feroit la demande, aucun médicament mortel. Je refuserai de même aux femmes, tout ce qui seroit capable de leur procurer l'avortement. Je garderai constamment dans ma profession, une vie chaste et pure ; je ne taillerai point ceux qui sont attaqués de la

ἐμοῖσι, καὶ τοῖσι τοῦ ἐμὲ διδάξαντος· καὶ μα-
θηταῖσι συγγεγραμμένοισίτε, καὶ ὡρκισμένοισι
νόμῳ ἰητρικῷ· ἄλλῳ δὲ οὐδενί.

β΄. Διαιτήμασί τε χρήσομαι ἐπ'ὠφελείη
καμνόντων κατὰ δύναμιν καὶ κρίσιν ἐμήν. Ἐπὶ
δηλήσει δὲ καὶ ἀδικίη εἴρξειν. Οὐ δώσω δὲ οὐδὲ
φάρμακον οὐδενί αἰτηθεὶς θανάτιμον. Οὐδὲ
ὑφηγήσομαι ξυμβουλίην τοιήνδε. Ὁμοίως δὲ
οὐδὲ γυναικὶ πεσσὸν φθόριον δώσω. Ἁγνῶς δὲ
καὶ ὁσίως διατηρήσω βίον τὸν ἐμόν, καὶ τέχνην τὴν ἐμήν. Οὐ τεμέω δὲ, οὐδὲ μὴν λιθιῶντας.
Ἐκχωρήσω δὲ ἐργάτῃσιν ἀνδράσι πρήξιος
τῆσδε.

γ'. Εἰς οἰκίας δὲ ὁκόσας ἂν ἐσίω, ἐσελεύσο-
μαι ἐπ' ὠφελείῃ καμνόντων, ἐκτὸς ἐὼν πάσης
ἀδικίης ἑκουσίης καὶ φθορῆς τῆς τε ἄλλης καὶ
ἀφροδισίων ἔργων, ἐπί τε γυναικείων σωμάτων
καὶ ἀνδρείων, ἐλευθέρων τέ καὶ δούλων.

δ'. Ἃ δ' ἂν ἐν θεραπείῃ, ἢ ἴδω, ἢ ἀκούσω,
ἢ καὶ ἄνευ θεραπηΐης κατὰ βίον ἀνθρώπων,
ἃ μὴ χρή ποτε ἐκκαλέεσθαι ἔξω, σιγήσομαι,
ἄῤῥητα ἡγεύμενος εἶναι τὰ τοιαῦτα. Ὅρκον μὲν
οὖν μοι τόνδε ἐπιτελέα ποιέοντι, καὶ μὴ ξυγ-
χέοντι, εἴη ἐπαύρασθαι καὶ βίου καὶ τέχνης,
δοξαζομένῳ παρὰ πᾶσιν ἀνθρώποις εἰς τὸν ἀεὶ
χρόνον. Παραβαίνοντι δὲ, καὶ ἐπιορκοῦντι, τἀ-
ναντία τουτέων.

pierre ; mais j'abandonnerai cette opération aux hommes exercés, qui en ont l'habitude.

III. 5. Dans toutes les maisons où j'irai, je n'y entrerai que pour porter secours aux malades, me tenant toujours à l'écart de l'injustice et de la félonie, et des plaisirs de Vénus dans la visite des femmes , des hommes libres et des esclaves.

III. 4. Tout ce que j'aurai vu et entendu en soignant les malades , et qui n'aura pas un rapport direct avec le commerce ordinaire de la vie, je le tairai comme choses secrètes. Observateur religieux de ce serment, auquel je m'engage, qu'il me soit à toujours en aide parmi les hommes , pendant toute ma vie, durant un long exercice de mon art ; que si je le trangresse et deviens parjure, que tout le contraire m'arrive.

RÉFLEXIONS

SUR L'ÉCRIT PRÉCÉDENT.

Il étoit de l'intérêt public de recueillir ce document historique, ainsi que la loi de médecine. L'application que nous en avons faite à la pratique de la médecine, est tout-à-fait conforme à l'ordonnance de Sa Majesté, qui prescrit la spécialité de la morale, dans l'enseignement public. Cette ordonnance vient de réorganiser l'Université. Nous croyons que le Gouvernement nous saura gré de nos efforts, pour le perfectionnement des études médicales.

ANALYSE DE LA LOI.

Ce morceau est plutôt un éloge, qu'une critique de la médecine. L'auteur considère l'art en général, et fait voir que les mauvais médecins sont une peste publique ; il démontre que ce sont en général les hommes sans instruction, qui aiment mieux capituler avec leur conscience, que de prendre la peine nécessaire pour exercer avec probité une profession honorable, qui exige pour y acquérir de l'habileté, des sacrifices long-temps soutenus et un temps considérable. Il se plaint donc de la licence qui existe dans les villes, où, dit-il, on n'a porté aucune loi pour réprimer les abus de l'enseignement de la médecine.

Mais afin de ne blesser qui que ce soit, il s'est contenté seulement de prendre la défense de la science, et d'indiquer la route qu'il faut suivre. Les mauvais médecins sont reconnoissables à leur audace et à leur timidité. Ils portent avec eux jour et nuit ce mauvais fond et ce trésor nuisible, où il puisent continuellement. Mais l'auteur suppose que ceux-ci, troublés continuellement par leur conscience, ont perdu à la fois la tranquillité et la satisfaction de l'ame, les compagnes ordinaires de la sagesse et de la probité. Car, il ne faut pas croire, que le seul avantage qui résulte des soins prodigués aux malades, soit de procurer aux médecins un luxe plus ou moins assuré; ce seroit leur faire injure. Le premier besoin de l'homme de bien est de secourir son semblable; la première vertu est de l'aider dans ses besoins. Le prince des médecins en

a fait un précepte, d'autant plus remarquable, qu'il conseille non-seulement de
traiter avec les mêmes égards, le pauvre
et le riche, mais encore d'abandonner
s'il le faut, le prix des soins; et d'autrefois, de contribuer soi-mêmes de ses deniers au soulagement de l'étranger, afin
d'exercer gratuitement les droits d'hospitalité. Combien les anciens n'étoientils pas recommandables sous ce rapport?
quiconque n'est pas pénétré de ces vérités, ne goûtera jamais la satisfaction
de l'ame, qui est le fruit d'une conscience libre, rassurée par le bien que
l'homme savant procure journellement
à ses semblables; quiconque n'est pas
instruit en médecine, ne peut parconséquent y trouver cette sûreté morale,
sans laquelle la science est méprisée. Eh!
quel abus plus déplorable peut exister
dans la société, que la dénégation de
l'instruction, au nom de ceux mêmes qui

doivent l'honorer et la faire respecter !
Voilà précisément ce qu'indique l'auteur; parce qu'il arrive souvent que les
plus ignorans se croient les plus savans :
c'est pourquoi, Hippocrate les a distingués ici formellement par des allusions
fines, qu'il est bien facile de saisir. Ces
gens là portent toujours avec eux leur
suffisance et leur orgueil, qui ne peuvent
encore satisfaire leur ambition. Voilà ce
trésor nuisible, qui est bien différent de
celui que procure la science.

Les individus pétris d'ignominie,
qu'Hippocrate compare aux mauvais
comédiens, sont précisément les charlatans; outre les hommes sans instruction, qui déshonorent la science de la
médecine, comme les acteurs qui ne
savent pas leur rôle, jouent mal le per-
sonnage qu'ils représentent, et sont la
honte des bons comédiens.

L'analogie qu'il y a entre l'instruction en médecine, et la culture des plantes est d'autant plus ingénieuse, qu'elle permet de faire ressortir avec art tous les avantages qui résultent de la culture de l'esprit : *ab unguibus teneris*, comme le disoient les anciens. Ce seul passage nous fait voir combien les lettres étoient cultivées avec soin chez les Grecs : on pourroit même dire, que les métaphores qui abondent surtout dans ce petit traité, nous représentent merveilleusement les pensées d'un esprit fin, éminemment éclairé par des études préliminaires profondes, en sorte que l'exemple se trouve véritablement joint ici au précepte, depuis la plus tendre jeunesse jusqu'à la maturité de l'âge. Les dons de la nature, dit notre auteur, le séjour favorable aux études, l'application dès l'enfance, l'amour du travail, sont les conditions nécessaires pour embrasser la carrière de la médecine.

II. 2

Combien donc se trompent ceux qui, se confiant à leur imagination, osent esperer de perfectionner l'art de guérir, en inventant quelque nouvelle théorie, pour suppléer à ce qui leur manque sous le rapport de l'expérience! Il suffit de remarquer, que l'unique dessein du maître est de prouver, qu'il faut toujours se laisser guider par la nature, à moins qu'elle ne s'écarte de son but, ce qui arrive rarement. Celui qui lira attentivement tout ce morceau, y découvrira une critique, sage et raisonnée des faiseurs de systèmes et de leurs adhérens.

ΙΠΠΟΚΡΑΤΟΥΣ

ΝΟΜΟΣ.

TRAITÉ D'HIPPOCRATE

LA LOI.

ΙΠΠΟΚΡΑΤΟΥΣ

ΝΟΜΟΣ.

α΄. Ἰητρικὴ, τεχνέων μὲν πασέων ἐςὶν ἐπι-
φανεςάτη· διὰ δὲ ἀμαθίην τῶν τε χρεωμένων
αὐτῇ, καὶ τῶν εἰκῆ τοὺς τοιούσδε κρινόντων,
πολύ τι πασέων ἤδη τῶν τεχνέων ἀπολείπεται.
Ἡ δὲ τῶνδε ἁμαρτὰς, τὰ μάλιςά μοι δοκέει
ἔχειν αἰτίην τοιήνδε. Πρόςιμον γὰρ ἰητρικῆς
μούνης ἐν τῇσι πόλεσιν οὐθὲν ὥριςαι, πλὴν
ἀδοξίης. Αὕτη δὲ οὐ τιτρώσκει τοὺς ἐξ αὐτέης
συγκειμένους. Ὁμοιότατοι γάρ εἰσιν οἱ τοιοίδε,
τοῖσι παρεισαγομένοισι προσώποισιν ἐν τῇσι
τραγῳδίῃσιν. Ὡς γὰρ ἐκεῖνοι σχῆμα μὲν, καὶ
ςολὴν, καὶ πρόσωπον ὑποκριτοῦ ἔχουσιν, οὐκ
εἰσὶ δὲ ὑποκριταὶ, οὕτω καὶ οἱ ἰητροὶ, φήμῃ
μὲν, πολλοί· ἔργῳ δὲ, πάγχυ βαιοί.

TRAITÉ D'HIPPOCRATE

LA LOI.

1. La médecine est le plus noble de tous les arts ; néanmoins, soit ignorance, de ceux qui l'exercent, soit légéreté de ceux qui jugent les médecins, il arrive souvent qu'on la délaisse seule, en quelque sorte, parmi les autres arts. Cette erreur me paroît occasionnée surtout, par l'impunité avec laquelle cette seule profession est exercée dans les villes, où l'on n'a rien précisé à son égard, que l'ignominie. Or, l'ignominie ne blesse point ceux qui en sont pétris. En effet, ces gens-là sont tout-à-fait semblables aux personnages, que l'on fait agir dans les tragédies : car de même que ceux-ci ont, à la vérité, tout l'extérieur et jusqu'à la robe et le masque

des acteurs, quoiqu'ils ne le soient pas effectivement ; de même, il y a beaucoup
de médecins qui en ont la réputation, mais
très-peu qui le soient de fait.

II. 2. Quiconque aspire à une connoissance parfaite de l'art de la médecine, doit
réunir les conditions suivantes : D'abord
les dispositions naturelles, l'instruction,
le séjour favorable aux études, l'application dès l'enfance, l'amour du travail et
le temps nécessaire. Mais, de toutes ces
conditions, la plus indispensable est celle
des dons de la nature; car les obstacles
qu'elle fait naître rendent tous nos efforts
stériles ; mais si elle veut encore se charger
de nous guider vers le mieux, alors elle
nous donne la connoissance de l'art. Il faut
d'ailleurs qu'elle soit secondée par un jugement sain, cultivé par des études com-
mencées dès la plus tendre jeunesse, dans
un lieu favorable à l'instruction. Il faut de
plus y joindre une longue application, et
l'amour du travail, afin que la science, en-
tée, pour ainsi dire sur la nature, pro-

β΄. Χρὴ γάρ, ὅςις μέλλει ἰητρικῆς ξυνέσιν ἀτρεκέως ἁρμόζεσθαι, τῶν δὲ μιν ἐπίβολον γενεσθαι· φύσιος· διδασκαλίης· τρόπου εὐφυέος· παιδομαθίης· φιλοπονίης· χρόνου· Πρῶτον μὲν οὖν πάντων δεῖ φύσιος· φύσιος γὰρ ἀντιπραττούσης, κενεὰ πάντα. Φύσιος δὲ εἰς τὸ ἄριςον ὁδηγεούσης, διδασκαλίη τέχνης γίνεται. Ἢν μετὰ φρονήσιος δεῖ περιποιήσασθαι, παιδομαθέα γενόμενον ἐν τρόπῳ, ὁκοῖος εὐφυὴς πρὸς μάθησιν ἔςαι. Ἔτι δὲ φιλοπονίην προσενέγκασθαι ἐς χρόνον πουλὺν, ὅκως ἡ μάθησις ἐμφυσιωθεῖσα, δεξιῶς τε καὶ εὐαλδέως, τοὺς καρποὺς ἐξενέγκηται.

γ'. Ὁκοίη γὰρ τῶν ἐν τῇ γῇ φυομένων θεω-
ρίη, τοιήδε καὶ τῆς ἰητρικῆς ἡ μάθησις. Ἡ μὲν
γὰρ φύσις ἡμέων, ὁκοῖον ἡ χώρη· τὰ δὲ δόγ-
ματα τῶν διδασκόντων, ὁκοῖον τὰ σπέρματα.
Ἡ δὲ παιδομαθίη, τὸ καθ' ὥρην αὐτὰ πεσεῖν
εἰς τὴν ἄρουραν. Ὁ δὲ τρόπος, ἐν ᾧ ἡ μάθησις, ὁκοῖον ἐκ τοῦ περιέχοντος ἠέρος τροφὴ
γενομένη τοῖσι φυομένοισιν. Ἡ δὲ φιλοπονίη,
ἐργασίη. Ὁ δὲ χρόνος ταῦτα ἐνισχύσει πάντα,
ὡς τραφῆναι τελέως.

δ'. Ταῦτα, ὧν χρὴ ἐς τὴν ἰητρικὴν τέχνην
ἐνεγκαμένους, καὶ ἀτρεκέως αὐτέης γνῶσιν
λαβόντας, οὕτως ἀνὰ τὰς πόλιας φοιτεῦντας,
μὴ λόγῳ μοῦνον, ἀλλὰ καὶ ἔργῳ ἰητροὺς νο-
μίζεσθαι. Ἡ δὲ ἀπειρίη κακὸς θησαυρὸς, καὶ
κακὸν κειμήλιον τοῖσιν ἔχουσιν αὐτέην, καὶ

duise ensuite par l'effet de l'art, une récolte abondante.

3. En effet, la théorie de la culture des plantes qui croissent dans le sein de la terre, est comme l'instruction en médecine ; les dispositions naturelles ressemblent au terroir ; les dogmes des maîtres sont les semences qu'il faut semer dans la la saison favorable, à laquelle correspond l'application dès l'enfance ; le séjour favorable aux études, sert à faire fructifier l'instruction, comme l'air qui environne les plantes leur sert de nourriture ; enfin, l'amour du travail ressemble aux façons, que l'on donne à un champ ; et la longue application au temps, qui fortifie toutes les productions de la terre, jusqu'à ce qu'elles soient parvenues à une maturité parfaite.

III. 4. Ce n'est donc qu'après avoir apporté à l'étude de la médecine, ces conditions essentielles, qu'il peut être permis à ceux qui ont une exacte connoissance de l'art, de parcourir les villes, à titre de médecins, non-seulement de nom, mais de

fait. Au contraire l'impéritie est un mauvais
fonds et un trésor nuisible, que l'on porte
avec soi, jour et nuit ; qui ôte la tranquillité
et la satisfaction de l'ame, et nourrit chez
les ignorans, l'audace et la timidité. Celle-
ci marque l'impuissance du médecin ;
celle-la découvre son ignorance dans l'art.
Car, de ces deux choses, la science et la pré-
somption ; la première donne le désir de
s'instruire, et la seconde rend ignorant·
Au reste, on ne doit donner connoissance
de ces choses sacrées qu'aux hommes sanc-
tifiés par la vertu : il n'est point permis
d'en instruire les profanes, avant qu'ils
soient initiés aux mystères de la science.

ὄναρ καὶ ὕπαρ. Εὐθυμίης τὲ καὶ εὐφροσύνης
ἄμοιρος, δειλίης τὲ καὶ θρασύτητος τιθήνη.
Δειλίη μὲν γὰρ ἀδυναμίην σημαίνει· θρασύτης,
δὲ ἀτεχνίην. Δύο γὰρ, ἐπιστήμη τὲ καὶ δόξα·
ὧν τὸ μὲν ἐπίστασθαι ποιέει· τὸ δὲ, ἀγνοεῖν.
Τὰ δὲ ἱερὰ ἐόντα πρήγματα, ἱεροῖσιν ἀνθρώποισι δείκνυται βεβήλοισι· δὲ, οὐ θέμις, πρὶν
ἢ τελεσθῶσιν ὀργίοισιν ἐπιστήμης.

RÉFLEXIONS

SUR CE TRAITÉ.

Encore que je ne sois pas auteur de cet écrit, mon but est tout-à-fait rempli, en remettant sous les yeux des contemporains la nécessité des études profondes en médecine, pour parvenir au perfectionnement d'une science dont l'application est si nécessaire au genre humain ! Que deviennent alors toutes les objections de quelques médecins qui me reprochent de presser de tous mes vœux l'autorité, afin de faire consacrer à l'enseignement public les chefs-d'œuvre du prince des médecins ?

PROLÉGOMÈNES.

I. Lorsqu'on fut parvenu à donner à la médecine une attention mieux dirigée, et que l'on eut réuni la théorie à la pratique, pour parvenir plus sûrement à la guérison, toutefois sans oublier les observations des empiriques, on s'aperçut qu'il fallait désormais suivre la même route, pour arriver à la connoissance plus intime de la nature des maladies. D'ailleurs n'étoit-il pas bien prouvé, que les médicamens, selon la méthode des premiers empiriques, ne pouvoient être administrés tout-à-fait d'après les mêmes signes, ni dans des cas tout-à-fait semblables ? mais ce fut un devoir de s'opposer aux erreurs de ceux qui croyoient à l'incorruptibilité de la matière, s'imaginant que les atômes étoient originairement les causes des maladies ! Le solidisme dominoit nécessairement dans les écoles. Or, pour marcher dans la vraie route de l'observation, il a bien fallu s'attacher à découvrir le siége des diverses affections, soit par l'ouverture des corps, soit par l'examen des causes qui avoient existé pendant la vie, et desquelles on avoit eu connaissance par des signes extérieurs et visibles. On s'aperçoit déjà combien cette dernière méthode est préférable à la première; Hippocrate excita surtout l'attention des médecins par la description des signes.

II. Il est prouvé aussi que l'ouverture des corps, fut pratiquée par les premiers médecins, puisque les empyèmes de la poitrine, les vomiques du foie et du poumon, les ulcères des intestins, sont ici au nombre des lésions organiques : il ne s'agit donc pas de rejeter vulgairement, comme c'est la coutume aujourd'hui, les premières tentatives de l'art. Le célèbre médecin de Cos est auteur du premier livre des maladies; on peut donc croire qu'il a cultivé l'anatomie, comme je crois avoir prouvé, jusqu'à l'évidence, cette proposition, dans l'analyse du traité de l'ancienne médecine , qui est réellement d'Hippocrate. Il est évident que l'anatomie pathologique dut être considérée comme un moyen de mieux connoître les causes et le siége des maladies. L'art a dû séparer par des observations, les causes des effets morbifiques. Les auteurs les plus exacts distinguent, après la mort, les maladies suivant les diverses lésions des tissus : ils croiroient ne pas bien s'acquitter de leur tâche , s'ils n'y joignoient encore l'étude particulière des diverses lésions de fonctions des organes , pendant le cours de la maladie qui a précédé le terme fatal.

III. Tous ceux qui ont suivi les anciens , ont étudié les affections, soit en rassemblant tous les symptômes, soit en se fixant à la classification des signes , soit en ayant égard aux lésions des organes : permis à chacun, de suivre tel ordre qu'il voudra dans l'enseignement pour séparer les maladies en genres et espèces; afin de mieux saisir les indications qu'elles présentent pour

la guérison : car voilà le but des vrais médecins. Nous allons faire connoître les difficultés qu'il y a de parvenir à réunir
assez de connoissances exactes, pour créer
un bon système de médecine.

IV. Ce n'est pas assez de connaître l'as-
semblage des diverses parties du corps
humain, comme cela se pratique par l'anatomie. Si l'on veut arriver à des résultats
encore plus certains, il faut remonter aux
causes morbifiques ; déterminer les effets et
les conditions, qui supposent leur action
ou leur influence : ainsi, par exemple,
relativement aux parties solides, on doit
connoître leur composition, leur structure,
leur capacité ou leur volume, leur étendue, leur figure ou conformation, leur situation ou position absolue ou relative ; la
facilité de leurs mouvemens ou la liberté
de leurs fonctions organiques. Enfin il s'agit
de bien saisir leur contexture, et leur
sympathie simultannée avec d'autres parties voisines ou éloignées. Ensuite, par
rapport à chaque organe, il faut désigner

les vices de conformation ou de position :
ainsi, par exemple, on a vu la transpo-
sition totale des viscères du côté droit au
côté gauche ; enfin, il importe de bien
examiner si les humeurs ne sont pas viciées
ou altérées, eu égard à leur nature ou à leur
composition ; à leurs qualités, à leur quantité, à leur distribution plus ou moins régulière, et à leur absorbsion en vertu des
lois de la circulation, et en remarquant leurs
effets dans le système sanguin, veineux, arté-
riel, lymphatique. L'état nerveux présente
aussi des phénomènes importans ; tels que
les douleurs, les vices des sensations, les
convulsions par congestion dans le cerveau ;
d'autrefois par sympathie de l'organe de la
sensibilité avec les autres parties du corps ;
comme dans l'apoplexie, la paralysie, la
surdité, la cécité, le mutisme. Ainsi il
existe plusieurs centres nerveux, savoir :
le cerveau, l'épigastre, et l'utérus chez
les femmes ; ils doivent être interrogés dans
la plupart des cas douteux, où l'on ignore
les causes des maladies.

V. Tout ce qui s'éloigne de l'état naturel,
par rapport à la structure ou à la situation
des solides, ou à la nature des fluides,
constitue l'état morbide : celui-ci se manifeste nécessairement ou par la lésion de
fonctions des parties solides, ou par l'altération des fluides ; d'où il suit qu'il y a
des rapports intimes des organes avec les
secrétions et excrétions des diverses humeurs. L'effet sépare à l'instant la cause
morbifique ; mais il laisse subsister la fonction lésée et la maladie elle-même ; ensorte
qu'il paroît à peu près indifférent d'attaquer l'une ou l'autre ; cependant on doit
distinguer tout ce qui a précédé. C'est là
ce que nous nommons causes antécédentes,
procatartiques ou occasionnelles. Il y a ensuite les causes que nous désignons comme
essentielles, parce qu'elles déterminent sur-
le-champ la maladie, après les causes occasionnelles. Ainsi, par exemple, quiconque est doué d'un genre nerveux très-irri-
table, peut, à l'occasion des causes acci-
dentelles, être exposé à la folie ou à la

phrénésie. Un tempérament très-sanguin sera plus sujet aux inflammations ; la pleurésie , la péripneumonie se développeront par le simple changement de température.

VI. L'usage des boissons spiritueuses, des travaux sédentaires, les méditations profondes, les alimens succulens, la bonne chère, les bains trop chauds, la pléthore, l'omission d'une saignée accoutumée ; sont des causes occasionnelles d'apoplexie, de paralysie, d'hypochondrie, d'érysipèle, d'inflammation, qui ne surviendroient pas aussi souvent à d'autres individus, dont le tempérament, le genre de vie s'éloignent de ces dispositions. Les coups, les chûtes, les plaies, les contusions extérieures, sont des causes d'abcès, de tumeurs, d'inflammation par la décomposition du sang : la gangrène et les érysipèles, sont quelquefois occasionnés primitivement par la bile. Il est facile de s'en convaincre en examinant la couleur de la peau, toutefois, avant les progrès ultérieurs de la maladie. La chaleur et la tumeur ne suffisent pas pour faire juger de la nature de l'inflammation; la couleur rouge, blanche, verte, jaune ou noire de la peau, indique dans l'origine, si le sang, la bile jaune, la lymphe ou la bile noire dominent. Il y a des sujets qui sont naturellement empreints, même en santé, de l'une de ces couleurs; comment voudrait-on qu'il n'y eût aucune différence dans la nature de leurs maladies et dans le traitement, tout en reconnoissant des causes communes qui diffèrent néanmoins suivant les tempéramens?

VII. La foiblesse des organes affectés, les expose ensuite à être de nouveau attaqués : les pleurésies, les maux de gorge, les apoplexies, les paralysies, succèdent fréquemment aux premières attaques; la pleurésie se change facilement en péripneumonie, l'apoplexie en paralysie; le ténesme en dysenterie. La sympathie des organes, produit des effets surprenants, sur l'économie animale : une indigestion peut occasionner l'apoplexie ou la paralysie; l'inflammation des

organes gastriques , amène le délire et la
phrénesie, les convulsions. Nous disons
donc que les causes et le siège des maladies,
doivent être soigneusement distingués en
pathologie.

VIII.» A l'égard des humeurs, dit Hippocrate, il faut connoître dans quelle saison
elles deviennent effervescentes, et les maladies qu'elles produisent ; avoir égard aux
symptômes particuliers , et savoir à quelle
maladie on est naturellement disposé? Ainsi
par exemple, ceux dont la rate est sujette à
se gonfler, ont une couleur plus dépravée,
et sont desséchés. On peut ainsi s'exercer
sur les autres signes analogues.

» On doit aussi s'arrêter aux effets de
l'intempérance dans le boire et le manger ,
aux excès du sommeil , des veilles? à certaines passions, comme celle du jeu ou des
arts cultivés par plaisir ou par nécessité,
soit qu'il y ait continuité ou non continuité
de travail ; ou même un changement d'oc-
cupation.

» Connoissez aussi, dit le père de la médecine, l'empire des habitudes morales,
sachez quels sont les effets du travail d'esprit, des profondes recherches, des méditations, de la vue, des discours ou de tout
autre sujet ; comme le chagrin, la colère,
l'ambition et les autres affections qui
exercent leur pouvoir sur l'âme ou sur le
corps ; et qui agissent sur la vue ou sur
l'ouïe ? Ainsi par exemple, une meule qui
roule sur elle-même, fait grincer les dents ;
la vue d'un précipice près duquel on passe,
rend les jambes tremblantes ; quand on
nous arrache des mains, ce que nous vou-
lons y retenir elles tremblent ; la rencontre
fortuite d'un serpent excite la pâleur : il en
est ainsi de la crainte, de la pudeur et de
tout ce que nous supportons avec peine
Chaque partie chargée de quelque fonction
obéit ainsi à l'âme. Dans ces occasions il
survient des sueurs froides et des palpitations de cœur, quelquefois même des défaillances mortelles.

» Les corps extérieurs produisent tantôt de bons et de mauvais effets sur le corps de l'homme, comme les onctions, les bains, les douches, les linimens, les cataplasmes; les parties internes sont passibles de ces applications comme des choses externes, que l'on prend intérieurement.

» Les mamelles, le sperme, l'utérus, présentent des signes très-remarquables dans les révolutions des âges, et dans les suffocations hystériques.

« Quant aux maladies dont il y a plusieurs genres et espèces, on les découvre en s'informant d'abord de celles que l'on a contractées dès la naissance, ou que l'on a puisées dans le pays qu'on habite et desquelles beaucoup de personnes ont connoissance. Il en est d'autres qui proviennent de la constitution individuelle, ou de celle de l'air, du régime, des lieux et des saisons. » Il me faudroit maintenant copier tout le livre des humeurs, auquel je renvoie, pour avoir connoissance de la vraie médecine d'observation.

« La couleur de la peau n'est constante, ni dans les saisons, ni avec les vents de nord et de midi, ni dans les âges, ni chez les mêmes individus ; car personne n'est coloré de même. Il faut donc, à cet égard, considérer les causes éloignées et essentielles qui font connoître les divers changemens que le corps éprouve, et observer que les âges mêmes retiennent quelque chose des saisons, quant à la couleur et aux espèces particulières des maladies. »

« En outre, diverses parties, communiquant entre elles, non plus seulement par le mouvement circulaire du sang, mais encore par la tendance sympathique des humeurs. Il survient ainsi des expectorations fort différentes : il y a donc des cas où il est nécessaire de tirer du sang ; et il y en a d'autres où, comme on vient de le remarquer, il ne faut pas saigner. On doit ainsi avoir égard à la saison, à la douleur de côté, et à la présence de la bile. »

IX. Il faut, pour dessiller les yeux de ceux qui croient devoir guérir tous les maux qui se présentent, leur redire sans cesse : car les redites sont toujours nécessaires dans l'exposition des principes fondamentaux de la science, surtout en médecine ; il faut, dis-je, leur redire sans cesse qu'il y a des observations indestructibles comme le temps et l'expérience qui les ont transmises, depuis plusieurs siècles, à la postérité.

» Ainsi, dit Hippocrate, ceux qui ont des hémorroïdes ne sont point sujets à la pleurésie, ni à la péripneumonie, ni aux ulcères phagédéniques, ni aux furoncles, ni aux pustules nommées therminies, peut-être encore seront-ils exempts de la lèpre et des alphes! »

« Ceux qui ont été guéris intempestivement des hémorroïdes, peu de temps après, ont été atteints de ces maux, qui se sont terminés d'une manière funeste. Il en est ainsi des autres dépôts, comme les furoncles qui délivrent d'autres maux ; ce qui survient procure la guérison, et s'il existe auparavant quelque dommage, c'est un préservatif. Il résulte de certains maux qui ont une origine commune , qu'ils sont un obstacle à ceux qui s'y joindroient; les parties que l'ont craint de voir affectées sont ainsi préservées par la douleur, par le travail de la maladie, et par d'autres parties en souffrance , ou en vertu d'autres causes.

« Un homme sujet à une affection goutteuse , fut pris de douleurs d'entrailles au côté droit : il paraissoit être plus tranquille, mais lorsqu'il eut été traité et guéri de ses douleurs , il souffroit davantage de ses attaques de goutte »

On établit ainsi des cautères , des vessicatoires, des épithèmes , des rubéfians , le moxa sur différentes parties du corps , pour en débarrasser d'autres et y attirer la fluxion des humeurs.

VII. Pour les saisons , on ne peut méconnoître leur influence sur l'économie animale : la fièvre inflammatoire et les phlegmasies en général qui s'y rapportent ou qui sont individuelles, comme les maladies que nous nommons sporadiques , existent, surtout au printemps ; quelquefois elles deviennent épidémiques, mais très-peu sont contagieuses, excepté la variole, la rougeole, la suette, la scarlatine, le millet, et les autres fièvres exanthématiques. Les congestions de sang vers la tête et la poitrine, sont remarquables dans cette saison: ainsi, l'hémorragie du nez, les crachemens et vomissemens de sang, s'annoncent surtout avec le printemps ; l'été, la bile domine. Tout ce qui tend à développer l'excitation des organes digestifs et biliaires, produit des affections que l'on nomme bilieuses, à cause des évacuations par haut et par bas, qui arrivent souvent dans les mêmes circonstances, savoir : la fièvre bilieuse, continue ou intermittente, tierce ou quarte, la dysenterie, le cholera-morbus, les coliques de miserere ou passion iliaque : ce sont ici les affections du ventre qui prédominent. En hiver, le système de la circulation est plus accessible encore aux inflammations, à cause du froid; les pleurésies et péripneumonies inflamma-

toires sont très-fréquentes ; on remarque
que ces dernières out une plus grande tendance à la suppuration ou à l'empyème par
les progrès rapides de l'inflammation ; si ces
maladies paroissent en été, elles sont souvent compliquées par la présence de la
bile. La saignée générale n'y est pas aussi
nécessaire, encore que l'on doive en juger,
surtout par la douleur de côté, par la difficulté de respirer, et par les crachats sanglans. Si ces derniers sont jaunes, il est
visible que la bile leur donne cette couleur ;
conséquemment les saignées locales sont
alors mieux indiquées que la saignée générale : les évacuans par haut ou par bas,
suivant le siège de la maladie, au-dessus
ou au-dessous des fausses côtes, où la douleur est fixée, conviennent mieux. Dans les
temps froids et humides, qui s'opposent à
la perspiration viscérale, et à la transpiration cutanée ; le système lymphatique lan-
guit ; les fonctions des vaisseaux absorbans
sont alors très-affoiblies, notammeut chez
les sujets qui ont quelque disposition aux

duxions catarrhales, aux tumeurs lymphatiques, et à l'engorgement du tissu cellulaire. Ces derniers sont surtout atteints
d'hydropisies, d'intumescence, d'obstructions de la rate, d'anasarque, d'œdèmes,
d'ascite et d'hydrothorax, surtout les enfans,
les femmes et les vieillards. L'automne,
les fièvres sont intermittentes ; le système
lymphatique est plus disposé à se charger
des humeurs ; les sécrétions et les excrétions diminuent, particulièrement les
sueurs ; la bile hépatique et cystique est
encore très-abondante. Les organes, après
les chaleurs excessives de l'été, tombent
dans le relâchement ; l'humeur biliaire reflue vers le ventre et pénètre jusque dans
les vaisseaux absorbans : alors se déclarent
le choléra-morbus, les obstructions des
viscères, la fièvre quarte, la colite, la
dysenterie, la lienterie et l'hydropisie.

VIII. L'idiosyncrasie rend certains individus sujets aux maladies nerveuses, à la
fièvre, et aux autres affections sympathiques. On reconnoît quatre tempéramens

le sanguin, le bilieux, le pituiteux ou lymphatique et l'atrabilaire. Ce n'est pas ici une vaine distinction; certaines affections sont, pour ainsi dire, entées sur ces tempéramens, et en portent le cachet : cela est visible aussi par la couleur de la peau, qui, dès la naissance, paroît toujours, ou d'un rouge fleuri chez les sujets sanguins, ou d'une teinte jaune chez les bilieux, ou verte ou noirâtre chez les atrabilaires, ou pâle ou terne chez les phlegmatiques ou pituiteux. L'âge ne fait quelquefois qu'ajouter à cette disposition, qui vient de la génération de telle ou telle humeur, en plus grande quantité que les autres fluides. Cela paroît tenir à la force particulière du froid, du chaud, de l'humide ou du sec, suivant certaines proportions dans le corps humain. Les qualités relatives des humeurs, donnent naissance, en général, aux maladies sporadiques; les qualités du sol produisent les maladies endémiques; les qualités de l'air engendrent les maladies épidémiques, qui deviennent quelquefois contagieuses.

Le régime, les passions, le genre de vie,
l'usage des alimens et des boissons, le sommeil, les veilles, l'action des sens ou les
sensations, les exercices du corps ou l'oisiveté développent les maladies, avec plus
ou moins de violence. Ainsi, dit Hippocrate, ceux qui s'exercent beaucoup sont
plus exposés à l'empyème, à la suite de
pleurésie ou de péripneumonie, que les sujets indolens, inactifs ou sédentaires. Ces
derniers ont plutôt des fluxions catarrhales, qui, au reste, peuvent également
être suivies de suppuration du poumon.
En outre, il y a des maladies contagieuses
et pestilentielles qui proviennent des mias-
mes ou corpuscules répandus dans l'air,
sous la forme de gaz, ou dans les excrémens des personnes infectées : c'est ainsi
que s'engendrent souvent la peste et le typhus contagieux, la fièvre des prisons,
des camps, des armées et des vaisseaux.
Les organes ne sont affectés de manière à
interrompre ou à suspendre leurs fonctions,
que lorsque ces causes sont permanentes

IX. Les passions de l'ame se divisent en excitantes, comme la colère, la joie, l'amour, le jeu ; si elles sont portées à l'excès, elles produisent quelquefois la manie, l'apoplexie, la frénésie, l'épilepsie, la paralysie, la folie, l'hypochondrie, la jaunisse, l'hystérie, les fièvres, les convulsions. Les passions tristes, comme le chagrin, la crainte, la terreur, la jalousie, la tristesse, engendrent la mélancholie, l'hypochondrie, la manie, les fièvres intermittentes. La vie dissipée rend plus actif, et réveille l'excitabilité du système sanguin. La vie sédentaire ou contemplative affoiblit tous les systèmes, et contribue au développement des affections lentes ou chroniques des viscères ; elle engendre l'hypochondrie, la goutte, la pierre vésicale, l'hydropisie chez les hommes, et chez les femmes la suppression du flux menstruel, l'hystérie, la manie, l'hématémèse ou vomissement de sang, l'hémoptisie et la phthisie. Les travaux excessifs en plein air, occasionnent les fièvres inflammatoires, la rupture des vaisseaux, le crachement et vomissement de sang, la phthisie, la paralysie subite ou le coup de sang, les anévrysmes. L'oisiveté entretient la foiblesse des organes ; de là, la polysarcie, les embarras des viscères du bas-ventre, l'ictère, etc.

X. Le chaud et le froid, le sec et l'humide excessifs, indépendamment des qualités de l'air que nous respirons, sont applicables également à l'usage extérieur, comme les bains chauds ou froids ; les alimens desséchans, échauffans, humectans et rafraichissans, qui contribuent plus ou moins, à développer les causes morbifiques.

La température atmosphérique, chaude et sèche en été, froide et sèche en hiver, chaude et humide au printemps, froide et humide en automne, en s'éloignant plus ou moins de ces quatre caractères propres aux quatre saisons constitutives des années les plus régulières, agissent sur les humeurs dont elles affoiblissent ou augmentent les qualités ou facultés, en altérant leur coction ou leur mélange, et ensuite en augmentant ou diminuant les sécrétions et les excrétions.

La sensibilité des organes, l'irritabilité des muscles, l'activité de la bile, sont des causes essentielles qui font varier singulièrement les affections en longueur ou en durée, en gravité, en fréquence, en périodicité.

Il y a des maladies mortelles que les soins des médecins ne peuvent guérir. Il y a des maladies légères qui se dissipent d'elles-mêmes. Les virus, tels que le syphilitique, le scorbutique, le scrophuleux, le rabieux, le varioleux, le vaccin, ne sont assurément pas des êtres de raison : ils se conservent et ne se dénaturent point comme les autres vices et qualités des humeurs.

XI. Il y a ensuite des maux inguérissables par les remèdes ordinaires, tels que le cancer, le carcinome ; mais les obstructions, même par un virus, se détruisent quelquefois, quand elles sont récentes et attaquées

par les remèdes spécifiques ; il n'en est pas
de même quand elles sont invétérées : toutes
les ressources de l'art y sont alors inutiles.
On ne doit pas opérer le cancer des mamelles ouvert, qui est avec des engorge-
mens glandulaires du côté de l'aisselle ; ni
amputer l'un des testicules carcinomateux,
avec un engorgement des vaisseaux sper-
matiques et des duretés jusqu'au-delà de
l'arcade ischiatique ; ni on ne doit pas tenter
d'appliquer des emplâtres échauffans et irritans, sur des glandes douloureuses des
mamelles ; ou sur une loupe adhérente
d'un rouge violet, dont les vaisseaux sont
variqueux : ce qui annonce une dégénérescence cancéreuse. On pourrait citer mille
exemples du danger d'une pareille méthode,
qui est tout-à-fait contraire au but de l'art.
Enfin j'ai dit que le sang était sujet à se
corrompre et à se décomposer dans le scorbut, le typhus et la peste. Il en est de même
de la bile et des autres humeurs.

XII. Si l'on ne fait aucune attention à ces
différences, la médecine ne peut plus être

considérée comme une science de faits et d'observations. Voilà ce que je nomme les causes des maladies. N'est-il pas absolument dérisoire de vouloir, et de prétendre guérir toutes les affections, en ne tenant aucun compte des causes, et en n'admettant abstractivement que les effets, sans aucune connexion avec les circonstances précédentes qui leur ont donné naissance, ou qui en ont favorisé le développement? — Combien ne serait-il pas ridicule de supposer que la médecine du symptôme, comme on la nomme vulgairement, pourroit être préférée aux principes fondamentaux qui exigent des connaissances très-variées; il n'y auroit plus, comme le remarque Galien, en parlant des causes morbifiques, d'application possible des aphorismes aux différens cas des maladies ! L'art, au lieu d'être long, serait trop court ; il serait en quelques momens exploré par les esprits les plus vulgaires : en un mot, la vie seroit trois fois trop longue, relativement à la facilité ou à la brièveté des opérations de l'art ! C'est précisément le

contraire, qui est exprimé dans la première
sentence du père de la médecine. Il suffirait
d'attaquer toutes les maladies localement
pour les guérir ; ainsi l'application des sangsues, les purgations par haut ou par bas,
devroient toujours suffire. La saignée du
bras ne pourroit jamais être considérée que
comme un moyen secondaire, tandis que
dans les maladies très-aiguës, elle est absolument indispensable pour la guérison,
puisqu'elle est la plus importante de toutes
les évacuations. Il y a des indications et
contre-indications qu'il faut savoir saisir,
suivant les préceptes d'Hippocrate, par rapport à l'occasion : ce moment est souvent
aussi fugitif que la pensée ; le tact du médecin praticien y conduit sûrement, mais
bien plutôt en vertu de la pratique que d'a-
près les raisonnemens.

XIII. C'est en vertu dès signes diagnostiques et pronostiques qu'il faut juger les maladies. On nomme diagnostiques, ceux qui
servent à révéler les affections morbides en
général. Ainsi, la vélocité du pouls, l'ar-

deur, la soif, la sécheresse de la peau ; les urines rouges, briquetées, annoncent une fièvre intermittente ; une douleur fixe dans le côté, la toux, la difficulté de respirer, les crachats sanglans désignent évidemment une affection de poitrine, que l'on nomme pleurésie. Les douleurs d'estomac, le dégoût, les nausées, les coliques, le vomissement, la couleur jaune de la peau, une chaleur sèche et âcre, avec beaucoup de soif, forment le diagnostic d'une fièvre bilieuse continue. La respiration chaude, fréquente, le battement violent des artères temporales, la rougeur du visage, sur-tout aux pomettes, les urines claires ou aqueuses forment le diagnostic d'une fièvre synoque inflammatoire ; et de plus, on doit s'attendre à une hémorragie du nez, très-prochaine. L'exemple que je viens de citer a rapport surtout à la guérison : au contraire, la respiration rare et grande, les soubresaults, les douleurs de tête, le regard fixe ou farouche, les yeux hagards, sont des signes prochains de délire, de phrénésie ou de convulsions, surtout dans le typhus ou fièvre putride et maligne. Le pronostic se tire ainsi de bons et de mauvais signes; car, si les accidens augmentent avec la décomposition des traits du visage, on a lieu de craindre une fin très-prochaine : celle-ci s'annonce sous les traits de la face hippocratique.

XIV. Enfin en remontant aux causes éloignées, il y a des signes anagnostiques ou commémoratifs, qui nous font juger de la force ou de la violence de la maladie et même de son résultat ; par exemple, si c'est une fièvre tierce, qui a été annoncée par des fatigues excessives, pendant les chaleurs de l'été, et qu'elle devienne continue, en récapitulant les premiers symptômes, on verra que c'est une maladie mortelle.

On précise ainsi les signes en remontant aux causes qui ont produit la maladie. Il en est de même pour une apoplexie ou paralysie, ou phrénésie qui succèdent à la manie ou à la folie; il n'y a point de guérison à espérer. Il y a des signes encore plus positifs que ceux-ci ; il n'en faut souvent qu'un seul pour faire juger la maladie : ainsi une douleur de côté, très-aiguë, permanente, avec la respiration courte , difficile, ou embarrassée, désigne en général l'affection du poumon ; mais , si la douleur de côté est avec déchirement dans un point seulement, vers les côtes supérieures , ordinairement dessous du sein droit ou gauche , et si cette douleur augmente, surtout dans les inspirations ; la pleurésie ou inflammation de la plèvre existe ; c'est le signe pathognomonique. Si l'étouffement est plus considérable ; que la douleur s'étende en même temps à la poitrine, au dos, et aux clavicules, la respiration étant très-gênée ou très-ardente, ou très-fréquente, c'est une péripneumonie essentielle. Si les symptômes sont beaucoup moins apparens , la maladie n'est que latente; elle peut avoir lieu sans une fièvre bien remarquable ; quelquefois la suppuration du poumon où l'empyème, en est la suite.

XV. Les symptômes accompagnent la maladie, dit Galien, comme l'ombre suit le corps ; ce sont les effets de la cause en général ; ainsi le frisson accompagne la fièvre ; la suppression d'urine est le symptôme de l'inflammation des reins ou de la vessie ; l'ictère, le hocquet annoncent l'hépatitis ou phlegmasie du foie ; quelquefois, aussi, ils accompagnent l'ischurie, dans la néphritis ou inflammation des reins ; c'est alors qu'on les nomme les symptômes du symptôme ; ainsi, si l'on prétendoit attaquer le hocquet ou la jaunisse par les évacuans, tels que les purgatifs ou les émétiques, ce seroit se tromper grossièrement. Les convulsions, chez les enfans, sont quelquefois occasionnées par les vers, on les nomme épiphénomènes dans les maladies. Au contraire, dans l'éruption de la variole, de la rougeole et des autres exanthèmes, les convulsions, en quelque sorte, deviennent, pour un médecin expérimenté, le symptôme pathognomonique. On désigne aussi quelquefois sous le nom d'épiphénomènes , le délire qui survient tout-à-coup dans la pleurésie ou la péripneumonie , les accès d'hystérie ou d'épilepsie. Chez les adultes qui en sont attaqués habituellement, il n'y a pas lieu de redouter ces accidens , ainsi que l'indique l'aphorisme. 27. sect. IIe. Mais les adultes qui en seroient attaqués la première fois y succomberoient , parce que ce seroit alors l'effet de la violence de la maladie.

XVI. Je ne vois dans tous les exemples que j'ai cités, aucun moyen possible de se borner ici à l'application pure et simple d'un traitement local ; car s'il s'agit d'une fièvre tierce, ordinairement sans danger ; cette maladie pourra néanmoins quelquefois se compliquer différemment suivant les saisons ; la guérison en sera plus facile l'été que l'automne ; car dans cette dernière saison , il est fort à craindre de voir succéder la fièvre quarte ; celle-ci se prolonge alors pendant tout l'hiver ; si elle ne se termine pas au printemps, la cachexie ou l'hydropisie surviendront ; la maladie qui n'étoit que légère deviendra mortelle. On découvrira alors par l'ouverture des corps, l'affection de la rate ou du foie. Originairement ces viscères n'étoient pas malades, les humeurs sont seulement altérées : voilà la fièvre la plus simple en apparence, qui s'est compliquée d'obstruction des viscères, mais après un temps très-long. Si la fièvre tierce paroît au printemps, avec une forte douleur de tête, ou un point de côté, et que l'on ne fasse pas une ou plusieurs saignées du bras; le malade peut être immédiatement attaqué de délire et de phrénésie, et peut-être d'apoplexie ou de péripneumonie, sans aucune autre cause que la pléthore sanguine. L'affection sera très-courte, et ne passera pas le sixième ou neuvième jour, ou elle s'étendra au plus au quatorzième. Si une fièvre continue bilieuse paroît en été, et qu'il survienne des vomissemens ou des évacuations de bile par haut ou par bas, avec des coliques et des douleurs violentes d'estomac, il est possible encore de voir le malade y sucomber en deux ou trois jours, par les seuls progrès de l'inflammation de l'estomac ou des intestins ; c'est alors qu'il est indispensable de faire une ou plusieurs saignées du bras, et d'appliquer plusieurs fois les sangsues sur le ventre ou sur l'estomac et à l'anus. Toute l'attention du médecin doit donc se porter sur les moyens de prévenir ou d'appaiser les douleurs. Si l'on suppose enfin qu'une fièvre rémittente ou intermittente, s'accompagne de stupeur, de somnolence ou de symptômes d'apoplexie ; si le pouls est foible et très-petit, ou intermittent, ou s'il y a des lipothymies ou des défaillances, on ne peut ici vaincre le mal, qu'en attaquant l'affection essentielle : ainsi le quinquina à fortes doses est le seul remède spécifique pour prévenir l'événement fatal. Il seroit contraire à l'expérience d'attendre un certain nombre d'accès, comme dans les cas ordinaires, avant d'arrêter la fièvre. La promptitude du secours est le seul moyen possible de guérison. Voilà donc des exemples qui prouvent que dans une maladie de même genre, on ne peut se contenter de traiter localement, ni d'abandonner à la nature, la destruction de la cause morbifique. Tout néammoins s'explique par les signes. Il faut encore considérer ici les âges, car un enfant et un vieillard seront plus dangereusement attaqués que les adultes ; ceux-ci ont des affections de poitrine plus aiguës ; ceux-là éprouvent des fièvres plus pernicieuses.

XVII. Les noms des maladies sont tirés ou de la partie même qui est affectée, comme la pleurésie, la péripneumonie, la néphritis, l'hépatitis, la colite, la péritonite, l'enterite, la métrite, la cystite; ou viennent du symptôme, comme le spasme, et quelquefois de la combinaison de ce dernier avec la partie affectée, comme la céphalalgie, la pleuro-péripneumonie. Mais le symptôme ne suffisant pas, quand il est commun à plusieurs affections ; on y a donc joint le nom de la partie malade : quelquefois on s'est borné à la seule dégénérescence des fluides, comme l'exprime la dénomination de l'eucophlegmatie, d'hydropisie ; tantôt on a indiqué la dilatation de l'organe, comme les hémorroïdes, les varices, l'anévrisme; tantôt on a remarqué le changement de forme, comme l'oëdème, les tumeurs ; tantôt on a considéré le volume augmenté ou diminué, relativement à l'inanition ou à la réplétion , comme la polysarcie, le marasme : ou l'on a eu égard à la couleur, comme les exanthèmes, la maladie bleue, la fièvre jaune, l'ictère.

XVIII. Les Anciens ont surtout suivi trois méthodes pour rechercher les causes des maladies , savoir : l'ouverture des corps , les solutions ou terminaisons spontanées, par rapport au cours ou à la marche des maladies, et relativement à leur changement. Mais nous démontrerons que cela ne suffit pas ; ainsi, par exemple, l'ouverture des corps ou l'autopsie, fait découvrir un épanchement d'eau ou de sérosités dans un kiste ou dans les cavités splanchniques, ou à la surface du derme. L'amas des sérosités est ici l'effet et non la cause de la maladie. On désigne l'inflammation de poitrine ; en pleurésie et péripneumonie , qui ont à-peu-près les mêmes terminaisons, quoique la pleurésie se change en péripneumonie par les seuls progrès de la phlegmasie : le poumon ne peut guère se séparer de l'inflammation de la membrane qui revêt les côtes ou le péricarde, dont il est environné. Il en est de même de la péritonite, de la colite, de l'arachnite ou inflammation de la membrane du cerveau. La sympathie des organes entraîne aussi quelquefois la lésion simultanée de plusieurs parties éloignées ; ainsi l'ophthalmie d'un seul côté, se propage à l'autre. Les calculs des reins produisent l'ictère : les coups, les chutes sur la tête, et les commotions du cerveau , quand il y a lésion de ce viscère , produisent immédiatement la fièvre et le vomissement de bile ; quelquefois il survient même des abcès au foie. Les Anciens ont voulu admettre aussi les solutions spontanées : ainsi , au nombre des causes essentielles des maladies , ils ont cru que la

fièvre synoque ou inflammatoire, étoit occasionnée par le sang, parcequ'ils ont vu
l'hémorragie du nez terminer souvent ce
genre d'affection. Il en a été de même des
vomissemens et des évacuations de bile
dans les affections bilieuses, et de la pituite dans les fièvres pituiteuses, de la bile
noire ou verte, dans la mélancholie et les
fièvres quartes, parce que l'expulsion de
ces corps étrangers opéroit seule la guérison ; il en a été de même des vers intesti-
naux, de la pierre vésicale, qui s'est fait
jour par l'urèthre ; dans la fièvre ardente
ou causus, on a regardé de même la bile
comme la cause de la maladie, parce qu'on
a vu survenir spontanément des vomissemens ou des déjections de bile, qui ont
terminé la maladie. Il en est de même des
déjections pituiteuses dans la fièvre de ce
nom. Il y a des vomissemens ou des évacuations de matière vertes, aigres, tellement corrosives, que les dents en sont
agacées ; que les vaisseaux de cuivre en
éprouvent de l'altération ; il a donc bien

fallu aussi attribuer à ces évacuations la cessation des douleurs et des maladies les plus rebelles, lorsqu'on a vu celles-ci se terminer subitement par ces effets spontanés.

XIX. On ne peut nier que ce premier mode d'observations, qui se lie surtout aux efforts de la nature, ne soit très-utile à l'art. Mais voici des objections qui méritent quelque considération : si, en effet, la nature suivoit toujours la même marche pour guérir les maladies, il est évident qu'en en limitant le terme, nous serions à-peu-près certains de réussir et d'opérer des guérisons spontanées au moyen des évacuations provoquées en temps opportun. C'est ce que l'on obtient souvent, à la vérité, par les vomitifs et les purgatifs, ou par les saignées locales et générales, ou par le régime. Néanmoins, il faut bien remarquer que les terminaisons spontanées sont variables de leur nature : ainsi, il arrive que la même maladie se termine tantôt par des vomissemens ou des évacuations de bile, tantôt par des urines co-

pieuses, tantôt par l'hémorragie du nez ;
ce qui arrive souvent dans le typhus ou
dans la fièvre synoque : aussi, observe-t-
on, même dans la fièvre putride, que
la saignée du bras devient quelquefois
utile, et même nécessaire, afin de laisser
le temps à la maladie de parcourir tran-
quillement ses périodes. La foiblesse n'est
ici que relative ; la prostration des forces,
cesse d'elle-même, quand la circulation est
libre. Cet état ne peut se comparer à l'af-
foiblissement momentané , ni aux défaillances ou lipothymies sympathiques,
dans le cas d'embarras de l'estomac , ou de
trouble du système nerveux ; d'ailleurs la
force du pouls dissipe bientôt toutes les
incertitudes.

A la vérité, les bubons des glandes ,
les taches violettes, sanguines, la gangrène, ne sont pas toujours des signes de
décomposition des fluides ; le spasme des
solides, peut intercepter dans quelque partie la circulation capillaire ; mais, il y
a des épiphénomènes , qui sont quel-

quefois critiques, et d'autrefois symptoma-
tiques; ainsi, par exemple, dans le scorbut
et la fièvre jaune, le sang qui s'échappe visiblement des intestins, des gencives et des
pores cutanés, paroît évidemment décomposé. Les toniques et les anti-scorbutiques
sont surtout ici très-nécessaires. Enfin, il
importe de distinguer les maladies secondaires, qui servent de transport aux matières
morbifiques, comme l'ictère, la goutte, le
rhumatisme, l'érysipèle, les dépôts qui succèdent aux fièvres malignes ou contagieuses.

XX. Les ouvertures des corps, quoique
très-utiles, devroient-être plus souvent réitérées, mais pour d'autres motifs que ceux
auxquels on s'en rapporte ordinairement;
car, elles ne seront d'aucune utilité, si on
n'explore pas en même-temps l'état des viscères, et si on ne compare par l'autopsie,
les désordres de la maladie précédente
avec les symptômes, qui ont accompagné
sa marche, ses progrès et son déclin. Il
faut noter avec soin tout ce qu'elle présente
depuis son invasion jusqu'au moment de la

mort. Enfin il est nécessaire de faire mention des causes qui ont précédé, au lieu de vouloir trouver exclusivement sur les cadavres, les causes de la destruction de la vie. C'est pourquoi, on a reproché à beaucoup d'auteurs d'avoir abusé de l'autopsie et de s'y être livrés avec une sorte de complaisance, comme à un objet de pure curiosité.

L'anatomie pathologique, bien qu'elle soit très-utile, ne donne que des probabilités relatives aux phénomènes qui ont eu lieu pendant la vie; elle laisse des traces fugitives qui échappent à la simple lecture; il faut voir soi-même et reconnaître les désordres organiques : ainsi on doit tenir compte du temps qui s'est écoulé depuis la mort, pour faire l'ouverture d'un corps, et en faire mention dans l'énumération exacte des causes de la décomposition des organes. Il faut, dis-je, examiner surtout l'état des viscères, estimer les qualités, la quantité et la nature des fluides épanchés dans les cavités splanchniques ; comparer l'état sain à l'état malade, relativement

aux parties environnantes. Pour connoître
le degré de désorganisation des solides, il
importe de déterminer la couleur, la
consistance, la mollesse, la dureté, les
rapports et les changemens contre nature,
relatifs au volume ou à la situation ou position des parties. On doit ouvrir le cerveau, tenir compte du sang ou des fluides,
ou des matières épanchées dans sa substance ou dans ses ventricules ; pour la poitrine, il faut examiner les plèvres, le péricarde ; ouvrir le cœur, le poumon ; énoncer
les fluides qui s'y trouvent ; noter la rougeur, la pâleur, ou la couleur noire ; et de
même, pour le bas-ventre, développer le
péritoine, l'épiploon, le mésentere ; faire
l'examen du foie, des canaux biliaires, des
membranes de l'estomac, des intestins grê-
les, du colon, du rectum ; ouvrir la rate, le
pancréas, les reins, la vessie, l'utérus.

On se livre à l'autopsie sans but et
sans motif, quand on n'a pas sous les
yeux les observations bien rédigées des
symptômes et des accidens des maladies

qui ont précédé la mort : ceci arrive souvent dans nos amphitéâtres d'anatomie, tandis que dans les hôpitaux, les ouvertures des corps consacrés à la clinique, sont intéressantes sous tous les rapports.

XXI. S'il n'en étoit pas ainsi, que se proposeroit-on, par exemple, en ouvrant un hydropique ? on découvrira un épanchement de sérosités, que l'on prendra alors pour la cause de la maladie : mais la preuve du contraire, c'est que, lorsqu'on a évacué plusieurs fois le fluide aqueux, durant le cours de la même maladie, celui-ci se régénère aussitôt : ainsi l'on est forcé de reconnoître que ce n'est ici que l'effet de la cause. Mais, si au moyen des purgatifs, on procure des évacuations séreuses par les selles ; et que les fluides épanchés, rentrent dans le torrent de la circulation ; qu'ils soient transvasés des veines dans les intestins, ou dans les organes urinaires, et qu'il survienne ainsi un cours de ventre séreux ; ou des urines très-abondantes, comme cela

arrive quelquefois ; la guérison est possible.
Je suppose, qu'il n'y a pas de lésion organique essentielle ; mais si l'on éprouve des
palpitations de cœur excessives ; si le pouls
est intermittent ou très-irrégulier ; s'il survient fréquemment des syncopes, on peut
être assuré en cas d'hydrothorax, que la
maladie est causée par un polype ou par un
anévrisme du cœur, ou par la dilatation
des gros vaisseaux ; l'hydropisie de poitrine
sera donc incurable. Si dans l'ascite, il survient une diarrhée qui affoiblisse beaucoup
le malade, ou si la diarrhée dégénère en
lienterie ; si la leucophlegmatie se déclare,
si le pouls s'affoiblit beaucoup, il est évident que le squirre ou l'obstruction du
foie ou de la rate, est une cause permanente qui s'oppose à la guérison. Si des
vomissemens se sont déclarés au commencement d'une jaunisse, et ont continué
avec l'existence d'une tumeur dans la région
épigastrique, il y a évidemment un engorgement du petit lobe de foie ; ou un squirre
du pylore ; les évacuans sont ici très-dou-

teux, s'ils ne sont dangereux ; les fondans et les adoucissans conviennent mieux. L'hydrorachis et l'hydrocéphale n'admettent aucune opération possible. L'hydrocèle se guérit assez souvent par la ponction et par les injections stimulantes, qui produisent l'adhérence de la membrane vaginale. Il n'en peut être de même des autres cavités : les adhérences de la plèvre sont plus nuisibles qu'utiles, à cause du mouvement continuel de la poitrine. Les empyèmes ou épanchemens de pus dans la poitrine ou dans le ventre; les tubercules ou vomiques dans le parenchyme du poumon, du foie, de la rate, ou des reins, ne sont souvent pas de nature à être attaqués par les opérations ; quoique quelquefois on ait rendu l'abcès par le vomissement. Il y a quelques exceptions, où le crachement de pus a opéré la guérison. Il en est à-peu-près de même du vomissement de sang du poumon; ce genre d'évacuation occasionne presque toujours la phthisie pulmonaire.

XXII. Ainsi , c'est dans l'observation

même des signes et des caractères des maladies pendant la vie, qu'il faut savoir saisir
la nature sur le fait, pour bien connoître
les progrès du mal. On doit alors étudier
les symptômes, les changemens ou métastases, les évacuations spontanées : mais
combien ne faut-il pas apporter de soins
dans les recherches, d'exactitude dans
les observations, de sagesse dans la distinction des crises, de justesse dans le jugement, pour pouvoir déterminer avec pré-
cision la fin prochaine de la maladie! Les
affections sporadiques, aiguës ou chroniques, présentent déjà de très-grandes différences relatives à la possibilité de la
guérison. S'il s'agit, par exemple, d'une
fièvre épidémique ou contagieuse, comme
le typhus, ou la fièvre putride et maligne,
nous ne retirerons pas de grands avantages
de l'ouverture des corps! Après avoir noté
les causes évidentes, il faut indiquer le diagnostic et le pronostic, les épiphénomènes
ou les signes insolites; il est nécessaire auparavant, de décrire la constitution de l'an-

née ou des saisons qui on régné, et d'indiquer le régime et l'état de l'air par rapport à l'épidémie, avant et après l'invasion. Il faut aussi, bien noter la nature des symptômes, pour en former un genre et une classe de maladies, qui se rapportent à une constitution particulière; tenir compte des tempéramens, des sexes, des âges, du genre de vie, et de toutes les causes précédentes, dont nous avons parlé dans ces prolégomènes. Telle est la marche qui a été suivie par Hippocrate, dans les 1er et 3me livres des épidémies.

XXIII. Galien est le premier auteur qui ait imaginé de classer toutes les maladies suivant un système, qui comprend également la lésion des parties solides et les dégénérescences des fluides. Ce système a régné environ pendant treize cents ans dans les écoles. Depuis la renaissance des lettres en Europe, on étudia de préférence les ouvrages d'Hippocrate. Sylvius de Leboë et Etmuller se sont bornés pour la classification des maladies à la seule lésion des fonctions, qui entretiennent la santé. Boër-

haave a fait entrer dans l'étude de la médecine, une foule de connoissances acces-
soires pour l'explication des causes des
maladies ; son système est beaucoup trop
compliqué : les vices des humeurs et les
acrimonies y sont beaucoup trop multi-
pliés. Sauvages, son disciple, a embrassé
dans sa nosologie, une classification des
maladies dont il y a plusieurs espèces, et
même des genres qui ne câdrent point les
uns avec les autres. Hoffmann, Cullen et
Stool, ont considéré abstractivement les
maladies d'après les causes morbifiques ;
mais le système de l'humorisme qui domine dans la théorie, s'y fait trop apercevoir, malgré d'excellentes descriptions.
Cullen se rapproche néanmoins plus du
solidisme que ses devanciers. Stool a fait
preuve d'une grande exactitude, dans ses
observations des fièvres bilieuses-épidémi-
ques. Rœderer et Wagler ont aussi donné
des descriptions excellentes des fièvres
muqueuses épidémiques. Je ne fais qu'indiquer les noms : il y a une foule de mo-

nographies sur le typhus ou la fièvre putride-épidémique; mais en procédant d'une manière générale en pathologie, relativement aux parties solides, il y a des états contre nature, tels que l'inflammation, les obstructions, la paralysie, les convulsions et les lésions organiques.

Il y a en outre les cachexies, les diathèses qui dépendent de la mauvaise distribution des humeurs ou de leur décomposition spontanée, soit locale, soit universelle. Paracelse et Vanhelmont ont beaucoup parlé des principes sulfureux et des sels dont les humeurs devoient être saturées : les sudorifiques avec les alkalis et les acides minéraux, étoient alors tout-à-fait préconisés. Sydenham, meilleur observateur, redressa ces erreurs dangereuses. Il donna le premier exemple d'une méthode sage, dans ses observations sur la variole. Morton, qui fut son compatriote, prouva le danger des systèmes, par son opiniâtreté, et par la perte d'une infinité de malades qu'il ne vouloit pas saigner, quoiqu'ils fussent tous atteints de petite vérole, et qu'il vît la méthode contraire couronnée d'un plein succès ! Sthal fut essentiellement celui qui ramena les médecins aux vrais principes d'Hippocrate, par l'influence de la chaleur ou du pouvoir vital, et par l'observation des crises, qui lui donnèrent les moyens de combattre victorieusement les chimistes ; il ruina entièrement la théorie de Paracelse et de Vanhelmont. Brown et ses sectateurs ne présentent qu'une réunion informe du système des anciens méthodistes. Boërhaave et Sauvages ont fait abus de l'humorisme ; cependant il y a des vérités de fait dans la pratique de la médecine, qu'il est impossible de ne pas apercevoir dans leur doctrine. On peut dire en général, que la médecine a toujours suivi les progrès de la philosophie.

Depuis les temps les plus reculés jusqu'à nos jours, tout a été remis en discussion, sans en excepter même les droits de la société tout entière. L'expérience des siècles est ici comptée pour rien ; il faudroit s'assujétir uniquement à des théories abstraites, au point de nier les observations de tous les médecins les plus célèbres, qui se sont succédés d'âge en âge. Que sert-il alors de raisonner et d'avoir de l'instruction? *O mens cæca futuri !*

FIN DES PROLÉGOMÈNES.

ANALYSE

DU

TRAITÉ DES MALADIES.

———

On parle bien souvent de pathologie
dans nos livres. Il s'en faut bien, cependant, à l'exception des systèmes que l'on
y professe ouvertement, que les vrais
principes de la science y soient ensei-
gnés aussi régulièrement, que dans les
écrits du père de la médecine. Ce seul
traité de notre célèbre auteur suffiroit,
pour nous donner une idée de la médecine, telle qu'elle auroit déjà le caractère de science. L'ordre admirable
qu'Hippocrate a suivi dans sa préface

et dans le corps de l'ouvrage, prouve le talent le plus remarquable, non-seulement sous le rapport de la logique, mais encore relativement à l'enseignement de la science proprement dite : l'art avec lequel l'auteur a su faire ressortir toutes les difficultés de son sujet et l'extrême profondeur des pensées qui y sont développées, ne permettent pas de douter des évènemens futurs des maladies; par conséquent, l'art du médecin se trouve défini d'une manière tellement certaine, que l'on ne peut rien exiger au-delà. Jamais, non jamais, je n'ai trouvé cette distinction dans nos livres modernes ; aussi bien ne me suis-je permis d'ajouter à cet ouvrage, aucune note explicative. La préface est faite de main de maître; l'ordre didactique y est réuni à une dialectique pressante; tout ce qui sera discuté dans la suite de ce traité y est annoncé avec beaucoup de méthode et de clarté. L'auteur y démontre combien il est difficile de juger les maladies sans remonter à leurs causes, afin d'en bien saisir le caractère essentiel. Les unes sont nécessairement mortelles ; il les nomme ; ce sont les plus aiguës, savoir : la péripneumonie, la pleurésie, la fièvre ardente, la phrénésie, l'érysipèle de l'utérus, avec complication de grossesse ; dans d'autres cas, ces maladies ne sont que douteuses. Pour citer un autre exemple, si nous passons aux lésions externes, nous reconnoîtrons les plaies qui doivent être nécessairement mortelles. Nous sommes ainsi conduits à la science du diagnostic et du pronostic. Plusieurs traités de notre maître, sont entièrement consacrés à élucider ce sujet. Parlons un instant de la théorie : je remarque que l'auteur conseille d'ouvrir les veines des deux bras à la fois, dans le vomissement de sang du poumon, quand l'hémorrhagie est très-violente; il recommande même d'affoiblir tellement le sujet par la diète et les saignées réitérées, qu'il soit pour ainsi dire *exsanguin*. Voilà justement l'origine de la méthode employée par Valsava, pour guérir les anévrismes du cœur et des gros vaisseaux : on a trouvé ceux-ci refermés et resserrés à l'ouverture des corps. D'où vient donc aujourd'hui que l'on attribue au père de la médecine, les imperfections qui ne sont que dans la bouche de ses détracteurs ? Ses explications approchent toujours bien près de la vérité, si elles ne la font connoître entièrement.

Avec quelle justesse ne parle-t-il pas des progrès de la phthisie et des abcès de poitrine, à la suite de pleurésie et de péripneumonie négligées ? Il est évident que les saignées du bras et

les ventouses scarifiées, remplaçoient
alors les sangsues ; les applications émollientes sur le côté ; les épithèmes et les
vésicatoires topiques, sont spécialement
indiqués dans le livre des humeurs.
Nul doute, d'après les explications don-
nées dans le livre des maladies, sur la
pléthore veineuse et artérielle, que ces
moyens de guérison ne dussent spécialement avoir consisté autrefois, dans les
saignées locales et générales : que si la
bile et la pituite, ne sont point la cause
des inflammations internes ou des phlegmasies, refusera-t-on au sang d'en être
le principe ? Mais ce fluide dans l'état
naturel est contenu dans ses vaisseaux ; il
ne présente donc rien d'inquiétant pour
l'économie. Cependant la bile et la pituite, que l'on nie aujourd'hui dans le
système moderne de l'irritation, renou-
vellé des Grecs et des Romains, ne seroient jamais la cause des abcès, ni des

tumeurs? D'où viendroient donc les érysipèles et les abcès gangréneux, qui se
déclarent tout-à-coup et qui font en quelques heures des progrès si effrayans et
souvent mortels! L'irritation de la peau
y est sans doute pour quelque chose ;
mais quelle en est l'origine ? ne verra-t-
on que l'irritation des solides, ou des parties similaires, c'est-à-dire des membranes ou des surfaces viscérales? qui donc
a le privilège d'en exclure les humeurs
épanchées ou devenues acrimonieuses; et
quand il se trouveroit quelqu'un d'assez
insensé pour nier leur action, qui dépend
elle-même du pouvoir vital, comment
pourrions-nous concevoir la nutrition
des solides sans la vitalité des fluides.
Ne sait-on pas que la garance teint en
rouge les os des animaux, qui ont été
nourris avec des substances où l'on a
mis infuser cette racine?

Les anti-scorbutiques, dans le rachi-

tisme, surtout les amers toniques ne produisent-ils pas les effets les plus étonnans au point de raffermir les os ? Mais
la sanguification journalière, ne se fait
réellement que par une succession d'autres fonctions, pour l'assimilation des
fluides par l'absorption en vertu de la
digestion, de la nutrition et des sécrétions. Hippocrate ne prend donc pas
l'effet pour la cause ; il a si bien
connu le mouvement circulaire du sang,
qu'il n'explique pas autrement la formation des abcès, des anévrismes, de
la vomique du foie ou du poumon, à
cause de la dilatation des veines. Comment concevoir des explications semblables, sans reconnoître les phénomènes
et l'influence de la circulation ? Si les
injections n'avoient pas mis à nu les
plus petits vaisseaux sanguins, chyleux
et lymphatiques ; si les découvertes anatomiques n'avoient pas ouvert un champ

plus vaste à notre art, faudroit-il en conclure que la médecine n'existeroit pas ?

Certes, rien ne seroit si contraire aux observations mêmes qui ont rapport à la clinique médicale. Au lieu de descendre à des détails minutieux, que dit l'auteur du traité de l'ancienne médecine? Après avoir parlé en général de l'assimilation des humeurs par la chaleur ou la coction, il annonce, p. 36, « qu'il » est aussi très-important de savoir qu'il » y a des maladies, qui naissent des » qualités ou facultés, et d'autres de la » conformation des parties; que les » qualités ou facultés existent par rap- » port aux humeurs, selon leur extrême » dégré de force ou d'effervescence; et » que la figure des parties, subsiste » dans la conformation de l'homme. Il » ajoute ensuite, qu'il y a beaucoup de » parties tant internes qu'externes, qui

» diffèrent toutes les unes des autres
» par leur figure, soit dans l'état de
» santé, soit dans l'état de maladie :
» ainsi par exemple , la tête est-elle
» petite ou grosse ; le cou paroît-il grè-
» le ou épais ; les bras sont-ils très-longs ?
» Le ventre est-il plat ou arrondi ; le
» thorax et les côtés paroissent-ils vi-
» siblement larges ou applatis ? Il y a
» mille autres différences de même
» genre, qu'il faut bien connoître pour
» approfondir les causes des maladies et
» être bien au fait de leur traitement.
» P. 41. Quant aux facultés des hu-
» meurs ; elles sont relatives à chaque
» individu ; il est nécessaire, ainsi qu'il
» a été dit, de bien connoître leur force
» et leur mélange mutuel ; je veux dire
» par exemple qu'il importe de savoir
» si l'humeur douce ne se change point
» en une autre espèce, non par une mix-
» tion particulière, mais par sa pro-

» pre nature? Il faut avoir d'abord égard
» à la première origine : est-elle amère
» ou salsugineuse, acide ou âcre sim-
» plement ? Car de tous les sucs, l'a-
» cide excessif est le moins supporta-
» ble, comme le doux est ce qu'il y
» a de meilleur. Si, dis-je, il se trouve
» quelqu'un qui veuille ainsi se diriger
» dans ses recherches par ces moyens
» extérieurs, il y parviendra toujours et
» choisira le meilleur parti. Or, on doit
» toujours préférer celui qui s'éloigne
» le moins possible de l'indispensable et
» de l'utile. »

J'ai fait cette citation à dessein de
prouver, que les mêmes principes sont
exactement suivis dans le traité des maladies. L'auteur y passe en revue les
affections aiguës de poitrine; il explique la formation naturelle des abcès
et des empyèmes. Il n'est personne qui
ne sache, que les sujets ordinairement

attaqués de pulmonie, sont surtout remarquables par la conformation extérieure de leur poitrine, qui est plus ou
moins applatie ou déprimée; tandis que
le cou grêle et des bras très-allongés
annoncent en général une foiblesse de
constitution primitive. Or, il n'est personne qui ne sache que ces sujets là com-
mençent par avoir une toux plus ou
moins opiniâtre, suivie de crachats plus
ou moins épais, surtout avec une acrimonie salsugineuse. Le diagnostic de la
phthisie, chez les individus qui sont ainsi
constitués naturellement, ne peut être
douteux; ni le pronostic relativement à
la terminaison fatale de ce genre d'affection. On remarque au contraire, que
ceux qui ont la tête grosse, le cou épais,
le ventre rond et chargé d'embonpoint,
sont surtout disposés à l'apoplexie et à la
paralysie. Dans les pleurésies bilieuses,
les crachats sont amers et jaunes ; dans

le choléra, les matières que l'on rend par le vomissement sont souvent vertes ou noirâtres et tellement âcres, qu'elles corrodent les vases de cuivre. Tous ces effets ne sont-ils pas visiblement produits par les facultés des humeurs? Les fièvres bilieuses continues ne présentent-elles pas les mêmes phénomènes ou complications? La fièvre jaune, où il survient des hémorragies et une décomposition générale des humeurs, n'est-elle pas produite par des causes qui agissent à la fois sur les solides et sur les fluides? Enfin les sueurs chaudes ou froides, indépendamment des fonctions de la peau, sont certainement différentes par leur nature : chez quelques personnes elles rougissent la teinture de tournesol; chez d'autres elles la verdissent. Les goutteux présentent bien les élémens de la nutrition osseuse, dans l'excrétion urinaire, et aussi dans les sueurs; comment ne trouveroit on pas le moyen de faire l'application de ces principes au corps humain, par l'usage même de la médecine, qui est l'art de rétablir les fonctions lésées et d'entretenir l'équilibre des forces ?

Tantôt en évacuant les humeurs, tantôt en corrigeant leur acrimonie, on parvient à la guérison; voilà, dis-je, en quoi consiste la doctrine d'Hippocrate.

Notre auteur parle-t-il de la fièvre ardente, il en attribue la cause à la bile; mais, quelles sont les preuves? les évacuations et les vomissemens de bile ; la couleur jaune de la peau. Quoi! l'on voudra nier ces phénomènes! n'y a-t-il plus de pleurésie, ni de péripneumonie bilieuses? Ne voit-on plus de dysenterie, de choléra morbus, de passion iliaque produits par la bile? Ces maladies sont endémiques dans certains pays ; d'autre fois, dans certaines saisons, elles deviennent épidémiques : mais il y a des individus qui y sont plus particulièrement sujets que d'autres ; voilà les tempéramens qui concourent au développement des causes prochaines des maladies : si on nie ces principes, il n'y a plus de science. L'absorption de la pituite et de la bile par les veines, ne fait-elle pas connoître les voies de la circulation ? Le sang peut donc s'altérer par son mélange avec des humeurs qui lui sont étrangères. Nier ces vérités, ce scroit évidemment soutenir que nous naissons sans bile, si cela étoit possible ! La lésion des solides n'a pas moins fixé l'attention d'Hippocrate : les varices et même l'anévrisme du cœur et des gros vaisseaux sont reconnoissables par l'hémorragie abondante, qui exige des saignées excessives et réitérées. L'auteur explique ainsi le crachement et le vomissement de sang, qui donnent naissance à la suppuration du poumon et à la phthisie. Le mouvement impétueux du sang est cité comme la cause de la pleurésie ; je remarque cependant qu'Hippocrate a réellement décrit la diaphragmite, ou l'inflammation du diaphragme, pour l'inflammation cérébrale. Quoi qu'il en soit, tout est coordonné avec un ordre admirable dans ce traité ; la fièvre et son origine, les sueurs froides ou chaudes, et les terminaisons lentes ou aiguës avec le caractère et le genre de mort, y sont notés avec une grande exactitude. Que restoit-il à faire à notre auteur ? d'indiquer le régime, et les premiers secours qu'il convient de donner aux malades ; ainsi que les substances et les médicamens qui doivent être administrés au commencement des maladies ; c'est précisément ce que nous reconnoîtrons dans le traité suivant.

AVIS IMPORTANT.

Ce traité est le seul qui passe pour légitime; c'est-à-dire que les trois autres livres intitulés *Des Maladies*, sont attribués à Polybe; les manuscrits ne varient point sur cette authenticité bien reconnue; d'ailleurs, le sujet est ici considéré sous le seul point de vue didactique; ce qui distingue essentiellement ce traité, qui est lui-même complet, d'avec les autres ouvrages qui portent le même titre. Le Serment et la Loi sont antérieurs à Hippocrate! on croit que le livre des Affections est l'œuvre de Polybe.

ΙΠΠΟΚΡΑΤΟΥΣ

ΠΕΡΙ

ΝΟΥΣΩΝ.

TRAITÉ D'HIPPOCRATE

DES

MALADIES.

ΙΠΠΟΚΡΑΤΟΥΣ

ΠΕΡΙ

ΝΟΥΣΩΝ.

—

ά. Ὃς ἂν περὶ ἰήσεως ἐθέλη ἐρωτᾶν τὲ ὀρθῶς καὶ ἐρωτῶντι ἀποκρίνεσθαι, καὶ ἀντιλέ-
γειν ὀρθῶς, ἐνθυμέεσθαι χρὴ τάδε. Πρῶτον
μὲν, ἀφ᾽ ὧν αἱ νοῦσοι γίγνοται πᾶσαι τοῖσιν
ἀνθρώποισιν. Ἔπειτα δὲ, ὁπόσα ἀνάγκας ἔχει
τῶν νουσημάτων, ὡς ὅταν γένηται, εἶναι ἢ
μακρὰ, ἢ βραχέα, ἢ θανάσιμα, ἢ μὴ θανάσιμα·
ἢ ἔμπηρόν τι τοῦ σώματος γενέσθαι, ἢ μὴ ἔμ-
πηρον. Καὶ ὁκόσα, ἐπὴν γένηται, ἐνδοιαϛά ἢ
κακὰ ἀπ᾽ αὐτέων ἀποβαίνει, ἢ ἀγαθά. Καὶ ἀφ᾽
ὁκοίων νουσημάτων ἐφ᾽ ὁκοῖα μεταπίπτει. Καὶ
ὁκόσα ἐπιτυχίη ποιέουσιν οἱ ἰητροὶ θεραπεύον-

TRAITÉ D'HIPPOCRATE

DES

MALADIES.

I. 1. Quiconque veut interroger, ou répondre, ou discuter avec justesse sur l'art
de la médecine, méditera attentivement ce
qui suit : il considèrera , premièrement l'o-
rigine des diverses maladies dont les hommes sont attaqués ; ensuite , il remarquera
les affections, qui dès leur invasion, doivent
être nécessairement longues , ou courtes ,
mortelles , ou non mortelles ; avec privation ou sans la privation d'une partie du
corps. Dans les cas douteux, il doit savoir
quel est le bien ou le mal qui peut survenir ; quelle espèce de maladie est sujette à

5.

changer en une autre; quels sont les événemens fortuits, étrangers au traitement;
il doit connoître les bons et les mauvais
symptômes que les malades éprouvent; tenir
compte de ce qui a été dit ou fait, à contre-
temps, par le médecin à l'égard du malade,
ou par ce dernier envers le médecin; en un
mot, il ne doit rien omettre de ce qui a été
ordonné selon les règles de l'art. Tels me
paroissent être le commencement, le centre
et le but de la médecine, pour pouvoir démontrer ce qu'il y a de certain et d'incer-
tain; de bon ou de mauvais; et pour indiquer les ressources foibles ou essentielles,
multiples ou bornées, afin de prouver
qu'il en résulte un art unique dans son espèce.

2. Il importe également d'annoncer ce
que l'art est capable d'opérer, et d'autrefois, il s'agit de bien discerner ce qui ne
doit pas être révélé, ni entrepris par le
médecin; comme il faut bien remarquer ce
qui est possible ou impossible à l'art; ce qui
est opportun ou ce qui ne l'est pas; enfin,

τες τοὺς ἀσθενέοντας. Καὶ ὁκόσα ἀγαθὰ ἢ
κακὰ οἱ νοσέοντες ἐν τῆσι νούσοισι πάσχουσι.
Καὶ ὁκόσα ἀκαιρίη ἢ λέγεται, ἢ ποιέεται ὑπὸ
τοῦ ἰητροῦ πρὸς τὸν νοσέοντα, ἢ ἀπὸ τοῦ νο-
σέοντος πρὸς τὸν ἰητρόν. Καὶ ὁκόσα ἀκριβῶς
ποιέεται ἐν τῇ τέχνῃ καὶ λέγεται, καὶ ἅτε ὀρθά,
καὶ μὴ ὀρθά. Καὶ ὅ, τι αὐτῆς ἀρχὴ, ἢ τελευτὴ,
ἢ μέσον, ἢ ἄλλό τι ἀποδεδειγμένον τῶν τοιούτων, ὅ, τι καὶ ὀρθῶς ἐστιν ἐν αὐτῇ εἶναι, ἢ μὴ
εἶναι. Καὶ τὰ σμικρὰ καὶ τὰ μεγάλα, καὶ τὰ
πουλλὰ, καὶ τὰ ὀλίγα. Καὶ ὅ, τι ἅπαν ἐστὶν
ἐν αὐτῇ ἕν· καὶ πάντα καὶ ὅ, τι ἕν.

β'. Καὶ τὰ ἄνυστὰ νοῆσαι τέ καὶ εἰπεῖν· καὶ,
εἰ δέη, μήτε νοῆσαι, μήτε εἰπεῖν, μήτε ποιῆσαι. Καὶ ὅ, τι εὐχειρίη ἐν αὐτῇ, καὶ ὅ, τι
ἀχειρίη. Καὶ ὅ, τι καιρὸς, καὶ ὅ, τι ἀκαιρίη.
Καὶ τῶν τεχνέων τῶν ἄλλων ᾗσι τέ ἔοικε, καὶ
οἷσιν οὐδὲν ἔοικε.

γ΄. Καὶ τοῦ σώματος, ὅ, τι θερμὸν ἢ ψυχρὸν, ἢ ξηρὸν ἢ ὑγρόν· καὶ ὅ, τι ἰσχυρὸν ἢ ἀσθενές, ἢ πυκνὸν ἢ ἀραιόν. Καὶ ὁκόσα τῶν πολλῶν ὀλίγα γίγνεται, ἢ ἐπὶ τὸ κάκιον, ἢ ἐπὶ τὸ ἄμεινον. Καὶ ὅ, τι καλῶς ἢ αἰσχρῶς, ἢ βραδέως ἢ ταχέως, ἢ ὀρθῶς ἢ μὴ ὀρθῶς. Καὶ ὅ, τι κακὸν ἐπὶ κακῷ ἀνάγκη γίγνεσθαι. Ταῦτα ἐνθυμηθέντα διαφυλάτσειν δεῖ ἐν τοῖσι λόγοισιν· ὅ, τι ἂν δή τις τούτων ἁμαρτάνῃ ἢ λέγων, ἢ ἐρωτῶν, ἢ ἀποκρινόμενος. Καὶ ἢν πουλλὰ ἐόντα σμικρά· καὶ ἢν ἀδύνατα ἐόντα δυνατὰ φῇ εἶναι. Ἢ ὅ, τι ἂν ἄλλο ἁμαρτάνῃ λέγων, ταύτῃ φυλάσσοντα χρὴ ἐπιτίθεσθαι ἐν τῇ ἀντιλογίῃ.

δ΄. Αἱ μὲν οὖν νοῦσοι γίνονται ἅπασαι, τῶν

il s'agit d'assigner les rapports de la médecine avec les autres arts, et d'en indiquer
les différences.

3. Il faut aussi connoître ce qu'il y a dans
le corps, de chaud ou de froid, de sec ou
d'humide, de fort ou de foible, de dense
ou de rare; les grands efforts qui proviennent de petites causes; ce qui produit du
mieux ou de pire; ce qu'il y a de louable
ou de blâmable, promptement ou lentement; ce qui est exact et ce qui ne l'est pas,
et ne pas ignorer que les fautes doivent nécessairement s'aggraver par le mal ajouté
au mal! C'est après avoir réfléchi sérieu-
sement sur tout cela, qu'en écoutant attentivement celui qui se trompe dans ses discours, on pourra le reprendre, soit en lui
répondant, soit en l'interrogeant; par exemple, lorsqu'il aura traité légèrement ce qui
est important; ou annoncé comme possible
ce qui est impossible à l'art : tels sont les
principes certains qu'il faut d'abord poser
dans la discussion.

II. 4. Toutes les maladies en général,

sont engendrées intérieurement par la bile ou par la pituite ; et extérieurement par les douleurs et les blessures , indépendamment du chaud et du froid , du sec et de l'humide devenus excessifs. La bile et la pituite se forment à notre naissance ; elles existent dans le corps de l'homme, en trop grande ou en trop petite quantité. Il survient des maladies en partie causées par les alimens et les boissons, et en partie produites par l'excès de la chaleur et du froid.

III. 5. Il y a des maux qui ont des effets toujours tels que les suivans : ainsi dans le cas de plaies ou de blessures, lorsque de gros nerfs sont blessés profondément, il y a nécessairement claudication ; surtout, si les têtes des muscles profonds de la cuisse sont coupées.

6. On meurt quand le cerveau est blessé, ou la moelle de l'épine , ou le foie, ou le diaphragme, ou la vessie; ou lorsque c'est un gros vaisseau ou le cœur qui répand le sang à flots ; mais on ne périt pas ordinairement

μὲν ἐν τῷ σώματι ἐνεόντων, ἀπό τε χολῆς καὶ
φλέγματος· τῶν δὲ ἔξωθεν, ἀπὸ πόνων καὶ τρωμάτων. Ἀλλὰ καὶ τοῦ θερμοῦ ὑπερθερμαίνοντος, καὶ τοῦ ψυχροῦ ὑπερψύχοντος, καὶ τοῦ
ξηροῦ ὑπερξηραίνοντος, καὶ τοῦ ὑγροῦ ὑπερυ-
γραίνοντος. Καὶ ἡ μὲν χολὴ καὶ τὸ φλέγμα γι-
νομένοισί τε συγγίνεται, καὶ ἔςιν ἐν τῷ σώματι, ἢ πλέον ἢ ἔλασσον. Τὰς δὲ νούσους παρέχεται, τὰς μὲν ἀπὸ σιτίων καὶ ποτῶν, τὰς δὲ
ἀπὸ τοῦ θερμοῦ ὑπερθερμαίνοντος, καὶ ἀπὸ
τοῦ ψυχροῦ ὑπερψύχοντος.

έ. Ἀνάγκη δὲ τὰ τοιάδε ἔχει, ὥςε γίνεσθαι, ὁκόταν γίνηται. Ἐν μὲν τοῖσι τρώμασι,
νεῦρα τὰ παχέα τιτρωσκομένους, ἀνάγκη χω-
λεῦσθαι, καὶ τῶν μυῶν τὰς κεφαλὰς, μάλιςα
τῶν ἐν τοῖσι μηροῖσιν.

ς΄. Ἀποθνήσκειν δὲ, ἤν τις ἐγκέφαλον τρωθῇ, ἢ ῥαχίτην μυελὸν, ἢ ἧπαρ, ἢ φρένας, ἢ
κύςιν, ἢ φλέβα αἱμορῥόον, ἢ καρδίην. Μὴ ἀποθνήσκειν δὲ τιτρωσκόμενον, ἐν οἷσι ταῦτα τῶν

μελέων μὴ ἐνείη, ἀλλὰ τούτων προσωτάτω
ἐςί.

ζ΄. Τῶν δὲ νουσημάτων τὰ τοιάδε ἔχει ἀνάγκας, ὥςε ὑπ᾽ αὐτῶν ἀπόλλυσθαι, ὅταν γένωνται φθίσις [καὶ] ὕδρωψ ὑποσακρίδιος· καὶ γυναῖκα ὁκόταν ἔμβρυον ἔχουσαν, περιπλευμονίη, ἢ καῦσος λάβῃ, ἢ πλευρῖτις, ἢ φρενῖτις,
ἢ ἐρυσίπελας ἐν τῇσιν ὑςέρῃσι γένηται.

ή. Ἐνδοιαςὰ δὲ τὰ τοιάδε, ἀπολλῦναί τε καὶ
μή· περιπλευμονίη, καῦσος, φρενῖτις, πλευρῖτις, κυνάγχη, ςαφυλὴ, ἡπατῖτις, σπληνῖτις,
νεφρῖτις, δυσεντερίη, καὶ γυναικὶ ρόος αἵμα-
τώδης.

θ΄. Τὰ δὲ τοιάδε, οὐ θανάσιμα, ἢν μήτι αὐτοῖσι προσγένηται. Κέδματα, μελαγχολίη,
ποδάγρη, ἰσχιὰς, τεινεσμὸς, τεταρταῖος, τριταῖος, ςραγγουρίη, ὀφθαλμίη, λέπρη, λειχὴν,
ἀρθρῖτις. Ἔμπηροι δὲ πολλάκις ἀπὸ τῶνδε γίνονται πουλλοί.

d'une blessure, qui n'intéresse pas ces organes, ou qui atteint seulement d'autres parties très-éloignées.

7. Les maladies internes qui doivent être nécessairement mortelles sont : la phthisie, l'hydropisie anasarque, la péripneumonie dans la grossesse ; et aussi la fièvre ardente, la phrénésie, la pleurésie et l'érysipèle de l'utérus.

8. Les maladies dont l'évènement est douteux, soit pour la vie, soit pour la mort, sont : la péripneumonie, la fièvre ardente, la phrénésie, la squinancie, l'inflammation de la luette, l'hépatitis, la splénitis, la néphritis, la dysenterie ; les pertes de sang chez les femmes.

9. Les maladies non mortelles, à moins qu'il ne s'y joigne quelque accident particulier, sont : la mélancholie, la goutte, la sciatique, le ténesme, la fièvre quarte, la fièvre tierce, la strangurie, l'ophthalmie, la lèpre, les dartres, le lichen, et le rhumatisme qui entraîne souvent la perte de l'usage de quelque membre.

10. En outre, il y a des apoplexies avec paralysie des pieds et des mains, ou de la langue, ou de la moitié du corps, par l'effet de la bile noire ou atrabile; la sciatique entraîne la claudication ; et les fluxions opiniâtres de pituite sur les organes de la vue et de l'ouïe, occasionnent quelquefois la cécité et la surdité.

11. Les affections qui doivent être nécessairement longues, sont : la phthisie, la dysenterie, la goutte, le rhumatisme, la leucophlegmatie, la sciatique, la strangurie, les douleurs néphrétiques chez les vieillards; les pertes de sang chez les femmes ; enfin les hémorroïdes et les fistules.

12. La fièvre ardente, la phrénésie, la péripneumonie, la squinancie, l'inflammation de la luette, la pleurésie, se jugent au contraire très-promptement.

13. Les changemens que l'on observe le plus souvent, sont ceux de la pleurésie en fièvre ardente ; de la phrénésie en péripneumonie ; mais celle-ci ne se convertit pas en fièvre ardente ; le ténesme se change aussi quelquefois en dysenterie; la dysente-

ι. Ἀπόπληκτοι μὲν χεῖρας καὶ πόδας, καὶ
φωνῆς ἀκρατέες, καὶ παραπλῆγες ὑπὸ μελαί-
νης χολῆς. Χωλοὶ δὲ ὑπὸ ἰσχιάδων. Ὄμματα
δὲ πηροῦνται, καὶ ἀκοὴν ὑπὸ φλέγματος κατασ-
τηρίξαντος.

ιά. Μακρὰ τὰ τοιάδε ἀνάγκη εἶναι· φϑίσιν,
δυσεντερίην , ποδάγρην , κέδματα , φλέγμα
λευκὸν, ἰσχιάδα, ϛραγγουρίην· γεραιτέροισι
δὲ, νεφρῖτιν. Γυναιξὶ δὲ, ῥόον αἱματώδη, αἱ-
μορροΐδας, σύριγγας.

ιβ′. Καῦσος, φρενῖτις , περιπλευμονίη , κυνάγχη, ϛαφυλὴ, πλευρῖτις ταχέως κρίνει.

ιγ′. Μεταπίπτει δὲ τάδε. Ἐκ πλευρίτιδος ἐς
καῦσον, καὶ ἐκ φρενίτιδος ἐς περιπλευμονίην.
Ἐκ δὲ περιπλευμονίης καῦσος οὐκ ἂν γένοιτο.
Ἐς δυσεντερίην τεινεσμός. Ἐκ δὲ δυσεντερίης
λειεντερίη. Ἐκ δὲ λειεντερίης ἐς ὕδρωπα. Καὶ ἐκ

λευκοῦ φλέγματος ἐς ὕδρωπα. Καὶ ἐκ περιπλευμονίης καὶ πλευρίτιδος ἐς ἔμπυον.

ιδ΄. Τὰ δὲ ἐπὶ κακοῖσιν ἀνάγκη κακὰ γίγνεσθαι. Ρίγος ἢν λάϐῃ, πῦρ ἐπιλαμβάνει. Καὶ
νεῦρον ἢν διακοπῇ, σπασμὸν ποιεῖ· καὶ μήτε
συμφῦναι διακοπέν, φλεγμῆναι τε ἰσχυρῶς.

ιέ. Καὶ ἢν ὁ ἐγκέφαλος σεισθῇ τέ καὶ πονέῃ πληκτέντος, ἄφωνον παραχρῆμα γενέσθαι
ἀνάγκη, καὶ μήτε ὁρᾶν, μήτε ἀκούειν. Ἢν δὲ
τρωθῇ, πυρετόν τε ἐπιγενέσθαι, καὶ χολῆς
ἔμετον, καὶ ἀποπληκτόν τι τοῦ σώματος γενέσθαι, καὶ ἀπολέσθαι.

ιγ΄. Ἐπίπλοον δὲ ἢν ἐκπέσῃ, ἀνάγκη τοῦτο
ἀποσαπῆναι. Καὶ, ἢν αἷμα ἐκ τρώματος ἢ φλεϐὸς ῥυῇ ἐς τὴν ἄνω κοιλίην, ἀνάγκη τοῦτο πύος
γένεσθαι.

ιζ΄. Καιροὶ δὲ, τὸ μὲν καθάπαξ εἰπεῖν, πολλοί τέ εἰσιν ἐπὶ τῇ τέχνῃ καὶ παντοῖσιν, ὡς περ
καὶ τὰ νουσήματα καὶ τὰ παθήματα, καὶ τού

rie en lienterie; la lienterie en hydropisie; la leucophlegmatie en ascite; la pleurésie et la péripneumonie en empyème.

14. Certains maux succèdent nécessairement à d'autres; ainsi, si on est pris d'un frisson violent, on éprouve ensuite un violent accès de chaud; si un nerf est blessé, il survient des spasmes; si ce nerf est entièrement coupé, la réunion en est impossible; et une violente inflammation s'en empare.

15. Si le cerveau est fortement ébranlé ou lésé, à la suite d'une contusion; aussitôt il y a perte de la parole, de la vue et de l'ouïe. Dans le cas de blessure grave, il survient nécessairement de la fièvre et un vomissement de bile : enfin succèdent la paralysie d'une partie du corps, et la mort.

16. Si l'épiploon est sorti du ventre, nécessairement il se putréfie; si le sang s'épanche dans la poitrine, soit par une plaie, soit par la rupture d'une veine, il doit nécessairement se changer en pus.

17. Les occasions, pour le dire brièvement, sont importantes et variées dans l'art de guérir, soit par rapport aux symptômes,

soit autrement. Il en est de très-urgentes, qui exigent des secours très-prompts; tels sont, par exemple, les défaillances, l'impossibilité de rendre les urines ou les excrémens; la suffocation, le travail de l'enfantement ou la fausse couche, et d'autres cas semblables. Les momens d'agir sont ici instantanés, et ne peuvent plus se retrouver; car ordinairement les sujets périssent, si on tarde à les secourir.

18. L'occasion consiste, dès qu'un homme se trouve dans un pressant danger, à le sauver s'il est possible; avant qu'on craigne de le voir expirer. Toute l'occasion est ainsi renfermée dans le secours; il en est à-peu-près de même des autres cas de maladies; car c'est toujours l'occasion que l'on a saisie, si l'on a agi en temps opportun, de manière à procurer du soulagement.

19. Les maladies et les plaies, qui ne tendent pas essentiellement à la mort, mais qui, suivant l'occasion, ont une issue funeste, sont celles où il survient des douleurs

των θεραπηΐαι. Εἰσὶ δὲ ὀξύτατοι μὲν, ὅσοις ἡ
ἐκψυχοῦσι δεῖ τι ὠφελῆσαι, ἢ οὐρῆσαι, ἢ ἀπο-
πατῆσαι μὴ δυναμένοισιν, ἢ πνιγομένοισιν, ἢ
γυναῖκα τίκτουσαν, ἢ τιτρωσκομένην ἀπαλλά-
ξαι, ἢ ὅσα τοιαῦτα ἐςί. Καὶ οὗτοι μὲν ὀξέες, καὶ
οὐκ ἀρκέει ὀλίγῳ ὕςερον· ἀπόλλυνται γὰρ, οἱ
πουλλοὶ ὀλίγῳ ὕςερον.

ιή. Ὁ μέντοι καιρός ἐςιν, ἐπὴν πάθῃ τούτων
ὁ ἄνθρωπος ὅ, τι, ἤν τις, πρὸ τοῦ τὴν ψυχὴν μεθιέναι, ὠφελήσῃ· τοῦτο, ἐπὴν ἐν καιρῷ
λάβῃ, ὠφελεῖται. Ἔςι μὲν οὖν σχεδόν τι οὗτος
ὁ καιρὸς καὶ ἐν τοῖσιν ἄλλοισι νουσήμασιν.
Αἰεὶ γάρ, ἐν ᾧ ἄντις ὠφελήσῃ, ἐν καιρῷ ὠφέ-
λησεν.

ιθ'. Ὁκόσα δὲ τῶν νουσημάτων ἢ τρωμάτων
μὴ ἐς θάνατον φέρῃ, ἀλλὰ καίριά ἐςιν, ὀδύναι
τέ γίνονται ἐν αὐτέοισιν, ἀλλ' οἶά τέ ἐςιν, ἤν
τις ὀρθῶς θεραπεύῃ, παύσασθαι τούτοισι δὲ

οὐκ ἀρκέουσι γινόμεναι αἱ ὠφελῆιαι ἀπὸ τοῦ ἰητροῦ, ὅταν γίνωνται· καὶ γὰρ μὴ παρεόντος
τοῦ ἰητροῦ, ἐπαύσαντο ἄν.

κ'. Ἕτερα δὲ νουσήματά ἐςιν, οἷσι καιρός ἐςι θεραπεύεσθαι τῷ πρωΐ, ἢ ὀλίγῳ ὕςερον. Ἕτερα δὲ νουσήματά ἐςιν, οἷσι καιρὸς
θεραπευθῆναι ἅπαξ τῆς ἡμέρης, καὶ ὁπηνίκα
τε, οὐδὲν διαφέρει. Ἕτερα δὲ διὰ τρίτης ἢ
τετάρτης ἡμέρης· καὶ ἕτερα ἅπαξ τοῦ μηνὸς,
καὶ ἕτερα τε διὰ τριῶν μηνῶν καὶ τοῦ δὲ τρίτου
ἱςαμένου ἢ φθίνοντος, οὐδὲν διαφέρει. Τοιοῦ-
τοι δὲ οἱ καιροί εἰσιν, ἐν οἷσι καὶ ἀκριβίην οὐκ
ἔχουσιν ἄλλην, ἢ ταύτην.

κά. Ἀκαιρίη δέ ἐςι τὰ τοιάδε· Ὅσα μὲν
πρωΐ δεῖ θεραπεύεσθαι, ἢν μεσημβρίῃ θεραπεύηται. Ἀκαίρως δὲ ταύτη, ἐπεὶ ῥώμην ἴσχει
ἐς τὸ κάκιον, διὰ τὴν μὴ ἐν καιρῷ θεραπείην.
Ὅσα δὲ ἐς τάχα, ἢν τε μεσημβρίης, ἢν τε ὀψὲ,

intolérables, qui néanmoins peuvent s'a-
paiser, si on sait bien les attaquer. Mais,
il arrive quelquefois que tous les soins du
médecin ne suffisent pas pour les guérir;
tandis que, d'autrefois, elles se terminent
sans sa présence.

20. Il y a des maladies, où l'occasion consiste à agir le matin, n'importe que ce soit
de grand matin, ou un peu plus tard; il y
en a d'autres qui ne doivent être soignées
qu'une fois le jour, à quelque heure que ce
soit; quelques-unes n'ont besoin de l'être
que tous les deux ou trois jours; d'autres
une fois le mois; ou même tous les trois
mois; vers le milieu ou à la fin du troisième
mois, peu importe : telles sont les occasions :
elles ne consistent que dans l'aptitude que
l'on met à bien saisir le moment d'agir, et
non autrement.

21. L'inopportunité de l'occasion se manifeste, au contraire, quand les moyens de
guérison qu'il convient de mettre en usage
à l'heure de midi, sont employés le soir,
ou la nuit; ce retard tend à empirer le

mal, parce qu'on n'a pas suivi le traitement en temps opportun. Ainsi, toutes les fois que l'on agit trop tôt ou trop tard; soit à midi, soit le soir, soit la nuit; le traitement est hors de saison. Il en est à peu près de même, si l'on renvoie à l'hiver la guérison qui doit être commencée au printemps; ou si on entreprend en été, celle qui doit être faite en hiver. La même chose a lieu, si on intervertit d'une manière quelconque la marche qu'il faut suivre, au point d'en avancer ou d'en reculer le terme; c'est alors agir d'une manière intempestive, par rapport au traitement.

V. 22. Le médecin se conduit bien ou mal dans l'occasion, ainsi qu'il suit : il agit mal, par exemple, quand il lui arrive de prendre une maladie pour une autre; ou de la méconnoître au point de la regarder comme légère, si elle est grave; ou forte, si elle est foible; ou guérissable, si elle est mortelle; s'il ne sait pas discerner une suppuration interne ou quelque affection grave,

ἤν τε τῆς νυκτὸς θεραπεύηται, ἀκαίρως θεραπεύεται. Καὶ, ἢν τοῦ ἦρος δέοι θεραπευθῆναι,
θεραπεύοιτο, ἢ τοῦ μὲν χειμῶνος δέοι, τοῦ θέρεος
δὲ θεραπεύηται· ἢ ὅ, τι ἤδε δεῖ θεραπεύεσθαι,
τοῦτο δὲ ἀναβάλληται· ἢ ὅ, τι ἀναβάλλεσθαι
δεῖ, τοῦτ᾽ ἤδη θεραπεύηται, τὰ τοιαῦτα ἀκαίρως θεραπεύεται.

κϛ΄. Ὀρθῶς δὲ ἐν αὐτῇ, καὶ οὐκ ὀρθῶς τὰ
τοιάδε. Οὐκ ὀρθῶς μὲν, τήν τε νοῦσον ἑτέρην
ἐοῦσαν, ἑτέρην φανέειν· καὶ μεγάλην ἐοῦσαν,
σμικρὴν φανέειν· καὶ σμικρὴν ἐοῦσαν, μεγάλην·
καὶ περιεσόμενον, μὴ φάναι περιέσεσθαι· καὶ
μέλλοντα ἀπολεῖσθαι, μὴ φάναι ἀπολεῖσθαι·
καὶ ἔμπυον ἐόντα μὴ γινώσκειν· μηδὲ, νούσιν
μεγάλης τρεφομένης ἐν τῷ σώματι, γινώκειν·

καὶ φαρμάκου δεόμενον, ἢ ποτοῦ, οὗ δεῖ, μὴ
γινώσκειν· καὶ τὰ δυνατὰ μὴ ἐξιῆσθαι· καὶ τὰ
ἀδύνατα φάναι ἐξιήσεσθαι. Ταῦτα μὲν οὖν εἰσὶ
κατὰ γνώμην οὐκ ὀρθῶς.

κγ'. Κατὰ δε χειρουργίην, τάδε. Πῦον ἐν
ἕλκεϊ ἐνεόν, ἢ ἐν φύματι μὴ γινώσκειν. Καὶ τὰ
κατήγματα, καὶ τὰ ἐκπτώματα μὴ γινώσκειν.
Καὶ μηλῶντα κεφαλὴν μὴ γινώσκειν, εἰ τὸ
ὀςέον κατέηγε. Μήδ' ἐς κύςιν αὐλίσκον καθιέν-
τα δύνασθαι καθιέναι. Μηδὲ, λίθου ἐν κύςει
ἐνεόντος, γινώςκειν. Μήδ'ἔμπυον ἐόντα, δια-
σείοντα γινώσκειν. Καὶ τάμνοντα, ἢ καίοντα
ἐκλείπειν, ἢ τοῦ βάθεος, ἢ τοῦ μήκεος. Ἢ καίειν
τὲ καὶ τάμνειν, ἃ οὐ χρή. Καὶ ταῦτα μὲν οὐκ
ὀρθῶς.

qui existe intérieurement ; s'il se trompe sur les boissons ou sur les médicamens nécessaires ; ou s'il entreprend le traitement de ce qui est inguérissable, et qu'il néglige au contraire la guérison des maux les plus faciles. Ce sont autant de fautes qui prouvent son défaut de jugement.

22. Pour la chirurgie, l'inhabileté de celui qui opère le trahit également, s'il ne s'aperçoit pas de la présence du pus dans une plaie, ou dans une tumeur ; s'il ne reconnoît pas une luxation ou une fracture ; si, en sondant le crâne, il ne s'aperçoit pas de la lésion de l'os ; s'il ne sait pas conduire la sonde, de manière à l'introduire dans la vessie, et reconnoître la pierre ; si par la secousse donnée à la poitrine, il ne parvient pas à distinguer la présence du pus ; si au moyen de l'incision ou de la cautérisation, il ne pénètre pas jusqu'au foyer de l'abcès ; s'il applique le fer ou le feu, là, où il ne faut pas. Ce sont autant d'erreurs qui prouvent son inexpérience.

23. Au contraire, l'habileté du médecin se découvre par l'art de bien juger les causes et les effets des maladies : par exemple, pour prévoir les affections qui seront nécessairement longues, mortelles ou non mortelles : pour connoître leur invasion, leurs changemens, leur accroissement et leur déclin; pour juger celles qui sont légères ou graves ; ainsi que les maux guérissables ou inguérissables, auxquels on puisse appliquer ou ne pas appliquer les ressources de l'art.

24. Quant aux bons et aux mauvais effets du traitement, relativement au soulagement ou au défaut de guérison; il faut observer avec soin de la manière suivante, ce qui est bien ou mal ordonné : ainsi, par exemple, si l'on veut humecter, ne point donner les desséchans; ou s'il faut épaissir, ne point prescrire les altérans ; ou s'il s'agit d'atténuer, ne point donner les incrassans; ou les rafraîchissans quand il est nécessaire d'échauffer ; ou les échauffans quand il s'agit de rafraîchir; ou de ne pas employer

κδ'. Ὀρθῶς δὲ, τά τε νουσήματα γινώσκειν, ἅ τέ ἐςι, καὶ ἀφ' ὅτων· καὶ τὰ μακρὰ αὐτῶν, καὶ τὰ βραχέα· καὶ τὰ θανάσιμα, καὶ τὰ μὴ θανάσιμα, καὶ τὰ μεταπίπτοντα, καὶ τὰ αὐξανόμενα, καὶ τὰ μαραινόμενα· Καὶ τὰ μεγάλα, καὶ τὰ σμικρά· καὶ θεραπεύοντα, τὰ μὲν ἀνυςὰ ἐκθεραπεύειν, τὰ δὲ μὴ ἀνυςὰ, εἰδέναι διότι οὐκ ἀνυςά. Καὶ θεραπεύοντα τοὺς τὰ τοιαῦτα ἔχοντας ὠφελέειν ἀπὸ τῆς θεραπηίης ἐς τὸ ἀνυςόν.

κέ. Τὰ δὲ προσφερόμενα τοῖσι νοσέουσι ὧδε χρὴ φυλάσσειν, τάτε ὀρθῶς καὶ τὰ μὴ ὀρθῶς. Ἤν τις, ἃ δεῖ ξηραίνειν, ὑγραίνῃ· ἢ παχύνειν δέῃ, μὴ προσφέρῃ, ἀφ' ὧν δεῖ παχύνειν· ἢ, ἃ δεῖ λεπτύνειν, μὴ λεπτύνῃ· ἢ ψύχειν, μὴ ψύχῃ· ἢ θερμαίνειν, μὴ θερμαίνῃ· ἢ σήπειν, μὴ σήπῃ. Καὶ τὰ λοιπὰ κατὰ τὸν αὐτὸν λόγον τούτοισι.

κϛ΄. Τὰ δὲ τοιάδε ἀνθρώποισι ἀπὸ τοῦ αὐτο-
μάτου ἐν τῇσι νούσοισι γίγνονται, τάτε κακὰ
καὶ τὰ ἀγαθά. Πυρέσσοντι μὲν καὶ χολῶντι ἐν
καιρῷ σκεδασθεῖσα ἔξω ἡ χολή, ἀγαθόν. Ὑπὸ
τὸ δέρμα δὲ κεχυμένη καὶ ἐσκεδασμένη, εὐ-
πετεςέρα ἔχειν τέ τῷ ἔχοντι, καὶ τῷ ἰωμένῳ
ἰῆσθαι. Κεχυμένη δὲ καὶ ἐσκεδασμένη πρὸς ἕν
τι τοῦ σώματος προσπεσοῦσα, κακόν.

κζ΄. Κοιλίη ταραχθεῖσα ὑπὸ πλευρίτιδος
ἐχομένῳ, ἢ περιπλευμονίης, ἢ ἐμπύῳ ἐόντι,
κακόν. Πυρέσσοντι δὲ, ἢ τρῶμα τετρωμένῳ
κοιλίη ἀποξηρανθεῖση, κακόν. Ὑφύδρῳ [δὲ] καὶ
σπληνώδεϊ, [ἢ] ὑπὸ λευκοῦ φλέγματος ἐχομένῳ,
ταραχθεῖση ἡ κοιλίη ἰσχυρῶς, ἀγαθόν.

κή. Ἐρυσίπελας ἢν ἔξω κατακεχυμένον ἔσω
τράπηται, κακόν· ἢν δ᾽ ἔσω κατακεχυμένον

les maturatifs en cas de suppuration ; ainsi
du reste à proportion.

VI. 26. Il y a en outre de bons et de
mauvais effets spontanés qui résultent des
causes morbifiques : ainsi, par exemple, il
est utile, dans une fièvre bilieuse, que la
bile se fonde et se dissipe au dehors ; si
au moment de la fièvre, elle se répand sous
la peau et qu'elle s'y perde insensiblement,
la guérison pourra s'ensuivre : au contraire,
c'est un très-grand mal, si elle vient à se
porter à l'intérieur, et à se fixer sur un seul
organe.

27. Le ventre relâché avec trouble d'entrailles, dans la pleurésie ou la péripneumonie ou dans l'empyème, est un mal; de même
que la constipation extrême dans la fièvre
ou dans les blessures. C'est au contraire,
un très-grand bien, s'il survient un trouble
d'entrailles ou un très-grand relâchement
du ventre, dans les affections de la rate,
dans l'hydropisie et la leucophlegmatie.

28. Si l'érysipèle, tout-à-fait déclaré, se
porte du dehors au dedans, c'est un mal; mais,

s'il vient à se fixer de dedans au dehors, c'est un bien. Dans une diarrhée excessive, le vomissement spontané est utile : chez les femmes sujettes à l'hématémèse ; le flux menstruel qui survient est un bien ; de même que dans les catarrhes, la fluxion des humeurs qui se porte vers le nez ou la bouche est utile ; ainsi que la fièvre, dans les spasmes produits par le travail de l'enfantement ; ou dans les convulsious, ou dans le tétanos. Tous ces effets sont ici spontanés, ou même n'ont point lieu, indépendamment de la sagesse ou de l'imprévoyance du médecin ; le soulagement comme le mal.

VII. 29. Les médecins réussissent heureusement dans le traitement, quand, par exemple, ils ordonnent des médicamens purgatifs, qui agissent par haut ou par bas, convenablement ; ou lorsque voulant entraîner la bile ou la pituite chez les femmes, ils rétablissent le flux menstruel supprimé. Il en est de même dans une suppuration de la rate, s'ils ont fait usage d'un purgatif qui

ἔξω τράπηται, ἀγαθόν. Διαῤῥοίη δὲ ἐχομένῳ
ἰσχυρὴ ὁ ἔμετος γενόμενος, ἀγαθόν. Γυναικὶ
αἷμα ἐμεούσῃ, τὰ καταμήνια ῥαγῆναι, ἀγαθόν.
Ὑπὸ ῥόου δὲ ἐχομένῃ ἐς τὰς ῥῖνας ἢ ἐς τὸ ςόμα μεταπεσεῖν τὸν ῥόον, ἀγαθόν. Γυναικὶ,
ὑπὸ σπασμοῦ πιεζομένη ἐκ τόκου, πυρετὸν
ἐπιγίνεσθαι, ἀγαθόν. Καὶ τετάνου ἔχοντος,
καὶ σπασμοῦ πῦρ ἐπιγίνεσθαι, ἀγαθόν. Τὰ
γὰρ τοιαῦτα δἰ οὐδεμίην, οὔτε ἀμαθίην, οὔτε σο-
φίην ἰητρῶν γίνεταί τε καὶ οὐ γίνεται, ἀλλ' ἀπὸ
τοῦ αὐτομάτου· καὶ ἐπι τυχίης γενόμενά τε
ὠφελέει, καὶ βλάπτει κατὰ τὸν αὐτὸν τρόπον.

κθ΄. Ἐπιτυχίη δὲ τὰ τοιάδε· οἱ ἰητροὶ ποιέουσιν ἐν τῇ θεραπηίῃ ἀγαθά. Ἄνω φάρμακον δόντες, καθαίρουσι καὶ ἄνω καὶ κάτω καλῶς. Καὶ
γυναικὶ φάρμακον δόντες κάτω, χολῆς ἢ φλέγματος, ἐπιμήνια οὐ γινόμενα, κατέῤῥηξαν.
Καὶ σπλῆνα ἔμπυον ἔχοντι κάτω φάρμακον
δόντες, ὥςε χολὴν καὶ φλέγμα καθῆραι, πύος
κάτω ἐκάθηραν ἐκ τοῦ σπληνὸς, καὶ ἀπήλλαξαν

τῆς νούσου. Καὶ λιθιῶντι φάρμακον δόντες,
τὸν λίθον ἐς τὸν οὐρητῆρα προσέωσαν ὑπὸ βίης
τοῦ φαρμάκου, ὥςε ἐξουρηθῆναι.

λ'. Καὶ πῦον ἔχοντι ἐν τῇ ἄνω κοιλίῃ ἐν
φύματι, οὐκ εἰδότες ὅ, τι ἔχει, δόντες ἄνω
φάρμακον ὅ, τι φλέγμα καθαίρει, ἤμεσε τὸ
πῦον, καὶ ἐγένετο ὑγιής. Καὶ ἐκ φαρμάκου
ὑπερκαθαιρόμενον ἄνω θεραπεύοντες, καταρ-
ραγείσης τῆς κοιλίης ἀπὸ ταυτομάτου τοῦ ἐμέτου, ὑγιᾶ ἐποίησαν.

λά. Κακὰ δὲ τάδε ἀπεργάζονται ἀπὸ ἀτυ-
χίης. Φάρμακον δόντες ἄνω, χολῆς ἢ φλέγματος, φλέβα ἐν τοῖσι ςήθεσι ἔῤῥηξαν ὑπὸ τοῦ
ἐμέτου, οὐδὲν ἔχοντος πρόσθεν ἄλγημα ἐν
τῷ ςήθει φανερὸν, καὶ ἐγένετο ἡ νοῦσος. Καὶ
γυναικὶ ἐν γαςρὶ ἐχούσῃ ἄνω φάρμακον δόντες, κάτω ῥαγεῖσα ἡ κολίη, ἐξέτρωσε τὸ ἔμβρυον. Καὶ ἔμπυον θεραπεύοντι, ἡ κολίη ῥυεῖσα

fasse couler le pus par les selles et qui délivre ainsi de la maladie ; ou si à l'occasion
d'un calcul de la vessie, celui-ci est forcé
de s'engager dans l'urèthre, et de sortir
avec l'urine, pendant le temps même de la
purgation.

3o. Il en est ainsi des vomitifs, quand
par exemple, on ignore qu'il y a un tuber-
cule en suppuration, ou une vomique dans
la poitrine, et que le vomissement entraîne
le pus, d'où résulte ensuite la guérison ;
ou lorsque dans une superpurgation occasionnée par un émétique trop fort, il se déclare un flux de ventre spontané, qui arrête
le vomissement et rétablit la santé.

51. Il arrive malheureusement aux médecins d'agir dans des circonstances contraires ; quand par exemple, en voulant
purger la bile ou la pituite, ils donnent un
vomitif qui occasionne la rupture d'une
veine dans la poitrine, quoiqu'aucune douleur ne l'annonçât auparavant, et qu'il n'y
eût aucune apparence de cette maladie : ou
lorsqu'en ordonnant un émétique à une

femme grosse, il survient un flux de ventre excessif qui entraîne l'avortement ; de même que dans l'empyème, si par la même cause il se déclare un cours de ventre qui tue le malade ; ou si dans une ophthalmie violente, un collyre calmant est suivi de douleurs plus aiguës ; et qu'il arrive fortuitement la rupture de l'œil et la privation de la vue, on ne manque pas d'en accuser le médecin qui a prescrit le collyre. Il en est de même à l'égard des nouvelles accouchées, prises de douleurs de ventre ; si le médecin leur a ordonné quelque chose, et qu'elles se trouvent plus mal, ou si elles périssent, c'est encore lui qui en est l'auteur.

32. Enfin il arrive nécessairement quelquefois dans les plaies et dans de certaines affections, des maux qui s'ajoutent à ceux qui existent déjà, dont on accuse les médecins, parce qu'on ignore absolument cette complication inévitable. Si, par exemple, un médecin est appelé auprès d'un malade attaqué de fièvre ou d'une blessure grave, et que le soulagement ne soit pas assez prompt;

διαφθείρει. Καὶ ὀφθαλμοὺς θεραπεύοντι καὶ
ὑπαλείψαντι, ὀδύναι ἐνέπεσον ὀξύτεραι. Κἢν
οὕτω τύχῃ, ῥήγνυνται οἱ ὀφθαλμοί, καὶ ἀμαυ-
ροῦνται. Καὶ αἰτιῶνται τὸν ἰητρὸν, ὅτι ὑπή-
λειψε. Καὶ λεχοῖ ἐπὶ γαστρὸς ὀδύνης, ἢν δοίη τι
ὁ ἰητρὸς, καὶ ἢ κακῶς σχῇ, ἢ καὶ ἀπόλλυται, ὁ
ἰητρὸς αἴτιος.

ιϛʹ. Σχεδὸν δὲ, ὅσα ἀνάγκας ἔχει, ὥςε γίνεσθαι ἐν τοῖσι νουσήμασι καὶ τρώμασι κακὰ
ἐπὶ κακοῖσι, τὸν ἰητρὸν αἰτιῶνται τούτων γι-
νομένων· καὶ τὴν ἀνάγκην, τὴν τὰ τοιαῦτα
ἀναγκάζουσαν γίνεσθαι, οὐ γινώσκουσι. Καὶ,
ἢν ἐπὶ πυρέσσοντι, ἢ τρῶμα ἔχοντι ἐσελθὼν
καὶ προσενέγκας, τὸ πρῶτον μὴ ὠφελήτῃ, ἀλλὰ τῇ ὑςεραίῃ κάκιον ἔχῃ, τὸν ἰητρὸν αἰτιῶν-

ται. Ἢν δὲ ὠφελήσῃ, τοῦτο δὴ οὐχ ὁμαλῶς
ἐπαινέουσι. Χρὴ γὰρ πεπονθέναι αὐτὸν, δο-
κέουσι.

λγ΄. Τὰ δὲ ἕλκεα φλεγμαίνει· Καὶ ἐν τῇσι
νούσοισιν ἔςιν, ὀδύνας ᾗσι χρὴ γίνεσθαι αὐτοῖσιν, οὐδὲ τὰ τοιάδε ὥςε μὴ γίνεσθαι. Νεῦρον
διακοπὲν οὐ συμφύει, οὐδὲ κύςις, οὐδὲ τῶν
ἐντέρων τι τῶν λεπτῶν, οὐδὲ φλὲψ αἱμόῤῥοος,
οὐδὲ γνάθου τὸ λεπτὸν, οὐδὲ τὸ ἐπὶ τοῦ αἰ-
δοίου δέρμα.

λδ΄. Ἀρχὴ δὲ ἰήσιος, ἀποδεδειγμένη μὲν,
οὐκ ἔςιν, ἥτις ὀρθῶς ἀρχή ἐςι πάσης τῆς τέχνης, οὐδὲ δεύτερον οὐδὲν, οὐδὲ μέσον, οὐδὲ
τελευτή. Ἀλλὰ ἀρχόμεθά τε αὐτῶν, ἄλλοτε
λέγοντες, ἄλλοτε ἐργαζόμενοι, καὶ τελευτῶμεν ὡσαύτως. Καὶ οὔτε λέγοντες ἀρχόμεθα ἐκ
τῶν αὐτῶν λόγων, οὐδ᾽ ἐκ τῶν αὐτῶν λέγω-
μεν, οὐδὲ ἐς τοὺς αὐτοὺς τελευτῶμεν· Καὶ

ou si même, dès le lendemain, il y a du pire,
ce sont les soins mêmes prodigués, qui
en sont la cause; mais si le soulagement
arrive sur-le-champ, on ne distribue pas
de même la louange au médecin. Les malades croient qu'il doit seul souffrir leurs
reproches.

33. Mais les plaies sont sujettes à l'inflammation ; il y a des maladies où il doit
nécessairement survenir des douleurs ;
et il en est d'autres, où il n'en survient
pas. Un nerf coupé ne se réunit point, ni
la vessie, ni l'intestin grêle, ni une grosse
veine qui verse le sang à flots, ni l'angle
des lèvres, ni le prépuce.

VIII. 54. Il n'existe pas originairement
un principe de guérison que l'on puisse
démontrer, de manière à pouvoir embrasser
l'art de la médecine en général ; ni secondairement, ni au centre, ni à la fin. Au
commencement, nous encourageons quelquefois par des paroles, et d'autrefois,
nous devons tenter des opérations, mais
en tendant toujours au même but. Ce ne

sont pas en commençant et en fiuissant, les mêmes discours ; pareillement nous n'agissons pas toujours de même , soit au commencement , soit à la fin ; ni nous ne terminons pas toujours par les mêmes moyens de guérison.

IX. 55. L'habileté dans les opérations, quand on emploie le fer ou le feu, consiste à éviter de couper ou de brûler de gros nerfs ou de gros vaisseaux, et à pénétrer jusqu'au foyer du pus : telle est la cautérisation dans l'empyème ; il en est de même des incisions. Dans les fractures, l'art est de bien réunir les os ; s'il y a quelque partie sortie hors de place , de la bien remettre dans sa position naturelle ; de saisir avec fermeté ce qui doit être saisi ; et de le retenir en le comprimant légèrement, de manière cependant à ne point le laisser échapper ; en faisant les bandages, de ne pas courber ou faire dévier ce qui est droit ; de ne pas occasionner inutilement de douleurs ; de ne pas comprimer là où il n'en est pas besoin ; de ne point toucher inconsidérément , en exa-

ἐργαζόμενοι, κατὰ τὸν αὐτὸν λόγον, οὐτὲ ἀρχόμεθα ἐκ τῶν αὐτῶν ἔργων, οὔτε τελευτῶμεν
ἐς τὰ αὐτά.

λέ. Εὐχειρίη δέ ἐςι τὰ τοιάδε. Ὅταν τὶς τά-
μνων ἢ καίων μήτε νεῦρον τάμνῃ ἢ καύσῃ, μήτε φλέβα. Καὶ, ἢν ἔμπυον καίῃ, ἐπιτυγχάνῃ
τοῦ πύου. Καὶ τάμνοντα δὲ, κατὰ τὸν αὐτὸν
λόγον. Καὶ κατήγματα συντιθέναι ὀρθῶς. Καὶ
ὅ, τι ἂν τοῦ σώματος ἐκπέσῃ ἐκ τῆς φύσιος,
ὀρθῶς ἐς τὴν φύσιν τοῦτο ἀπώσαιεν. Λαβεῖν
τε ἃ δεῖ ἰσχυρῶς, καὶ λαμβάνοντα δὲ πιέζειν, ἃ καὶ ὅσα ἀτρέμα λαβεῖντε δεῖ, καὶ λα-
βόντα μὴ πιέζειν. Καὶ ἐπιδέοντα ςρεβλὰ μὴ
ποιέειν ἐξ εὐθέων· Μηδὲ πιέζειν ἃ μὴ δεῖ· καὶ
ψαύοντα, ὅκου ἂν ψαύῃ, μὴ ὀδύνην παρέχειν
ἐκ περισσοῦ. Ταῦτα μὲν οὖν ἐςιν εὐχειρίη. Τὸ
δὲ τοῖσι δακτύλοισιν εὐσχημόνως λαμβάνει, ἢ
καλῶς, ἢ μὴ καλῶς, ἢ μακροῖσιν, ἢ βραχέσιν,
ἢ καλῶς ἐπιδεῖν, καὶ ἐπιδέσιας παντοίας οὐ

πρὸς τῇ τέχνῃ κρίνεται εὐχειρίης πέρι, ἀλλὰ
χωρίς.

λϛʹ. Ὁκόσοι ἔμπυοι γίνονται τὸν πλεύμονα,
ἢ τὴν ἄνω ἢ τὴν κάτω κοιλίην, ἢ φύματα ἴσ-
χουσιν, εἴτε ἐν τῇ ἄνω κοιλίῃ, εἴτε ἐν τῇ κάτω, ἢ ἐν τῷ πλεύμονι, ἢ ἕλκεα ἔνδοθεν, ἢ αἷμα
ἐμέουσι ἢ πτύουσι, ἢ ἄλγημά τι ἔχουσι, ἢ ἐν
τοῖσι ϛήθεσι, ἢ ἐν τῷ νώτῳ, ταῦτα πάντα
ἴσχουσι, τῶν μὲν ἐν σώματι ἐνεόντων, ἀπὸ
χολῆς καὶ φλέγματος, τῶν δὲ ἔξοθεν, ἀπὸ τοῦ
ἠέρος ἐπιμιγνυμένου τῷ συμφύτῳ θερμῷ, ἀτὰρ
καὶ ἀπὸ πόνων καὶ τρωμάτων.

λζʹ. Καὶ ὁκόσοι μὲν τὸν πλεύμονα ἔμπυσι
γίνονται, ἀπὸ τῶν δὲ γίνονται. Ἢν περιπλευ-

minant trop souvent les parties soumises au tact, afin de ne pas éveiller leur sensibilité : c'est en cela que consiste particulièrement l'habileté. Quant à la dextérité, que l'on met à étendre ou allonger les doigts ou à les raccourcir avec plus ou moins de grâce, pour montrer une grande souplesse dans l'application des bandages de toutes espèces ; ceci, en vérité, ne peut passer pour une preuve d'habileté, relativement à l'art de guérir qui y est absolument étranger.

X. 36. Ceux qui sont sujets aux suppurations internes de la poitrine ou du ventre, à des tubercules, à la vomique et aux ulcères du poumon, aux vomissemens et crachemens de sang, ou à des douleurs dans le dos et la poitrine, n'éprouvent tous ces maux que par la bile et la pituite qui se portent à l'intérieur ; tandis que l'air extérieur se réunit à la chaleur naturelle. Les plaies et les travaux excessifs agissent aussi extérieurement ; et ont à peu près les mêmes résultats.

37. La suppuration interne ou empyème a lieu de la manière suivante, lorsque par

exemple, dans une péripneumonie, le poumon au lieu de se purger par l'expectoration dans les jours critiques, retient les matières qui doivent se faire jour par les crachats avec la pituite ; celles-ci forment alors
du pus. Si on y remédie sur-le-champ, les
sujets réchapent ordinairement ; mais
si la maladie a été négligée ; les matières
se corrompent dans le poumon ; leur séjour entraîne la suppuration et l'ulcère de ce
viscère qui se remplit de pus, et ne peut par
conséquent attirer à lui aucune nourriture, ni se débarrasser par l'expectoration : .
alors la suffocation et l'étouffement vont
toujours croissant, jusqu'à ce que les crachats remontent en haut de la poitrine, et
que le râle se déclare. La fin arrive quand
le poumon est totalement rempli.

38. L'empyème à la suite de catarrhe de
la tête, quand la fluxion de pituite se porte
sur le poumon, s'établit d'abord lentement ;
il commence par une petite toux sèche, suivie de crachats un peu plus amers que de
coutume, et quelquefois avec une chaleur

μονίη ληφθεὶς μὴ καθαρθῇ ἐν τῇσι κυρίῃσι
ἡμέρῃσι, ἀλλ' ὑπολειφθῇ ἐν τῷ πλεύμονι πτύα-
λόν τε καὶ φλέγμα, ἔμπυος γίνεθαι. Καὶ, ἢν
μὲν αὐτίκα θεραπευθῇ, διαφεύγει ὡς τὰ πουλλά·
ἢν δὲ ἀμεληθῇ, ἐν τῷ πλεύμονι διαφθείρεται.
Ἐνιταμένου τὲ καὶ σηπομένου, ἑλκοῦταί τε ὁ
πλεύμων, καὶ διάπυος γίνεται, καὶ οὐκ ἔτι ἔσω
ἕλκει ἐς ἑωυτὸν, ὅ, τι καὶ ἄξιον λόγου τῆς τρο-
φῆς, οὔτε τι ἀποκαθαίρεται ἀπ' αὐτοῦ ἄνω
οὐδέν, ἀλλά πνίγεταί τε καὶ δυσπνοιεῖ αἰεὶ ἐπὶ
μᾶλλον, καὶ ῥέγχει ἀναπνέων, καὶ ἀναπνέειν
αὐτόθεν ἐκ τῶν ςηθέων· τέλος δὲ ἀποφράσσεται ὑπὸ τοῦ πτύσματος, καὶ ἀποθνήσκει.

λή. Γίνεται δὲ καὶ ἔμπυος, ἢν ἐκ τῆς κεφαλῆς φλέγμα οὐ καταῤῥυῇ ἐς τὸν πλεύμονα. Καὶ
τὸ μὲν πρῶτον ὡς τὰ πουλλά λανθάνει καταρ-
ρέον, καὶ βῆχά τε παρέχει λεπτήν, καὶ τὸ σίαλον πικρότερον ὀλίγῳ τοῦ εἰωθότος, καὶ ἄλ-

λοτε θέρμη λεπτή. Ὁκόταν δὲ ὁ χρόνος προΐῃ,
τρηχύνεται τε ὁ πλεύμων καὶ ἑλκοῦται ἔνδοθεν ὑπὸ τοῦ φλέγματος, ἐνιςαμένου καὶ σηπομένου, καὶ βάρος παρέχει τοῖσι ςήθεσι, καὶ
ὀδύνην ὀξηΐην, πρόσω καὶ ὀπίσω· θέρμαι τὲ
ὀξύτεραι ἐμπίπτουσιν ἐς τὸ σῶμα· καὶ ὁ πλεύμων ἀπὸ τῆς θερμασίης ἄγει ἐς ἑωυτὸν ἐκ παντὸς σώματος φλέγμα, καὶ μάλιςα ἐκ τῆς κεφα-
λῆς· ἡ δὲ κεφαλὴ θερμαινομένη ἐκ τοῦ σώμα-
τος· καὶ τοῦτο σηπόμενον πτύει ὑπόπαχυ. Ὅσῳ
δ' ἂν ὁ χρόνος προΐῃ εἰλικρινὲς πτύει πύος, καὶ
οἱ πυρετοὶ ὀξύρετοι γίνονται, καὶ ἡ βὴξ πυκνὴ
καὶ ἰσχυρὴ, καὶ ἡ ἀσιτίη διακναίει· καὶ τέλος
ἡ κοιλίη ἡ κάτω ταράσσεται. Ταράσσεται δὲ
ὑπὸ τοῦ φλέγματος. Τὸ δὲ φλέγμα ἐκ τῆς κεφαλῆς καταβαίνει. Οὗτος, ὅταν ἐς τοῦτο ἀφί-
κηται, ἀπόλλυται, καθάπερ εἴρηται ἐν τοῖσιν
ἔμπροσθεν, διαπύου τοῦ πλεύμονος καὶ σαπροῦ γενομένου, ἢ τῆς γαςρὸς ῥυείσης τῆς
κάτω.

médiocre. La maladie faisant des progrès,
le poumon s'irrite et s'ulcère intérieurement par la pituite qui s'y dépose et s'y
corrompt; on ressent alors un poids dans la
poitrine et de vives douleurs dans le dos :
les accès de chaud que l'on éprouve localement, deviennent beaucoup plus intenses
et plus fréquens ; et tendent à devenir con-
tinus en se communiquant à tout le corps.
Le poumon excité le premier, devient un
centre de fluxion vers lequel les humeurs
s'écoulent, surtout la pituite de la tête, qui
s'échauffe à proportion, ainsi que les autres
parties ; bientôt la suppuration se forme insensiblement ; l'expectoration devient plus
abondante ; les matières sont plus cuites et
plus épaisses, jusqu'à ce que par les progrès de la maladie, on crache entièrement
un pus sans mélange. Alors la fièvre est plus
aiguë, la toux devient aussi plus forte et
plus fréquente, le dégoût s'accroît; enfin, le
ventre se relâche; et il survient des troubles
d'entrailles, surtout à cause de la fluxion
de pituite qui s'écoule de la tête. Lorsque

la maladie est parvenue à ce degré, elle est mortelle, à cause de l'abondance du pus qui engorge le poumon et le corrompt, et encore à cause du flux de ventre excessif.

37. La suppuration du poumon se déclare aussi après la rupture d'une veine, à la suite d'efforts ou de fatigues. L'hémorragie est plus ou moins forte, suivant la grosseur du vaisseau ; le sang que l'on crache est aussi plus ou moins épais. Si la veine ne se resserre promptemeut, le fluide s'épanche dans le poumon, où il se corrompt et se change en pus ; dans la suite, on l'expectore tout pur, ou on le rend mêlé de sang : ce dernier, quelquefois paroît seul ; lorsque la veine est plus pleine et plus grosse, il survient un vomissement de sang très-abondant, à cause de la pléthore ; ensuite le crachement de pus succède à proportion de la pituite qui s'y joint et se putréfie.

58. Si la maladie est bien soignée dès le commencement, avant que l'hémorragie ne soit trop forte et que l'ouverture du vaisseau ne se soit trop agrandie ; pourvu que

λή. Γίνεται δὲ καὶ ἀπὸ τῶνδε ἔμπυος ὁ πλεύμων. Ὁκόταν τί τῶν ἐν αὐτῷ φλεβίων ῥαγῇ. Ῥή-
γνυται δὲ ὑπὸ πόνων. Καὶ, ὅταν ῥαγῇ, αἱ-
μορροεῖ τὸ φλέβιον· κἢν μὲν παχύτερον ἔῃ,
μᾶλλον· ἢν δὲ λεπτότερον, ἧσσον. Καὶ τὸ μὲν
παραυτίκα τοῦ αἵματος πτύει. Τὸ δὲ, ἢν μὴ
ςεγνωθῇ ἡ φλέψ, χεῖται ἐς τὸν πλεύμονα, καὶ
σήπεται ἐν αὐτῷ· Καὶ, ὅταν σαπῇ, πῦον
ποιεῖ. Προϊόντος δὲ τοῦ χρόνου, ἄλλοτε πῦον
εἰλικρινές, ἄλλοτε πῦον ὕφαιμον, ἄλλοτε αἷμα
[πτύει.] καὶ, ἢν μᾶλλον πληρωθῇ τὸ φλέβιον,
ἀπεμεῖ τὸ πλήρωμα ἀπὸ ἑωυτοῦ ἅλες τοῦ αἵματος, τό, τε πῦον πτύεται παχὺ ὑπὸ τοῦ προσ-
γινομένου καὶ ἐνσηπομένου φλέγματος.

λθ΄. Οὗτος, ἢν καταληφθῇ ἀρχομένου τοῦ
νουσήματος, πρὶν ἢ τὴν φλέβα αἱμορροεῖν καὶ
χαλᾶν ἰσχυρῶς, πρίν τε λεπτυνθῆναι καὶ κλι-
νοπετέα γενέσθαι, καὶ τὴν κεφαλὴν ἄρξασθαι

φθίνειν, καὶ τὸ ἄλλο σῶμα τήκεσθαι, ἐξάντης
τῆς τοιῆς δὲ νούσου γίνεται· ἢν δ' ἀμεληθῇ,
καὶ ταῦτα καταλάβῃ, ὥςε παθέειν ἢ πᾶντα ἢ
τὰ πλεῖςα, ἀπόλλυται. Ἀπόλλυται δὲ οὗτος,
ἢ ἀπὸ τῶν αὐτῶν, ἃ εἴρηκα ἔμπροσθεν, ἢ ἀπὸ
ἐμέτου, αἵματος πολλοῦ πολλάκις ἐμεομένου.

μ'. Ἢν δὲ τὸ φλέβιον παντάπασι μὲν μὴ
διαῤῥαγῇ, σπάδων δ' ἐν αὐτῷ ἐγγένηται, γίνεται μάλιςα οἷον κιρσός. Ὃ καὶ παραυτίκα μὲν,
ὅταν γένηται, ὀδύνην τινὰ παρέχει λεπτὴν,
καὶ βῆχα ξηρήν· ἢν δὲ χρονίςῃ τέ καὶ ἀμεληθῇ,
διαδιδοῖ αἵματος μὲν πρῶτον ὀλίγον καὶ ὑπο-
μέλαν, ἔπειτα δὲ ἐπιπλέόν τε καὶ εἰλικρινέςα-
τον, εἶτα πῦον. Καὶ πάσχει τέ, ὅτα περ ἐν
τοῖσιν ἔμπροσθεν εἴρηται. Ξυμφέρει δὲ τοῖσι
τοιούτοισι, ἢν καταρχὰς λάβῃς θεραπεύειν,
ὥςε αἵτε φλέβες ἐξιέμεναι ἐκ τῶν χειρῶν, καὶ
δίαιτα, ὑφ' ἧς ἔςαι ξηρότατός τε καὶ ἀναιμό-

lè sujet ne soit pas exténué, ni réduit à garder le lit : toutefois la maigreur de la tête et la colliquation générale n'ayant pas encore commencéà se manifester, la guérison est possible. Si, au contraire, cette affection est négligée ; le malade, après avoir éprouvé ces divers accidens, avec les symptômes précédens ou la plupart d'entre eux, périra ainsi que je l'ai dit précédemment, soit tout-à-coup, soit lentement, après plusieurs vomissemens de sang réitérés.

39. Lorsque la veine ne s'est pas ouverte entièrement, mais qu'elle a été seulement tiraillée fortement, elle devient alors semblable aux varices. Si la lésion est subite, on éprouve aussitôt une légère douleur suivie d'une petite toux sèche : si l'on n'y fait aucune attention, le mal faisant des progrès, on crache d'abord un peu de sang noir : puis on en rend davantage ; celui-ci est sans mélange, et est bientôt suivi de crachement de pus : on éprouve alors tous les symptômes dont j'ai parlé. Si vous voulez obtenir la guérison, il convient sur-le-champ

de faire une saignée aux deux bras , et de
prescrire la diète, au point de dessécher le
sujet et de le rendre, pour ainsi dire, exsanguin. Les veines des parois de la poitrine
sont quelquefois tiraillées, comme celles de
la plèvre. Lors donc qu'elles ont souffert une
violente distension , elles deviennent vari-
queuses et forment des élévations ou tumeurs
internes. Si on les néglige , ce sont les mêmes
accidens que les précédens qui sont à craindre ;
en cas de rupture spontanée , il survient un
crachement et quelquefois un vomissement
de sang ; la suppuration se déclare ensuite ,
et ordinairement la mort y succède. Mais ,
si on a fait ce qu'il faut dès le commencement , les veines s'affaissent sur les côtes et
ne forment plus de tumeurs du côté de la
plèvre ; au contraire elles se resserrent et
s'aplatissent. Telles sont les diverses causes
de suppuration du poumon, les accidens qui
surviennent et leur terminaison.

XI. 4o. La poitrine est aussi le siége de
l'empyème ou suppuration interne, à la suite
de causes fort différentes. Premièrement ,

τατος. Τὸν αὐτὸν δὲ τρόπον τοῦτον, καὶ τὰ ἐν
τῷ πλευρῷ φλέβια πάσχει, ὅσα ἔσω ἀκρόπλοα
ἐςιν. Ὁκόταν οὖν πονήσῃ, κιρσοειδέα τε γίνεται, καὶ μετέωρα εἴσω. Καὶ, ἢν μὲν ἀμεληθῇ,
τάδε πάσχει. Ἐκρήγνυταί τε καὶ πτύουσι ἀπὸ
σφέων αἷμα, καὶ ἐνίοτε καὶ ἐμέουσι· καὶ ἐμέουσι, καὶ ἔμπυοι γίνονται, καὶ ὡς τὰ πουλλὰ
διεφθάρησαν. Ἢν δὲ θεραπευθῶσι, ἀρχομένου
τοῦ νουσήματος, αὖθις κατὰ χώρην ἱζάνουσιν
πρὸς τὸ πλευρὸν τὰ φλέβια, καὶ γίνεται ταπει-
νά. Καὶ ὁ μὲν πλεύμων ἀπὸ τούτων ἔμπυος
γίνεται, καὶ τὰ ἀπ’ αὐτοῦ πάσχουσί τε τὰ
τοιαῦτα, καὶ τελευτῶσιν οὕτω.

μά. Τὴν δὲ ἄνω κοιλίην ἔμπυοι γίνονται
πολλαχῶς. Καὶ γάρ, ὅταν φλέγμα ῥυῇ ἐκ τῆς
κεφαλῆς ἅλες ἀθρόον ἐς τὴν ἄνω κοιλίην, σί-

πεται τε καὶ γίνεται πύος· σήπεται δὲ ἐν ἡμέρῃσι μάλιστα μιῇ καὶ εἰκοσῇ. Τοῦτ᾽ οὖν διασσεῖε-
ται καὶ ἐγκλυδάζεται τὸ πύος, ἐς τὰ πλευρὰ
προσπίπτον. Οὗτος, ἢν καυθῇ, ἢ τμηθῇ πρὶν
χρονίσαι τὸ πύος, ὑγιὴς γίνεται ὡς τὰ πουλλά.

μβ´. Γίνονται δὲ κατὰ τὴν ἄνω κοιλίην ἔμπυοι, καὶ ἐκ πλευρίτιδος, ὁκόταν ἰσχυρὴ γένηται, καὶ ἐν τῇσι κυρίῃσι ἡμέρῃσι μήτε σαπῇ,
μήτε πτυσθῇ, ἀλλ᾽ ἑλκωθῇ τὸ πλευρὸν ὑπὸ
τοῦ προσπεπηγότος φλέγματος, καὶ χολῆς. Καὶ,
ὁκόταν ἕλκος γένηται, ἀναδιδοῖ ἀπὸ ἑωυτοῦ
πύος, καὶ ἐκ τῶν πλητίον χωρίων ὑπὸ θερματίης ἄγει ἐφ᾽ ἑωυτὸ φλέγμα. Καὶ τοῦτο ὁκόταν
σαπῇ, πτύεται πύος. Ἐνίοτε δὲ καὶ ἐκ τῶν
φλεβίων διαδιδοῖ ἐς τὸ ἕλκος αἷμα, καὶ γίνεται,
σηπόμενον πύος. Οὗτος, ἢν μὲν παραχρῆμα
ὑποληφθῇ, ὑγιὴς γίνεται ὡς τὰ πουλλά· ἢν δὲ
ἀμεληθῇ, διαφθείρεται.

quand la pituite flue abondamment de la
tête et s'amasse dans la poitrine, où elle se
corrompt et se change en pus. La suppuration paroît surtout le vingt et unième jour. Si
on donne la secousse, on entend la fluctua-
tion du pus renfermé dans la poitrine, lequel alors vient frapper les côtes. Quand
on applique le fer ou le feu, avant que les
matières aient dégénéré, on parvient assez
souvent à sauver les malades.

42. Il y a aussi des empyèmes à la suite
des fortes pleurésies, quand la coction des
crachats n'a point été suivie d'expectoration, dans les jours critiques; et que la pituite et la bile se sont fixées sur la plèvre, où
il s'y établit une ulcération. Lorsque celle-
ci est une fois formée, la chaleur attire
la pituite des parties environnantes: la
putréfaction survenant, on crache alors
beaucoup de pus. Quelquefois les veines
les plus proches versent abondamment du
sang, qui se putréfie et se change en pus.
Si la maladie est bien soignée sur-le-
champ, on peut espérer de sauver les ma-

lades ; mais si elle est négligée, la mort y succède ordinairement.

42. L'empyème survient aussi à la suite de fluxion catarrhale pituiteuse de la tête, lorsque l'humeur se fixe sur les côtes et s'y corrompt. Tout le côté est ordinairement brûlant ; on y éprouve des douleurs, comme dans la pleurésie. Lorsque la suppuration se déclare après des travaux excessifs, ou à la suite d'exercices violens ; de quelque manière que se fasse la rupture d'une veine, soit dans le dos, soit dans la poitrine, le crachement de sang ne paroît pas toujours sur-le-champ. Il y a seulement un tiraillement dans les chairs ; lequel est bientôt suivi d'épanchement d'une sérosité un peu livide, dont ne s'aperçoivent pas d'abord les sujets doués d'une excellente complexion ; ou, s'ils s'en aperçoivent, ils n'y font aucune attention : mais lorsqu'ils sont tout-à-fait arrêtés par les progrès du mal ; ou par la fièvre, au point de maigrir beaucoup, à la suite d'excès de boissons ou des plaisirs de Vénus, ou par toute autre cause,

μγ΄. Γίνονται δὲ ἔμπυοι, καὶ ἢν φλέγμα ἐκ
τῆς κεφαλῆς ῥυὲν πρὸς τὸ πλευρὸν προσπαγῇ
καὶ σαπῇ· Τότε γὰρ τὸ πλευρὸν ὡς τὰ πουλλὰ
καίεται καὶ πάσχει, ὅσαπερ ἐκ πλευρίτιδος,
ὅταν ἔμπυος γένηται. Γίνονται δὲ καὶ ὁκόταν
ὑπὸ ταλαιπωρίης, ἢ ἐκ γυμνασίης, ἢ ἄλλως πως
ῥαγῇ, ἢ ἔμπροσθεν ἢ ὄπισθεν. Ῥαγῇ δὲ, ὥστε
μὴ παραυτίκα πτύσαι αἷμα, ἀλλ᾽ ἐν τῇ σαρκὶ
σπάδων γένηται, καὶ ἡ σὰρξ σπασθεῖσα, εἰρύσῃ
ἰκμάδα ὀλίγην, καὶ γένηται ὑποπέλιδνος. Καὶ
παραυτίκα μὲν μὴ αἰσθάνηται ὁ παθὼν ὑπὸ
ῥώμης καὶ εὐεξίης. Ἢν δὲ καὶ αἰσθάνηται, μηδὲν
πρῆγμα ἡγήσεται. Οὗτος, ὅταν καταλάβῃ,
ὥστε αὐτὸν ὑπὸ πυρετῶν ληφθέντα λεπτυνθῆναι, ἢ πόσιων, ἢ λαγνείης, ἢ ἄλλου του, ἡ
σὰρξ ἡ τετρωμένη ὑποξηραίνεταί τε καὶ ὑπο-
θερμαίνεται, καὶ ἕλκει ἰκμάδα ἐς ἑωυτὴν ἀπὸ
τῶν πλησίων καὶ φλεβῶν καὶ σαρκῶν.

μδ΄. Ὅταν δὲ εἰρύσῃ , οἰδίσκεταί τε καὶ
φλεγμαίνει, καὶ ὀδύνην παρέχει λεπτὴν, καὶ
βῆχα ἀραιήν τε καὶ ξηρὴν τὸ πρῶτον. Ἔπειτα
ἐπὶ μᾶλλον ἕλκει τέ καὶ ἐς ἑωυτὴν, καὶ ὀδύνην
παρέχει ἰσχυροτέρην, καὶ βῆχα πυκνοτέρην.
Καὶ πτύει, τὸ μὲν πρῶτον, ὑπόπυον· ἐνίοτε δὲ,
ὑποπέλιδνον καὶ ὕφαιμον. Ὅσῳ δ᾽ ἂν ὁ χρόνος
προΐη, ἕλκει τέ μᾶλλον ἐς ἑωυτὴν, καὶ σήπει.
Καὶ αὐτῆς τῆς σαρκὸς, ὅσον πελιδνὸν ἐγένετο
τὴν ἀρχὴν, τοῦτο πύος γίνεται, καὶ ὀδύνην
παρέχει ὀξείην, καὶ πυρετὸν, καὶ βῆχα πολλὴν
τε καὶ πυκνήν, καὶ τὸ πτύσμα εἰλικρινές, ἔπειτα
πύος.

μέ. Ἢν δὲ χρονίσῃ τὸ πύος ἐν τῇ κοιλίῃ,
διαθερμαίνεται ὑπ᾽ αὐτοῦ τὸ σῶμα πᾶν, μάλιστα δὲ, τὰ ἐγγυτάτω. Θερμαινομένου δὲ τοῦ
σώματος, μάλιστα ἐκτήκεται τὸ ὑγρόν. Καὶ τὸ
μὲν ἀπὸ τῶν ἄνω, ἐς τὴν ἄνω κοιλίην μάλιστα

les chairs déjà meurtries et desséchées, attirent l'humidité des veines et des parties
voisines.

43. Tandis que la fluxion se forme, les chairs
se gonflent et l'inflammation s'en empare.
Ces sujets éprouvent alors une douleur
légère et de temps en temps une petite toux
sèche, qui ensuite, à proportion qu'elle
s'accroît, attire une plus grande quantité
d'humeurs. Alors la douleur augmente et
rend la toux plus fréquente : les crachats
sont d'abord un peu purulens et quelquefois
livides et sanglans, puis progressivement,
ils se changent en pus. Celui-ci provient
originairement des matières livides épanchées dans les chairs : on éprouve alors
une douleur aiguë, de la fièvre et une toux
vive et fréquente, qui entraîne du sang. à-
peu-près pur, et ensuite du pus.

44. Si les matières séjournent long-temps
dans la poitrine, la chaleur locale augmente
et s'étend universellement; mais elle domine surtout dans les parties qui environnent l'abcès. Elle détruit et fond les ba-

meurs ; les parties supérieures en envoient une portion à la poitrine, où déjà le pus qui y existe forme le pus ; tandis que la fluxion en attire une plus grande quantité vers le ventre, et quelquefois y occasionne des troubles d'entrailles, d'où résulte ensuite la diarrhée qui tue les malades. Les alimens sont rendus sans être digérés ; toute la nutrition est ainsi détournée en pure perte : l'expectoration ne fournit point un pus homogène , ni bien égal. La chaleur concentrée vers le ventre, y attire toutes les humeurs. Il ne reste plus que les crachats, qui en remontant à la gorge, produisent le râle et la suffocation. La diarrhée entraîne la chute des forces , et donne la mort.

45. Dans tous ces cas, la fluxion de pituite de la tête , est un des accidens les plus graves, parce que cette cavité qui est la plus élevée, étant échauffée par la chaleur de la poitrine , attire alors de toutes les parties du corps la portion de pituite la plus tenue ; tandis que ce qu'il y a de plus épais se précipite : savoir , comme il a été dit, une par-

συρρεῖ, καὶ γίνεται πύος πρὸς τῷ ἐνεόντι. Τὸ δὲ καὶ ἐς τὴν κάτω κοιλίην ῥεῖ. Καὶ ἐνίοτε ταράσσεται ἡ κοιλίη ὑπ' αὐτοῦ, καὶ διέφθειρε τὸν ἄνθρωπον. Τὰ γὰρ ἐσιόντα τῶν σιτίων διαχωρέει ἄπεπτα, καὶ τροφὴ ἀπ' αὐτῶν οὐ γίνεται τῷ σώματι. Καὶ ἡ τοῦ πτύσματος ἄνω κάθαρσις οὐχ ὁμαλὴ γίνεται, ἅτε διατεθερματμένης τῆς κοιλίης καὶ ἀγούσης πάντα κάτω, ἐφ' ἑωυτήν. Καὶ ὑπὸ μὲν τοῦ πτύσματος πνίγεταί τε καὶ ῥέγχει οὐ καθαιρόμενος· ὑπὸ δὲ τῆς γαστρὸς ῥεούσης, ἐξασθενέει, καὶ ὡς τὰ πουλλὰ διαφθείρεται.

μϛ'. Μάλιςα δὲ ἐν τῇσι τοιαύτῃσι τῶν νούσων τὸ ῥεῦμα τοῦτο ἡ κεφαλὴ παρέχει, ἅ τε κοίλη ἐοῦσα τε καὶ ἄνω ὑπερκειμένη· Ὁκόταν γὰρ διαθερμανθῇ ὑπὸ τῆς κοιλίης, ἕλκει ἐς ἑωυτὴν ἐκ τοῦ σώματος τὸ λεπτότατον τοῦ φλέγματος· Ὅταν δὲ ἁλισθῇ ἐν αὐτῇ, ἀποδιδοῖ πάλιν ἅλες τε καὶ παχύ, ὥσπερ εἴρηται. Καὶ αὐτοῦ τὸ μὲν ἐς

τὴν ἄνω κοιλίην καταῤῥεῖ, τὸ δὲ ἐς τὴν κάτω. Ὁκόταν οὖν ἄρξηται ἡ κεφαλὴ ῥεῖν, καὶ τὸ ἄλλο σῶμα τήκεσθαι, οὐκ ἔτι ὁμαλῶς, οὐδὲ καυθέντες περιγίγνονται. Κρατέει γὰρ πρὸς μὲν τοῦ πύους, τὰ ἐπιῤῥέοντα κακὰ ἢ τὰ ἀποῤῥέοντα, αἴτε σάρκες τηκόμεναι μᾶλλον ὑπὸ τῶν κακῶν, ἢ τρεφόμεναι ὑπὸ τῶν εἰσιόντων.

μζ'. Οὗτοι, ὁκόσοι τοιουτότροπα νουσήματα ἴσχουσι, καὶ ἀπὸ τούτων ἔνιοι, μὲν δι' ὀλίγον ἀπόλλυνται, ἔνιοι δὲ πουλὺν χρόνον ἕλκουσι. Διαφέρει γὰρ σῶμα σώματος, καὶ ἡλικίη ἡλικίης, καὶ πάθημα παθήματος, καὶ ὥρη ὥρης, ἐν ᾗ ἂν νοσέωσι. Καὶ οἱ μὲν ταλαιπωρότεροί εἰσιν ἐν τῇσι νούσοισιν· οἱ δὲ παντάπασι ταλαιπωρέειν ἀδύνατοι. Οὔκουν ἐςὶ τὸ ἀκριβὲς τοῦ χρόνου, ἐν ᾧ ἀπόλλυνται, οὔτε, εἰ πουλλὸν, οὔτ', εἰ ὀλίγον. Οὔτε γὰρ οὗτος ὁ χρόνος ἀκριβὴς, ὧν ἔνιοι λέγουσιν, ὡς τὰ πουλλά. Οὐδὲ αὐτὸ τοῦτο ἐκπύει. Διαφέρει γὰρ καὶ ἔτος ἔτεος,

tie dans la poitrine et une autre dans le ventre. Lors donc que la tête commence à être attaquée de cette fluxion, et que toutes les parties du corps s'exténuent, on ne peut espérer la guérison, même en cautérisant: car le flux continuel des humeurs viciées, l'emporte sur le soulagement instantané, qui provient de l'évacuation du pus. Il résulte de tous ces maux, que les chairs se fondent plus qu'elles ne se nourrissent par les alimens que l'on prend.

46. Tous ceux qui sont dans cette position, à la suite de ces maladies, succombent assez rapidement; quelques-uns seulement languissent plus ou moins long-temps. En effet, il y a des différences relatives à chaque individu, à chaque âge, à chaque saison, et à tel ou tel symptôme, suivant la même affection. Il y a des tempéramens qui peuvent supporter des accidens dans les maladies, auxquels d'autres ne peuvent résister. Il n'est donc pas possible de limiter exactement le temps qui doit précéder le terme fatal. Le moment où se

forme la suppuration n'est pas aussi cir-
conscrit qu'on le pense communément;
car les années et les saisons diffèrent les unes
des autres. Si l'on veut juger d'une manière
précise et annoncer ce qui doit arriver, on
ne doit pas ignorer que les sujets attaqués
d'empyème qui éprouvent les maux précédens, périssent en général dans toutes les
saisons, tandis que d'autres au contraire
guérissent.

XII. 47. Il se forme aussi des suppurations internes dans le ventre, outre les dépôts externes entre les muscles et la peau,
qui proviennent tous d'un amas de bile et
de pituite. Il y a aussi quelquefois des suppurations à la suite des spasmes, lorsqu'une
veine fortement distendue se rompt. Le
sang extravasé se putréfie et se change en
pus; ceci arrive de même, lorsque les chairs
sont violemment tiraillées ou meurtries:
elles attirent le sang des veines, qui s'y corrompt et y occasionne la suppuration. S'il y
a des signes évidens, il ne s'agit plus que de
donner issue au pus, pour obtenir la guérison.

καὶ ὥρη ὥρης· Ἀλλ’, ἢν τις θέλῃ περὶ αὐτῶν
ὀρθῶς γινώσκειν καὶ λέγειν, γνώσεται ὧδε· πᾶσαν ὅρην καὶ ἀπολλυμένους καὶ περιγινομένους
καὶ πάσχοντας, ἅπερ ἂν πάσχωσι.

μή. Τὴν δὲ κάτω κοιλίην ἔμπυοι γίνονται,
μάλιϛα μὲν, ὅταν φλέγμα ἢ χολὴ συϛῇ ἅλες
μεσηγὺ τῆς σαρκὸς καὶ τοῦ δέρματος γίνονται
δὲ καὶ ἀπὸ σπασμῶν. Καὶ, ὅταν φλέβιον σπασθὲν ῥαγῇ, τὸ αἷμα ἐκχυθὲν σήπεται καὶ ἐμπύει. Ἢν δὲ ἡ σὰρξ σπασθῇ ἢ φλασθῇ, ἕλκει
τέ ἐκ τῶν παρ’ ἑωυτῇ φλεβίων αἷμα, καὶ τοῦτο
σήπεται τε καὶ ἐμπύει. Τούτοισιν ἢν μὲν ἔξω
ἀποσημήνῃ, καὶ πύος ἐξέλθῃ, ὑγιέες γίνονται·

μθ΄. Ἢν δὲ ἐκραγῇ αὐτόματον ἔσω, ἀπόλλυται. Κεχυμένου δὲ πύος, ἐν τῇ κάτω κοιλίῃ, ὥσπερ ἐν τῇ ἄνω εἴρηται ἐγγίνεσθαι, οὐκ ἂν
δύναιτο ἐγγένεσθαι, ἀλλ᾽, ὥσπέρ μοι εἴρηται, ἐν
χιτῶσί τε καὶ ἐν φύμασιν ἐγγίνεται. Καὶ ἢν μὲν
ἔνδον ἀποσημήνῃ, δυσπετὲς γνῶναι. Οὐτὲ γὰρ
διασείσαντά ἐστιν εἰδέναι. Γινώσκεται δὲ μάλιςα
τῇ ὀδύνῃ ἔνθα ἔῃ, καὶ ἢν καταπλάσῃς τῇ κεραμίτιδι, ἢ ἄλλῳ τῷ τοιούτῳ, ἀποξηραίνει δι᾽ ὀλίγου.

ν΄. Ἐρυσίπελας δὲ ἐν τῷ πλεύμονι γίνεται,
ὅταν ὑπερξηρανθῇ ὁ πλεύμων. Ὑπερξηραίνεται
δὲ, καὶ ὑπὸ καύματος, καὶ ὑπὸ πυρετῶν, καὶ
ὑπὸ ταλαιπωρίης καὶ ἀκρασίης. Καὶ ὁκόταν ὑπερξηρανθῇ, ἕλκει τοῦ αἵματος πλεῖςον ἐφ᾽ ἑωυτόν. Μάλιςα μὲν καὶ πλεῖςον ἐκ τῶν μεγάλων
ϕλεβῶν. Αὗται γὰρ αὐτῷ ἐγγύταταί εἰσι, καὶ

48. Si le dépôt se rompt tout-à-coup in-térieurement, le pus ne s'épanche point dans toute la capacité du ventre, ainsi qu'il a été dit, à l'occasion des abcès de la poitrine; cela ne peut arriver d'abord; mais, ainsi que je le démontrerai, la matière est con-tenue dans un *kiste*, ou dans un tuber-cule qui a suppuré. Quand même on en au-roit des signes évidens, il seroit bien diffi-cile de s'en assurer, la secousse de la poi-trine est ici inutile : on le connoît plutôt par les douleurs internes qui désignent l'en-droit affecté ; on y applique immédiatement des cataplasmes de terre glaise, ou tout autre corps à-peu-près de la même nature, qui s'y dessèchent assez promptement.

XIII. 49. L'érysipèle se forme dans le poumon, lorsqu'une ardeur excessive attaque ce viscère, soit à la suite de fortes chaleurs, de fièvre, de fatigues, soit à cause de l'acri-monie ou du défaut de mélange des humeurs. L'aridité des fibres attire le sang dans le pou-mon, surtout des gros vaisseaux les plus proches, et de ceux qui s'appuient sur lui;

quand la fluxion est une fois formée, on éprouve une fièvre aiguë et une toux sèche, avec une pesanteur dans la poitrine ; une douleur aiguë occupe la partie antérieure du thorax et se fixe surtout à la partie postérieure, vers l'épine du dos, à cause des gros vaisseaux, qui y développent le plus de chaleur.

50. Les malades vomissent des matières sanglantes ou livides ; quelquefois, ils rendent de la bile ou de la pituite. Il leur survient des défaillances fréquentes, à cause de la métastase subite du sang, dans les grosses veines. C'est même le signe le plus évident, avec une forte fièvre, continue.

51. Si dans l'espace de deux ou trois jours, ou quatre au plus, il se fait un changement subit par le transport du sang de l'intérieur à l'extérieur ; ordinairement la guérison en est le résultat ; mais, si la métastase n'a point lieu, il y a décomposition et suppuration, ce qui est suivi promptement de la mort ; parce que le poumon entièrement gorgé de pus se putréfie en peu d'instans.

52. Il n'en est ainsi, que lorsque la métas-

ἐπίκεινται ἐπ᾽ αὐτῷ. Ἕλκει δὲ καὶ ἐκ τῶν ἄλλων τῶν πλησίων. Ἕλκει δὲ τὸ λεπτότατον καὶ ἀσθενέστατον. Ὁκόταν δὲ ῥύῃ, πυρετὸς ἀπ᾽ αὐτοῦ γίνεται ὀξὺς, καὶ βὴξ ξηρὴ, καὶ πληθώρη ἐν τοῖσι στήθεσι, καὶ ὀδύνη ὀξείη ἐν τοῖσιν ἔμπροσθεν καὶ ὄπισθεν, μάλιστα δὲ κατὰ τὴν ῥάχιν, ἅτε τῶν φλεβῶν τῶν μεγάλων διαθερμαινομένων.

ν´. Καὶ ἐμέουσιν, ἄλλοτε μὲν, ὕφαιμον, ἄλλοτε δὲ, πελιδνόν. Ἐμέουσι δὲ καὶ φλέγμα καὶ χολὴν, καὶ ἐκψυχοῦσι πυκνά. Ἐκψυχοῦσι δὲ διὰ τοῦ αἵματος τὴν μετάστασιν ἐξαπίνης γινομένην. Καὶ μάλιστα διασημαίνει τοῦτο, ὅταν ἐπὶ τοῦ πλεύμονος ἐπιγένηται ἐρυσίπελας, καὶ τοῦ πυρετοῦ ἔῃ συνεχὴς λῆψις.

να´. Τούτῳ ἢν μὲν δύσι ἢ τριῶν, ἢ τεττάρων, τὸ πλεῖστον ἡμερέων διαχυθῆ καὶ μεταστῇ τὸ ἔνδον ἐς τὸ ἔξω, ὑγιὴς γίνεται ὡς τὰ πουλλά. Ἢν δὲ μὴ διαχυθῇ καὶ μεταστῇ, ἐνσήπεταί τε καὶ ἔμπυος γίνεται, καὶ ἀπόλλυται. Ἀπόλλυται δὲ δι᾽ ὀλίγου, ἅτε τοῦ πλεύμονος ἐμπύου ἐόντος ὅλου καὶ σαπροῦ.

νβ´. Ἢν δὲ ἔξω κατακεχυμένον ἔσω τράπηται

II.   2*.

καὶ καταλάβηται τοῦ πλεύμονες, τούτον οὐδεμίη ἐλπὶς περιγενέσθαι. Ὅταν γὰρ προαπεξηρασμένος ὁ πλεύμων εἰρύσῃ ἐς ἑωυτὸν, οὐκ ἂν ἔτι μεταχυίη, ἀλλὰ παραχρῆμα ὑπὸ τοῦ καύματος καὶ τῆς ξηρασίης, οὐκ ἔτι δέχεται οὐδὲν, οὔτε ἄνω ἀναδιδοῖ οὐδὲν, ἀλλὰ διέφθειρε.

νγ΄. Φῦμα δὲ γίνεται ἐν τῷ πλεύμονι ὧδε· ὁκόταν φλέγμα ἢ χολὴ ξυςραφῇ, σήπεται. Καὶ ἕως μὲν ἂν ἔτι ὠμότερον ἔῃ, ὀδύνην τέ παρέχει λεπτὴν, καὶ βῆχα ξηρήν. Ὁκόταν δὲ πεπαίνηται, ὀδύνη γίνεται, καὶ πρόσθεν καὶ ὄπισθεν ὀξείη, καὶ θέρμαι λαμβάνουσι, καὶ βὴξ ἰσχυρή.

νδ΄. Καὶ ἢν μὲν ὅτι τάχιςα πεπανθῇ, καὶ ῥαγῇ καὶ ἄνω τράπηται τὸ πῦον, καὶ ἀναπτυσθῇ πᾶν, καὶ ἡ κοιλίη ἐν ᾗ τὸ πῦον, προσπέσῃ

tase se porte de l'extérieur à l'intérieur ; dès qu'elle enveloppe entièrement le poumon , tout espoir de guérison est impossible. Car toutes les fois que par son extrême aridité, cet organe a absorbé les humeurs viciées, non-seulement il ne leur fait éprouver aucune altération ; mais encore il ne peut plus rien recevoir, ni se débarrasser par les voies supérieures : alors la chaleur réunie aux humeurs est la cause de la putréfaction qui s'en empare.

XIV. 53. Les tubercules ou vomiques se forment dans le poumon de la manière suivante : la bile et la pituite se réunissant sur un seul point, se changent en pus. Tant que ces humeurs sont dans un état de crudité, elles occasionnent une douleur assez légère ; mais lorsqu'elles subissent la coction, on éprouve une douleur aiguë à la partie antérieure et postérieure de la poitrine, avec une chaleur fébrile et une toux assez forte.

54. Si l'abcès se mûrit et s'ouvre promptement, et si le pus en se portant vers les voies supérieures , est totalement évacué

par les crachats, pourvu que le kyste se resserre et se dessèche, la guérison sera complète. Mais s'il arrive malgré la prompte
maturation et l'ouverture du dépôt, que le
foyer ne se déterge point, et que le kyste ou
tubercule continue de rendre du pus, la
maladie sera mortelle.

55. La pituite de la tête et des autres
parties du corps, flue continuellement vers
la poche purulente ; s'y corrompt et fournit
à la suppuration et aux crachats, jusqu'au
terme fatal qui arrive, lorsque le flux de
ventre se déclare, ainsi que dans les cas
précédens dont il a été fait mention. Les
malades continuent de vaquer à leurs
occupations et de s'entretenir d'affaires,
jusqu'à ce qu'ils soient entièrement desséchés et privés de chaleur naturelle. En
effet, toutes les plus petites veines s'obli-
tèrent, tandis que le sang se consume par
l'ardeur de la fièvre. Ceci arrive aussi à raison de la gravité, de la longueur et de la
continuité de la maladie, à laquelle se
réunissent quelquefois d'autres affections
particulières.

τε καὶ ἀναξηρανθῇ, ὑγιὴς γίνεται παντελῶς.
Ἢν δὲ ῥαγῇ μὲν ὅτι τάχιϛα, καὶ πεπανθῇ, καὶ
ἀνακαθαίρηται, ἀποξηρανθῆναι δὲ παντάπασι
μὴ δύνηται, ἀλλ᾽ αὐτὸ ἀφ᾽ ἑωυτοῦ τὸ φῦμα ἀναδιδοῖ τὸ πύον, ὀλέθριον τοῦτο.

νέ. Καὶ ἀπὸ τῆς κεφαλῆς δὲ καὶ τοῦ ἄλλου
σώματος φλέγμα καταῤῥέον ἐς τὸ φῦμα, σήπεταί τε καὶ πύον γίνεται, καὶ πτύεται, δι᾽ οὗ
ἐφθάρη. Διαφθείρεται δὲ ὑπὸ γαϛρὸς ῥυείσης,
ἀφ᾽ ὧνπερ καὶ ἐπὶ τῶν πρόσθεν εἴρηται. Λεσ-
χηνευμένου τέ αὐτοῦ καὶ φρονέοντος πάντα
χρήματα ὁμαλῶς, ὡς καὶ ἐν τῷ πρὶν χρόνῳ,
ἀποξηραίνεταί τε καὶ ἀποψύχεται· ξυμμύει τὰ
φλέβια τὰ ἐν τῷ σώματι πάντα, ἅτε τοῦ αἵματος ἐξ αὐτέων ἐκκεκαυμένου ὑπὸ πυρετοῦ· ἐνίοτε
δὲ ὑπὸ χρόνου τέ πλήθεος, καὶ μεγέθεος τῆς
νούσου, καὶ τῶν ἐνεόντων κακῶν, καὶ τῶν προ-
σεπιγινομένων.

νς΄. Ἢν δὲ μὴ δύνηται πολλοῦ χρόνου ῥαγῆναι, μήτε ἀπὸ ταυτομάτου, μήτε ὑπὸ φαρμάκων, τήκεται ὁ ἀσθενῶν ὑπὸ ὀδυνέων ἰσχυρέων, καὶ ἀσιτίης, καὶ βηχὸς, καὶ πυρετῶν, καὶ ὡς τὰ πολλὰ διαφθείρεται. Ἢν δὲ ἤδη λελεπτυσμένῳ καὶ κλινοπαθέϊ ἐόντι ῥαγῇ τὸ πῦον, οὐδ᾽ οὕτω μάλα ἀναφέρουσιν, ἀλλὰ διαφθείρονται τρόπῳ τοιῷδε.

νζ΄. Ἢν δὲ ῥαγῇ μὲν ὅτι τάχιςα καὶ πεπαν-θῇ, πεπανθὲν δὲ ἐκχυθῇ ἐπὶ τὰς φρένας τὸ πολλὸν αὐτοῦ, τὸ παραυτίκα δοκέει μὲν ῥάον εἶναι· προϊόντος δὲ τοῦ χρόνου, ἢν μὲν ἀναπ-τύσῃ πᾶν, καὶ ἡ κοιλίη, ἐν ᾗ τὸ πύος, προσπέσῃ τέ καὶ ἀναξηρανθῇ, ὑγιὴς γίνεται. Ἢν δὲ ὅ τε χρόνος πλείων γένηται, καὶ αὐτὸς ἀσθενέςερος, καὶ ἀναπτύσαι μὴ δύνηται, ἀλλὰ καυθῇ, ἢ τμηθῇ, καὶ τὸ πύος ἐξέλθῃ, παραυ-τίκα μὲν καὶ οὕτω δή τι δοκέει ῥάων γεγονέναι· προϊόντος δὲ τοῦ χρόνου διαφθείρεται ὑπὸ τῶν

56. Lorsque l'abcès ne peut s'ouvrir assez promptement, ni de lui-même, ni par les médicamens ; les malades succombent ordinairement à la suite de fortes douleurs, de dégoût, de toux et de fièvre, et finissent par la phthisie. Si la rupture de la vomique est trop lente et n'arrive que lorsque la maigreur et la foiblesse devenues excessives, ne permettent plus aux malades de quitter le lit, on ne peut avoir beaucoup d'espoir de les sauver ; ils périssent ordinairement, ainsi que je vais le dire :

57. Si le dépôt s'ouvre spontanément, et si une matière bien cuite et homogène, s'épanche sur le diaphragme, il en résulte au même instant un soulagement visible ; pourvu que dans la suite elle s'évacue entièrement par l'expectoration et que le foyer de l'abcès se tarisse et se dessèche, on peut regarder la guérison comme possible ; si, au contraire, la foiblesse fait des progrès rapides, au point d'empêcher l'expectoration ; si, dis-je, avec le fer ou le feu, on donne une issue extérieure au pus, on

obtiendra d'abord un mieux apparent; néanmoins avec le temps, la phthisie surviendra ainsi qu'il a été dit précédemment.

XV. 58. Les tubercules de la plèvre, comme ceux du poumon, sont engendrés par la bile ou par la pituite, à la suite de violens efforts, lorsque quelque veine violemment tiraillée se distend sans se rompre entièrement; mais si la rupture s'est faite en un seul point, le sang qui s'épanche se putréfie et se change en pus. Quand c'est une grosse veine qui a souffert une violente distension intérieure, on y ressent d'abord des battemens et des douleurs; après un certain temps, le vaissean continue d'envoyer le sang aux chairs; celui-ci s'épanche, se putréfie et se change en pus. Les chairs devenues ainsi plus douloureuses, attirent plus de sang des veines et des parties voisines; la suppuration s'y établit. Lorsque les douleurs sont moindres, la suppuration est plus lente et à proportion plus foible.

XVI. 59. Quand des spasmes moins violens attaquent les chairs ou de petites

αὐτῶν, ὑφ' ὧνπερ καὶ ἐν τῇ πρώτῃ εἴρηται.

νή. Ἐν δὲ τῷ πλευρῷ γίνεται μὲν φύματα, καὶ ἀπὸ φλέγματος, καὶ ἀπὸ χολῆς, κατὰ τὸν αὐτὸν λόγον, τοῖσιν ἐν τῷ πλεύμονι. Γίνεται δὲ καὶ ἀπὸ τῶν πόνων, ὁκόταν τι τῶν φλεβίων σπασθὲν ῥαγῇ· μὴ ῥαγῇ δὲ παντελῶς, ἀλλὰ σπάδων ἐν αὐτῷ γένηται. Ἢν μὲν οὖν ῥαγῇ, παραυτίκα τὸ αἷμα, τὸ ἐκχυθὲν ἐκ τοῦ φλεβίου, σήπεταί τε καὶ ἐκπύει. Εἰ δὲ σπάδων ἐν τῷ φλεβίῳ γένηται, τοῦτο κατ' ἀρχὰς μὲν ὀδύνην τε παρέχει καὶ σφύζει· προϊόντος δὲ τοῦ χρόνου διαδιδοῖ ἡ φλὲψ τοῦ αἵματος ἐς τὴν σάρκα, καὶ τοῦτο σηπόμενον ἐν τῇ σαρκὶ, πύος γίνεται. Κατὰ τὸν αὐτὸν δὲ λόγον καὶ ἡ σὰρξ, ἢν μὲν μᾶλλον πονέσῃ, πλέον τε τοῦ αἵματος ἕλκει ἐς ἑωυτὴν ἐκ τῶν ἐγγυτάτων φλεβῶν, καὶ παραχρῆμα ἐκπύει. Ἢν δὲ ἧσσον πονέσῃ, σχολαίτερόν τε καὶ ἕλκει καὶ ἐκπύει.

νθ'. Ἐνίοισι δὲ, ὁκόταν ἀσθενέα γένηται τὰ σπάσματα ἐν τῇσι σαρξὶν, ἢ ἐν τῇσι φλεψὶν,

οὐκ ἐκπυΐσκεται, ἀλλὰ γίνεται ἀλγήματα πολυχρόνια, καὶ καλέουσι ῥήγματα· Καὶ ὁκόσα
μὲν ἐν τῇ σαρκὶ γίνεται, ὧδε γίνεται· ὁκόταν ἡ
σὰρξ πονέσῃ τι, ἢ σπασθεῖσα, ἢ πληγεῖσα, ἢ
ἄλλοτι παθοῦσα γίνεται, ὥσπερ προεῖπον
πελιδνή, οὐκ εἰλικρινεῖ αἵματι, ἀλλὰ λεπτῷ τε
καὶ ὑδαρεῖ, καὶ τούτῳ ὀλίγῳ.

ξ. Ὅταν δὲ ὑπερξηρανθῇ μᾶλλον τοῦ εἰωθότος, διαθερμαίνεταί τε καὶ ὀδύνην παρέχει, καὶ
ἕλκει ἐς ἑωυτὴν ἀπὸ τῶν φλεβίων καὶ σαρκῶν τῶν
πλησίον τὸ ὑγρόν. Καὶ ὁκόταν ὑπερυγρανθῇ, καὶ
ὦυτο αὐτὸ τὸ ὑγρὸν ὑπερθερμανθῇ ὑπ᾽ αὐτῆς τῆς
σαρκός, σκίδναται ἀνὰ τὸ σῶμα πᾶν, οἷόν περ
εἱρύσθη. Καὶ μᾶλλον δή τι σκίδναται ἐς τὰς
φλέβας, ἢ ἐς τὰς σάρκας. Ἕλκουσι γὰρ αἱ φλέβες μᾶλλον τῶν σαρκῶν. Ἕλκουσι δὲ καὶ αἱ
σάρκες. Ὁκόταν δὲ ἐς πολλὸν ὑγρὸν, τὸ ἐν τῷ
σώματι, ὀλίγον τὸ ἀπὸ τῆς σαρκὸς ἑλκυσθῇ,

veines, il n'y a pas de suppuration à craindre ;
mais on éprouve alors des douleurs lentes,
qu'on nomme des déchirures. Voici ce
qui se passe dans les muscles : toutes les
fois que les chairs sont froissées, ou tiraillées, ou blessées ou meurtries d'une manière quelconque, ainsi que je l'ai dit, il
n'y a qu'un moment, elles deviennent livides ; ce n'est plus le sang pur qui les pénètre, mais seulement la sérosité en petite
quantité.

60. Lorsque l'humidité qui entretient leur
souplesse s'est dissipée en plus grande proportion qu'à l'ordinaire, alors elles s'échauffent et sont douloureuses. Elles attirent ainsi la portion la plus fluide des veines
et des muscles environnans. Cette humidité
surabondante se dissipe ensuite par l'excès
de chaleur, qui la dissémine dans toutes les
parties du corps, de la même manière qu'elle
est attirée intérieurement ; quoiqu'elle se
dissipe bien plus facilement par les veines
que par les chairs ; cependant ces dernières
jouissent aussi de l'absorption. Si donc à

8.

raison de la quantité des humeurs qui sont absorbées généralement, il n'en parvient que très-peu dans les chairs ou les muscles, les douleurs y deviendront insensibles ; la couleur livide s'effacera, avant qu'une maladie se soit déclarée ; et avec le temps, la santé se rétablira.

61. Lorsque les muscles sont beaucoup plus pénétrés de chaleur que de coutume, la fluxion des humeurs s'y porte ; ils deviennent alors douloureux. La partie du corps où s'établit la fluxion est celle où les humeurs se fixent ; on y éprouve une douleur aiguë. On a cru que les ruptures ou déchirures, pouvoient donner lieu à une métastase ; mais cela ne se peut ; toutes les lésions semblables ont la plus grande analogie avec les ulcères. Les humeurs se portent rapidement des chairs dans les veines ; lorsqu'elles s'y sont échauffées et épaissies plus qu'à l'ordinaire, des douleurs s'y déclarent jusqu'à ce que le fluide épanché soit assimilé aux autres humeurs, pour la consistance, et pour le degré de froid ou de température naturelle.

ἄδηλον γίνεται καὶ ἀνώδυνον, καὶ ἀντὶ νενο-
σηκότος γίνεται ὑγιὲς τῷ χρόνῳ.

ξά. Ἢν δὲ διαθερμανθῇ τε μᾶλλον ἡ σὰρξ,
καὶ εἰρύσῃ πλέον τὸ ὑγρὸν, ὀδύνην παρέχει.
Καὶ, ὅπη ἂν τοῦ σώματος ἀπ᾽ αὐτῆς ὁρμήσῃ
καὶ καταστηρίξῃ, ὀδύνην παρέχει ὀξείην. Καὶ
δοκέουσιν ἔνιοι αὐτοῖσι τὸ ῥῆγμα μεθιστάναι.
Τὸ δὲ, οὐκ ἀνυστόν. Ἐγγυτάτω δὲ ἕλκεός ἐστιν,
ὁκόσα τοιαῦτα καὶ ἄλλα. Τὸ [δὲ] ἀπὸ τῆς
σαρκὸς ὑγρὸν ἀίσσει διὰ τῶν φλεβίων. Ὅταν δὲ
διαθερμανθῇ τε καὶ παχυνθῇ, καὶ γένηται
πλέον, καὶ ὀδύνην παρέχει, ἐς᾽ ἂν γένηται
ὅμοιον τῷ ἄλλῳ ὑγρῷ, κατὰ λεπτότητα καὶ
ψυχρότητα.

ξδ'. Ὁκότα δὲ ἐν τοῖσι φλεβίοισι γίνεται,
[ὧδε ἔχει.] αὐτὸ μὲν τὸ φλέβιον ὁκόσον ἔσ-
πασθαι, κατὰ χώρην μένει, ὅταν δὲ σπασθῇ.
Σπᾶται δὲ ὑπὸ πόνου καὶ βίης· γίνεται οἷον
κιρσός. Διαθερμαίνεται δὲ καὶ ἕλκει ἐς ἑωυτὸν,
νοτίδα τινὰ ὑγρὴν. Ἡ δὲ νοτίς, ἐςιν ἀπὸ χολῆς
καὶ φλέγματος. Καὶ ὁκόταν μιχθῇ τό, τε αἷμα
καὶ τὸ ὑγρὸν, τὸ ἀπὸ τῆς σαρκὸς, παχύνεται
τὸ αἷμα, καὶ πολλαπλησίως αὐτὸ ἑωυτοῦ ταύτη, ᾗ ἂν ἡ φλὲψ τυγχάνη ἐσπασμένη, καὶ νο-
σωδέςερον γίνεται, καὶ ςασιμώτερόν τι ἐπιπλέον. Καὶ ὁκόταν πλέον γένηται, μετανέςη τὸ
πλήρωμα, ᾗ ἂν τύχῃ, καὶ ὀδύνην παρέχει
ὀξείην, ὥςε ἐνίοισι δοκέειν τὸ ῥῆγμα ἑωυτοῖσι
μεταςῆναι. Καὶ, ἢν τύχῃ, ὥςε ἐς τὸν ὦμον
μετιςάναι, βάρος τέ ἐν τῇ χειρὶ παρέχει, καὶ
νάρκην καὶ νωθρίην. Καὶ ἢν μὲν ἐς τὴν φλέβα
σκιμφθῇ, ἢ ἐς τὸν ὦμόν τε καὶ τὸν νῶτον τεί-
νῃ, παύεται ἡ ὀδύνη παραχρῆμα ὡς τὰ πολλά.

XVII. 62. Quant aux veines, quelle que soit leur distension, elles ne changent point de position, mais elles peuvent éprouver des tiraillemens ou des déchirures par de violens efforts et par des fatigues excessives ; alors elles deviennent semblables aux varices. Il y survient de la chaleur qui attire comme une rosée d'humeurs, principalement la pituite et la bile avec l'humidité des chairs, qui en se mêlant au sang l'épaississent dans l'endroit où la veine est distendue, de manière que ce fluide s'altère et se ralentit beaucoup. Lorsqu'il s'y est ramassé en trop grande quantité, et que la pléthore se transmet de ce lieu à un autre, on y éprouve une douleur aiguë, en sorte que quelquefois, on a cru que les tiraillemens ou déchirures avoient pu se communiquer d'un lieu un autre ; s'il arrive par exemple que la métastase se porte vers l'épaule, on y ressent alors une pesanteur avec un engourdissement et des crampes dans le bras. Mais si le sang rentre dans les veines, et se fixe à l'épaule et au dos ; ordinairement les douleurs s'apaisent sur le champ.

63. Les spasmes attaquent aussi les muscles ou les chairs, lors de fatigues, de chutes, de plaies, d'efforts pour lever de pesans fardeaux, ou d'exercices violens occasionnés par la palestre, ou par toute autre cause semblable.

XVIII. 64. Ceux qui ont été blessés par une rondache, par un poignard ou un javelot, sont aussi sujets à l'empyème ; tant que la plaie extérieure reste ouverte, et que l'air de la respiration communique librement par la plaie avec la blessure ancienne ; c'est une voie qui sert à la rafraîchir, à la dégager de la chaleur interne, et à la débarrasser facilement du pus et des autres matières. Si la plaie se ferme intérieurement et extérieurement, la guérison est complète ; mais si elle se cicatrise au dehors et non au-dedans, il en résulte alors une empyème ou suppuration interne. Quoique la plaie se ferme des deux côtés à la fois ; si la cicatrice interne est foible, l'ex-

ξγ΄. Γίνεται δὲ σπάσματα καὶ ἀπὸ πόνων καὶ πτωμάτων, καὶ ἀπὸ πληγῆς, καὶ ἤν τις ἄχθος μέζον αἴρηται, καὶ ἀπὸ δρόμων καὶ πάλης, καὶ τῶν τοιούτων πάντων.

ξδ΄. Ὁκόσοι δὲ ἀπὸ τρωμάτων ἔμπυοι γίνονται, ἢ ὑπὸ δόρατος, ἢ ἐγχειριδίου, ἢ τοξεύματος ἔσω τρωθῶσι, τέως μὲν ἤν ἔχῃ τὸ ἕλκος ἔξω ἀναπνοὴν ἀνὰ τὸ ἀρχαῖον τρῶμα, ταύτῃ τε τὸ ψυχρὸν ἐπάγεται ἐφ' ἑωυτὸ, καὶ τὸ θερμὸν ἀφ' ἑωυτοῦ ταύτῃ ἀφίησι, καὶ ἀποκαθαίρεται εὐκόλως τὸ πῦον, καὶ δι' ἤν τι ἄλλο. Καὶ ἤν μὲν ὑγιανθῇ τό, τε ἔσω καὶ τὸ ἔξω ὁμοῦ, ὑγιὴς γίνεται παντελῶς. Ἢν δὲ τὸ μὲν ἔξω ὑγιανθῇ, τὸ δὲ ἔσω μὴ ὑγιανθῇ, ἔμπυος γίνεται. Καὶ ἤν ὑγιανθῇ μὲν ὁμοῦ καὶ τὸ ἔσω καὶ τὸ ἔξω, ἡ δὲ οὐλὴ ἔσω ἀσθενὴς γένηται, καὶ τρηχέη καὶ πελιδνή, ἀνελκοῦται ἐνίοτε, καὶ ὧδε ἔμπυος γίνεται. Ἀνελκοῦται δὲ καὶ ἤν τι πονέσῃ πλέον, καὶ ἤν

λεπτυνθῇ, καὶ ἢν φλέγμα ἢ χολὴ πρὸς τῇ οὐλῇ
προσπαγῇ, καὶ ἢν νούσῳ ἑτέρῃ ληφθεὶς λεπτυνθῇ.

ξέ. Ὅταν δὲ γένηται ἕλκος, ἤν τε οὕτως, ἤν
τε προσυμφυῇ τὸ ἔξω τῷ ἔσω, ὀδύνην τε παρέχει ὀξείην, καὶ βῆχα, καὶ πυρετόν· καὶ τήν
τε ψύξιν ἐπάγεται αὐτὸ ἑωυτῷ τὸ ἕλκος, διὰ τὸ
πλέον τὲ [καὶ] θερμότερον εἶναι. Καὶ αὐτὸ ἀφ᾽
ἑωυτοῦ ἀποπνεῖ τὸ θερμὸν, καὶ τὸ πῦον ἀποκαθαίρεται, καὶ προσιητρεύεταί τε διὰ πλείο-
νος, καὶ σχολαίτερον ὑγιαίνεται. Ἐνίοτε δὲ
οὐδ᾽ ὑγιάζεται. Ἡ γὰρ σὰρξ, τό, τε ἕλκος ὑπὸ
τοῦ καύματος, τοῦ ἐν τῷ σώματι, ἕψεται καὶ
ὑπερυγραίνεται, ὥςε μὴ δυνάσθαι μήτε ξηραν-
θῆναι, μήτε σαρκοφυῆσαι, μήτε ὑγιανθῆναι·
ἀλλ᾽, ὁκόταν ὁ χρόνος προΐῃ, τελευτᾷ πάσχων
τὰ τοιαῦτα, ἃ καὶ ἐν τῇ πρόσθεν εἴρηται.

terne paroissant inégale et livide, alors
la rupture s'en fait intérieurement ; le pus
s'épanche et forme un empyème. La rupture arrive aussi quelquefois, à la suite des
grandes fatigues, lorsque la cicatrice interne s'amincit, et que la pituite et la bile
s'y portent. Le même accident peut aussi
succéder à une autre cause violente.

65. Toutes les fois qu'un ulcère s'est
formé, soit de cette manière, soit après que
la plaie s'est fermée des deux côtés à la fois ;
on y ressent une douleur aiguë ; il y a
toux et fièvre. Cependant la blessure en
s'ouvrant de nouveau, se rafraîchit d'elle-
même, après que la chaleur s'y étoit concentrée et s'en débarrasse extérieurement
avec le pus : le traitement est ici très-long,
et la guérison très-difficile, quelquefois même
impossible. Il arrive en effet, que les chairs et
la plaie éprouvent la coction par la chaleur,
qui attire en cet endroit les humeurs, d'où
il résulte qu'on ne peut parvenir à dessécher la plaie, à l'incarner et à la guérir. Les
malades, après avoir langui très - long-

temps, périssent avec les symptômes précédemment indiqués.

XIX. 66. Lorsque ces sortes de blessures ont entraîné la lésion de quelque veine un peu forte, le sang s'épanche dans la poitrine, s'y putréfie, et y forme du pus. Si on l'expectore entièrement, tandis que la veine qui a été lésée se referme, ainsi que la plaie, au-dehors et au-dedans, la guérison est complète. Mais si la plaie intérieure ne peut se cicatriser, ni la veine se refermer, celle-ci continuant de s'ouvrir de temps en temps, soit qu'il survienne un vomissement, soit un crachement de sang, il y a ensuite putréfaction et suppuration ; la mort en est ordinairement la suite : tantôt elle arrive subitement, dans le premier cas, tantôt lentement dans le second, en succédant à la phthisie, ainsi que je l'ai dit précédemment. Il est arrivé aussi fréquemment aux sujets qui ont eu quelque veine blessée, à la suite de plaie, de fatigue ou d'exercice violent, ou par toute autre cause, quoique sans

ξϛ'. Ἢν δὲ τύχῃ, ὥςε τρωθῆναί τι τῶν φλεβίων
τῶν παχυτέρων, καὶ ἔσω ῥυῇ τὸ αἷμα καὶ σαπῇ,
ἔμπυον γίνεται. Καὶ ἢν μὲν τοῦτο τὸ πῦον
πτυσθῇ πᾶν, καὶ ἡ φλὲψ ἡ τετρωμένη ςεγνωθῇ,
καὶ τὸ ἕλκος ὑγιανθῇ καὶ τὸ ἔσω καὶ τὸ ἔξω,
ὑγιὴς γίνεται παντελῶς. Ἢν δὲ μὴ δύνηται μήτε
τὸ ἕλκος συμφυῆναι τὸ ἔνδον, μήτε ἡ φλὲψ ςεγ-
νωθῆναι ἡ τετρωμένη, ἀλλ' ἄλλοτε καὶ ἄλλοτε
ἀναδιδοῖ αἷμα, καὶ ἢν μὲν παραυτίκα ἐμέη-
ται, καὶ πτύηται, ἢ καὶ σήπηται, καὶ πῦον
πτύηται, διαφθείρεται ὡς τὰ πολλὰ, ἢ παραυτίκα ἐμέων αἷμα, ἢ ὑςερῷ χρόνῳ, ὑφ' ὧν καὶ
ἐν τῇ πρόσθεν εἴρηται, διαφθειρόμενος. Πολλάκις δὲ, ὅσοι τὶ τῶν φλεβίων ἔσω τιτρώσκον-
ται ὑπὸ τρώματων, ἢ ὑπό τινων πόνων, ἢ
γυμνασίων, ἢ ὑπ' ἄλλού του, ὁκόταν συμφυῇ
καὶ δοκέῃ ὑγιὲς εἶναι τὸ φλέβιον, ἀναρρήγνυται
ἑτέρω χρόνῳ. Ἀναρρήγνυται δὲ ὑπὸ τῶν αὐτῶν,
ὑφ' ὧνπερ καὶ πρόσθεν πάσχει.

ξζ΄. Ὁκόταν δὲ ἀναῤῥαγῇ, αἱμοῤῥοεῖ, καὶ παραυτίκα ἀπόλλυνται, ἐμέοντες αἷμα πολλόν τε καὶ πολλάκις, ἢ ἄλλοτε μέν τε καὶ ἄλλοτε αἷμα ἐμέουσι πρόσφατον. Πύον δὲ πτύοντες ἀνὰ πάσαν ἡμέρην πολλόν τε καὶ παχὺ διεφθάρησαν τρόπῳ τοιούτῳ, ἢ παραπλησίῳ, ὡς καὶ ἐν τῇσι ἄλλῃσι νούσοισιν εἴρηται.

ξή. Τοῖσι δὲ ταῦτα τὰ νουσήματα ἔχουσι, καὶ ὅσα τοιαῦτα διαφέρει, ἐς τὸ εὐπετεςέρως τε ἀπαλλάσσειν καὶ δυσπετεςέρως. Ἀνήρ τε γὰρ γυναικὸς, νεώτερος γεραιτέρου καὶ γυνὴ νεωτέρη παλαιοτέρης. Καὶ πρὸς τούτοισιν, ἥ τε ὥρη τοῦ ἔτεος, ἐν ᾗ ἂν νοσέωσι. Καὶ ἢν ἐξ ἑτέρης νούσου νουσήσωσιν, ἢ μὴ ἐξ ἑτέρης. Διαφέρει δὲ καὶ πάθημά τι παθήματος μέζον τε καὶ ἔλασσον, καὶ χρὼς χρωτὸς, καὶ θηραπηίη θεραπηίης. Τούτων δὲ οὕτω διαφερόντων ἀνάγκη διαφέρειν

aucune lésion visible, des ruptures ou des déchirures, au moment même d'une santé florissante.

67. Lorsque l'hémorragie est considérable, ces sujets périssent sur le champ dans un vomissement de sang : ou bien, il leur survient seulement de temps en temps, un crachement, à mesure que le sang s'épanche ; enfin ils expectorent journellement un pus copieux et très-épais. Le terme fatal arrive, ainsi que je l'ai annoncé, avec tous les symptômes de la phthisie, comme dans les autres maladies de même nature, ou à peu près semblables.

XX. 68. Toutes ces maladies présentent nécessairement des différences relatives à la facilité ou à la difficulté de la guérison : par exemple, s'il s'agit d'individus de sexe masculin, ou féminin, jeunes ou vieux ; ou dans l'adolescence, et de telle ou telle saison. Il faut savoir aussi, si la maladie s'est formée primitivement, ou si elle a succédé à une autre ; les symptômes présentent également

des différences plus ou moins grandes , ainsi que la couleur de la peau et même le traite-ment , dont il y a plusieurs espèces. Ceci influe nécessairement sur le cours de la maladie , qui est tantôt prompt , tantôt lent , avec une issue favorable ou funeste. Il arrive aussi que la maladie est plus ou moins opiniâtre et se change quelquefois en affection chronique ; d'autres fois elle continue chez les vieillards jusqu'à la fin de leur vie , tandis que les autres sujets périssent plus promptement.

69. Les jeunes gens, qui sont surtout atteints de maux de poitrine à la suite de fatigues , en ressentent des effets plus vio-lents ; ils sont plus visiblement affectés , et sont pris sur le champ de vomissement ou de crachement de sang très-abondant , que leur bonne constitution leur laisse d'abord le temps de négliger. Les vieillards y sont bien moins sujets , parce qu'ils sont plus foibles et que les symptômes qu'ils éprou-vent sont beaucoup moins violents. Ils font aussi plus d'attention à leurs maux. Il

καὶ τὸν χρόνον· Καὶ τοῖσι μὲν, πλέω γίνεσθαι, τοῖσι δὲ ἐλάσσω, καὶ ἀπόλλυσθαι, ἢ μή· καὶ τοῖσι μὲν παραμόνιμά τε εἶναι καὶ μέζω, τοῖσι δὲ ἐλάσσω τέ καὶ ὀλιγοχρόνια. Τοῖσί τε παραμένειν ἐς τὸ γῆρας τὰ νουσήματα, καὶ ξυναποθνήσκειν, τοὺς δὲ ἀπόλλυσθαι δι᾽ ὀλίγου ὑπ᾽ αὐτῶν.

ξθ᾽. Καὶ ὁκόσοι μὲν νεώτεροι πάσχουσι, τούτων, ὅσα εἴρηται ἀπὸ πόνων παθήματα γίνεσθαι, πάσχουσι πλέω τε καὶ ἰσχυρότερα, καὶ ἀλγέουσιν οὗτοι μᾶλλον τῶν ἄλλων, καὶ παραυτίκα ἔνδηλα αὐτοῖσιν, ὥςε ἢ πτύσαι, ἢ αἷμα ἐμέσαι· τὰ δὲ καὶ γινόμενα λανθάνει αὐτούς, ὑπὸ εὐεξίης τοῦ σώματος. Οἱ δὲ γεραίτεροι πάσχουσι μὲν ὀλιγάκις. Καὶ ὅταν πάθωσιν, ἀσθενέςερα πάσχουσιν, ἅτε ἀσθενέςεροι ἐόντες, καὶ ἐπαΐουσι μᾶλλον, καὶ ἐπιμελέονται μᾶλλον, τῶν παθημάτων. Γίνεται οὖν τὴν ἀρχὴν τὸ πα-

ράπαν ἧσσον τῷ γεραιτέρῳ ἢ νεωτέρῳ. Καὶ, ὁκόταν γένηται, τῷ μὲν γεραιτέρῳ ἀσθενέςερα γίνεται, τῷ δὲ νεωτέρῳ ἰσχυρότερα. Καὶ τῷ μὲν νεωτέρῳ, ἅτε τοῦ σώματος τόνον τε ἔχοντος καὶ ξηρασίην, καὶ τὴν σάρκα πυκίνην τε καὶ ἰσχυρὴν, καὶ πρὸς τοῖσιν ὀςέοισι προσκαθημένην, καὶ περὶ αὐτὴν τοῦ δέρματος περιτεταμένου, ὁκόταν τι πονήσῃ πλέον τοῦ εἰωθότος, μᾶλλον καὶ ἐξαίφνης σπάσμοί τε γίνονται ἰσχυροὶ, καὶ ῥήγματα πολλά τε καὶ παντοῖα τῶν φλεβῶν καὶ τῶν σαρκῶν. Καὶ τούτων τὰ μὲν παραυτίκα ἔκδηλα γίνονται, τά δ' ὑςέρῳ χρόνῳ ἀναφαίνεται.

ό. Τοῖσι δὲ γεραιτέροισι τόνος ἰσχυρὸς οὐκ ἔνι, αἵ τε σάρκες περὶ τὰ ὀςέα περιῤῥέουσι, καὶ τὸ δέρμα περὶ τὰς σάρκας, καὶ αὐτὴ ἡ σάρξ ἀραιή τε καὶ ἀσθενής· Καὶ οὔτε τι ἂν πάθοι τοιοῦτον ὁμοίως, ὡς καὶ ὁ νεώτερος· καὶ, ἤν τι πάθῃ, πάσχει ἀσθενέα τὲ καὶ παραυτίκα οἱ ἔκδηλα γίνεται· τοσούτῳ μὲν, ἐν

arrive donc en général que dans la vieillesse, tout est plus faible ; tandis que dans la jeunesse tout est plus fort : ainsi , selon toute proportion , la maladie doit être plus aiguë chez un jeune sujet que chez un autre plus âgé. En effet , les jeunes gens ont plus de ton et de sécheresse ; sont plus charnus et plus robustes ; leurs chairs étant plus serrées adhèrent plus fortement aux os ; la peau paroît aussi plus tendue : c'est pourquoi ceux-ci se livrant à des travaux plus grands qu'à l'ordinaire , éprouvent des spasmes et des ruptures, soit dans les veines , soit dans les chairs. Ces effets se manifestent tantôt subitement , tantôt lentement.

70. Les vieillards ont peu de ton ; leurs chairs ainsi que la peau qui leur sert d'enveloppe adhèrent foiblement aux os ; le tissu en est plus rare et plus lâche ; aussi les lésions ne peuvent être aiguës de même que chez les jeunes gens. Les douleurs sont beaucoup moins vives et plus lentes , même au commencement des maladies ; il

doit arriver ainsi, que la suppuration des ulcères et des abcès de la poitrine, ne peut se tarir aussi promptement par les crachats; c'est pourquoi, les premiers se débarrassent beaucoup plus difficilement que les seconds.

XXI. 71. Lorsque la maladie s'annonce visiblement par le vomissement ou le crachement de sang, ou par l'un et l'autre, chez les jeunes gens fortement constitués, dont les chairs sont fermes et tendues, la facilité de l'expectoration n'étant point la même que chez les vieillards, les ulcères et les abcès de la poitrine ne se cicatrisent pas aussi facilement. Dans le premier cas, le poumon, qui est d'un tissu plus ferme, n'attire point les fluides vers les bronches; la trachée artère, étroite et serrée, ne permet que très-difficilement le passage du pus et en très-petite quantité; celui-ci s'amasse et s'épaissit nécessairement dans la poitrine et à la surface des ulcères. Dans le second, les vieillards dont les poumons sont plus rares et caverneux; et dont la

τῇ ἀρχῇ τῶν παθημάτων, δυσχερέςερον ἀπαλλάσσουσιν οἱ νεώτεροι τῶν γερχιτέρων.

οά. Ὁκόταν δὲ ἡ νοῦσος ἐμφανὴς γένηται, καὶ ἢ πύος, ἢ αἷμα πτύωσιν, ἢ ἀμφότερα, ὅσοι μὲν νεώτεροί εἰσιν, ἅτε τοῦ σώματος εὐτόνου τε ὄντος καὶ πυκνοῦ, οὐ δύνανται ἀποκαθαίρεσθαι ὁμαλῶς ἀπὸ τῶν ἑλκέων, τῶν, ὧν ἐν τῇ ἄνω κοιλίῃ τὸ πῦον. Ὅ, τε γὰρ πλεύμων οὐ κάρτα ἕλκει ἐς τὰς ἀρτηρίας, πυκνότερος ἐών· αἵτε ἀρτηρίαι, λεπταὶ καὶ ςεγναὶ οὖσαι, οὐκ εἰσδέχονται τὸ πῦον, εἰ μὴ ὀλίγοντε καὶ ὀλιγάκις· ὥςε ἀνάγκη τὸ πύος ἐν τῷ θώρηκί τε καὶ ἐπὶ τῶν ἑλκέων ἀθροίζεσθαί τε καὶ παχύνεσθαι. Τῷ δὲ ἀφηλικεςέρῳ ὅ, τε πλεύμων ἀραιότερος καὶ κοιλότερος, καὶ αἱ ἀρτηρίαι εὐρύτεραι, ὥςε μὴ ἐγχρονίζειν τὸ πύος ἐν τῇ κοιλίῃ καὶ ἐπὶ τῶν ἑλκέων. Καὶ, ὅ, τι ἂν ἔπιγένηται, τοῦτο ἀνάγκη πᾶν ἀνασπᾶσθαι ἄνω

ὑπὸ τοῦ πλεύμονος ἐς τὰς ἀρτηρίας, καὶ παραχρῆμα ἐκπτύεσθαι.

οβ΄. Τῷ μὲν οὖν νεωτέρῳ, ἅτε τῶν παθημάτων ἰσχυροτέρων ἐόντων, καὶ τῆς καθάρσιος
οὐ γινομένης κατὰ λόγον τοῦ πτύσματος, οἵτε
πυρετοὶ ὀξύτεροι καὶ πυκνότεροι γίνονται, καὶ
ὀδύναι ἐμπίπτουσιν ὀξεῖαι, αὐτοῦ τὲ τοῦ παθήματος καὶ τοῦ ἄλλου σώματος, ἅτε τῶν φλεβίων ἐντόνων τὲ ἐόντων καὶ ἐναίμων. Ὅταν δὲ
ταῦτα διαθερμανθῇ ὑφ᾽ ἑωυτῶν, ὀδύναι διαΐσ-
σουσιν ἄλλοτε ἄλλη τοῦ σώματος. Καὶ οὗτοι
μὲν διαφθείρονται ὡς τὰ πολλὰ δι᾽ ὀλίγου.

ογ΄. Τοῖσι δὲ γεραιτέροισιν, ἅτε τῶν παθημάτων ἀσθενεστέρων ἐόντων, καὶ τοῦ πτύσματος ἀπ᾽ αὐτῶν καθαιρομένου, οἵτε πυρετοὶ λεπ-
τότεροι καὶ ὀλίγοι γίνονται, καὶ ὀδύναι ἔνεισι
μὲν, ἔνεισι δὲ λεπταί. Καὶ παντάπασι μὲν τῶν
παθημάτων τῶν τοιούτων οὐκ ἀπαλλάσσονται

trachée artère est plus ample, ne sont pas aussi sujets que les jeunes gens à un amas de pus dans la poitrine et à la surface des ulcères ; à fur et à mesure qu'il se forme, il est entraîné nécessairement par le poumon vers la trachée artère, et il est expectoré aussitôt.

71. Les sujets moins âgés sont plus violemment attaqués, n'ayant point la même facilité d'expectorer ; les douleurs et la fièvre sont plus aiguës et plus fréquentes, soit localement, soit généralement ; leurs veines sont aussi plus pleines et plus tendues. Lorsque la chaleur fébrile s'est développée, les douleurs y succèdent rapidement ; alors les malades succombent en peu de temps à la phthisie.

72. Les vieillards en qui la maladie est moins aiguë, expectorent avec plus de facilité ; leurs accès fébrils, ne sont ni très-aigus, ni très-rapprochés. Les douleurs sont plus foibles en général ; ils ne se débarrassent donc que très-difficilement et incomplètement des maux de poitrine ; ils se con-

sument lentement, tantôt en crachant du
pus ou du sang; tantôt en n'en rendant
pas du tout : ils continuent ainsi, jusqu'à la
fin de leur vie, sans aucun autre changement. Ils périssent ordinairement lorsque
quelque affection analogue à la première
maladie dont ils sont atteints, s'y joint et la
rend plus violente : au nombre de ces affections sont surtout la pleurésie et la péripneumonie.

XXII. 73. La fièvre se déclare de la manière suivante : lorsque la bile et la pituite
s'échauffent intérieurement, elles augmentent dans toutes les parties du corps la
chaleur naturelle , c'est pourquoi on lui
donne alors le nom de fièvre. La bile et
la pituite s'exaltent par les alimens et
les boissons qui servent à l'accroissement et à la nutrition. La fièvre s'al-
lume aussi extérieurement par les douleurs , et les blessures ; par l'excès du
froid et du chaud , et par les impressions
sur les sens, tels que la vue et l'ouïe; mais
elle a lieu moins souvent en vertu de ces
causes.

οὐδὲ οἱ γεραίτεροι, ἀλλ' ἔχοντες αὐτὰ πουλὺν χρόνον, καταφθείρονται. Καὶ ἄλλοτε πῦον πτύουσιν, ἄλλοτε αἷμα, ἄλλοτε δὲ οὐδέτερον. Τέλος δὲ, συναποθνήσκει αὐτοῖσιν. Ἀποθνήσκουσι δὲ οὕτως· ὅταν τι αὐτοὺς νούσημα τούτῳ, ᾧ ἂν ἔχωσι, παραπλήσιον καταλάβῃ, ὥςε ἔχειν καὶ τοῦτο. Καὶ, ὃ ἂν ἔχωσι, νούσημα ἰσχυρότερον γίγνεται, καὶ ὡς τὰ πουλλὰ καὶ διαφθείρονται. Ταῦτα δέ ἐςι τὰ μάλιςα ἐξεργαζόμενα τῶν νουσημάτων, πλευρῖτις τέ καὶ περιπλευμονίη.

οδ΄. Πυρετὸς δὲ ἀπὸ τῶνδε γίγνεται. Ὁκόταν χολὴ ἢ φλέγμα θερμανθῇ, θερμαίνεται τὸ ἄλλο πᾶν σῶμα ἀπὸ τούτων. Καὶ καλέεται τοῦτο πυρετός. Θερμαίνεται δὲ ἡ χολὴ καὶ τὸ φλέγμα, ἔνδοθεν μὲν, ἀπὸ σιτίων καὶ ποτῶν, ἀφ' ὧν καὶ τρέφεται καὶ αὔξεται. Ἔξωθεν δὲ ἀπὸ πόνων καὶ τρωμάτων, καὶ ὑπὸ τοῦ θερμοῦ ὑπερθερμαίνοντος, καὶ ὑπὸ τοῦ ψυχροῦ ὑπερψύχοντος. Θερμαίνεται δὲ καὶ ἀπὸ ὄψιος καὶ ἀκοῆς· ἐλάχιςα δὲ ἀπὸ τούτων.

οέ. Τὸ δὲ ῥίγος ἐν τῇσι νούσοισι, γίνεται μὲν
καὶ ἀπὸ τῶν ἔξωθεν ἀνέμων, καὶ ὕδατος, καὶ
αἰθρίης, καὶ ἑτέρων τοιούτων. Γίνεται δὲ καὶ
ἀπὸ τῶν ἐσιόντων σιτίων καὶ ποτῶν. Μάλιςα
δὲ καὶ ἰσχυρότερον γίνεται, ὅταν χολὴ καὶ
φλέγμα συμμιχθῇ ἐς τωὐτὸ τῷ αἵματι, ἢ τὸ
ἕτερον, ἢ ἀμφότερα. Μᾶλλον δὲ, ἢν τὸ φλέγμα
μοῦνον συμμιχθῇ. Ψυχρότατον γὰρ φύσει τὸ
φλέγμα, θερμότατον δὲ τὸ αἷμα. Ψυχρότερον
δέ τι καὶ ἡ χολὴ τοῦ αἵματος. Ὅταν οὖν ταῦτα
συμμιχθῇ, ἢ ἀμφότερα, ἢ τὸ ἕτερον ἐς τὸ αἷμα, πήγνυσι τὸ αἷμα· οὐ παντάπασι δὲ. Οὐδὲ
γὰρ ἂν δύναιτο ζῆν ὁ ἄνθρωπος, εἰ τὸ αἷμα
πυκνότερόν τε καὶ ψυχρότερον γένοιτο πολλαπλασίως αὐτὸ ἑωυτοῦ. Ψυχομένου οὖν τοῦ αἵματος, ἀνάγκη ψύχεσθαι καὶ τὸ ἄλλο σῶμα
πᾶν· Καὶ καλέεται τοῦτο ῥίγος, ὁκόταν τὸ
τοιοῦτον γένηται. Κἢν μὲν ἰσχυρὸν γένηται
ῥίγος, ἰσχυρότερός ἐςι καὶ ὁ τρόμος. Αἱ γὰρ
φλέβες συσπώμεναι, καὶ συνιόντος καὶ πηγνυ-
μένου τοῦ αἵματος, συσπῶσί τε τὸ σῶμα, καὶ
τρέμειν ποιέουσιν. Ἢν δέ τι ἧσσον ἡ σύνοδος

74. Le frisson dans les maladies est produit par l'air extérieur, par l'eau froide, par le serein, par l'humidité, ou par toute autre cause semblable. Il provient aussi quelquefois des aliments et des boissons. Il est plus fort, quand il est engendré par la bile et la pituite, mêlées avec le sang, ou par l'une ou l'autre ; car la pituite est naturellement froide ; le sang est plus chaud ; la bile a moins de chaleur que ce dernier. Lorsque ces humeurs se réunissent spontanément, ou seulement lorsque le sang se mêle avec l'une d'elles, il est moins pur ; il s'épaissit, non tout-à-fait ; car il ne pourroit entretenir la vie, s'il étoit beaucoup plus épais et plus froid que sa nature ne le permet. Le sang perdant de sa chaleur, toutes les parties doivent se refroidir aussi ; on éprouve un froid extrême que l'on nomme *rigor*, ou rigueur ; lorsqu'il est parvenu à son extrême degré, c'est le tremblement. Tandis que les veines sont fortement resserrées, le sang y est figé et arrêté ; celles-ci tiraillent toutes les par-

ties et les font trembler : si le sang trouve moins d'obstacle dans sa marche , c'est alors le frissonement ou horripilation qui est le froid le plus léger.

75. Voici pourquoi , après le frisson , la fièvre doit nécesairement être plus ou moins violente : lorsque le sang s'est fortement échauffé, et qu'il a surmonté l'action du froid , il revient alors à son état naturel ; la bile et la pituite qui y sont mêlées s'échauffent avec lui; il arrive nécessairement que la température de toutes les parties du corps doit s'élever aussi : il en résulte que la fièvre doit nécessairement être produite par la chaleur qui succède au froid , après que le sang s'est échauffé de nouveau.

76. Les sueurs se déclarent de la manière suivante , dans les maladies qui se jugent aux jours critiques : pendant le relâche de la chaleur ou de la fièvre, les parties les plus subtiles de la bile et de la pituite mêlées avec le sang, se fondent se divisent et s'échapent extérieurement par les pores ; tandis qu'il en reste une partie intérieure-

τοῦ αἵματος γένηται, τοῦτο δὴ καλέεται ῥίγος.
Φρίκη δὲ λέγεται τὸ ἀσθενέστατον.

ος΄. Ὅτι δὲ μετὰ τὸ ῥίγος ἀνάγκη πυρετὸν
ἐπιλαβεῖν, ἢ πλέω ἢ ἐλάσσω, ὧδε ἔχει. Ὁκόταν
τὸ αἷμα διαθερμαίνηταί τε καὶ ἀποβίηται, καὶ
ἀπίῃ πάλιν ἐς τὸν ἑωυτοῦ φύσιν, συνδιαθερμαί-
νεται καὶ τοῦ φλέγματος, καὶ τῆς χολῆς, τὸ ἐν
τῷ αἵματι συμμεμιγμένον, καὶ γίνεται τὸ αἷμα
θερμότερον αὐτὸ ἑωυτοῦ πολλαπλασίως. Τούτων οὖν διατεθερμασμένων, ἀνάγκη πυρετὸν
ἐπιγενέσθαι ὑπὸ τῆς θερμασίης τοῦ αἵματος
μετὰ ῥίγος.

οζ΄. Ἱδρὼς δὲ γίνεται διὰ τόδε. Ὁκόσοις ἂν
νοῦσοι κρίνωνται ἐν τῇσι κυρίῃσι τῶν ἡμερέων,
καὶ τὸ πῦρ μεθίῃ, ἐκτήκεται ἀπὸ τοῦ ἐν τῷ αἵματι φλέγματός τε καὶ χολῆς τὸ λεπτότατον,
καὶ ἀποκρίνεται, καὶ χωρέει, τὸ μὲν ἔξω τοῦ
σώματος, τὸ δὲ ἔνδον, καὶ αὐτοῦ ἐν τῷ σώματι ὑπολείπεται. Τὸ δὲ ὑπὸ θερμασίης λεπτυνόμενον, ἀτμὸς γίνεται, καὶ σὺν τῷ πνεύ-

ματι μισγόμενον ἔξω χωρέει. Ἔςι μὲν οὖν ταῦτα τοιαῦτα, καὶ ἀπὸ τούτων ἀπογεννᾶται ὁ ἱδρώς. Διότι δὲ, ὁτὲ μὲν θερμὸς, ὁτὲ δὲ ψυχρός ἐςιν, οὕτως. Θερμὸς μὲν, ἀπὸ διατεθερμασμένου τε τοῦ κακοῦ, καὶ ἐκκεκαυμένου, καὶ λελεπτυσμένου, καὶ ἀσθενέος, καὶ οὐ λίην πολλὰ ἀποκρίνεται, καὶ ἀνάγκη θερμότερον αὐτὸν ἐκκρίνεσθαι ἐκ τοῦ σώματος.

οη'. Ψυχρὸς δὲ, ἀπὸ πλέονος τοῦ κακοῦ ἀποκρινόμενος, τούτε ὑπολειπομένου καὶ ἔτι ἰσχύοντος, καὶ οὔπω σεσηπότος, οὐδὲ λελεπτυσμένου, οὐδὲ ἐκκεκαυμένου, ψυχρότερος καὶ παχύτερος καὶ κακωδέςερος ἐκχωρέει. Δῆλον δὲ τοῦτο ἐν τῷδε. Οἱ ψυχρῷ ἱδρῶτι ἱδροῦντες, μακρὰς νόσους νοσέουσιν ὡς ἐπιτοπουλὺ, ἐπισχύοντος τοῦ κακοῦ, τοῦ ἐν τῷ σώματι ὑπολειπομένου. Οἱ δὲ θερμῷ ἱδρῶτι ἱδροῦντες, ταχύτερον ἀπαλλάσσονται τῶν νουσημάτων.

οθ'. Πλευρῖτις δὲ καὶ περιπλευμονίη γίνετ-

ment : ce qui a été atténué par la chaleur se vaporise et se fait jour au dehors, en se mêlant à l'humeur de la transpiration. C'est ainsi que sont engendrées les sueurs : dans le premier cas, elles proviennent des humeurs viciées, échauffées, affoiblies et atténuées par la chaleur; la portion qui s'en sépare doit nécessairement y participer et être plus chaude.

77. Les sueurs froides viennent des humeurs encore plus viciées et plus tenaces, qui ne sont ni affoiblies par la coction, ni divisées et atténuées par la chaleur. C'est pourquoi, il n'y a d'excrétée que la portion la plus froide et la plus épaisse ou la plus visqueuse. Ceci est évident, parce que les sueurs froides se déclarent ordinairement dans les maladies longues, où il arrive qu'une partie des humeurs non assimilées, restent intérieurement dans le corps ; tandis qu'on remarque au contraire, que ceux en qui des sueurs chaudes se déclarent, sont promptement délivrés des maladies.

XXIII -8. La pleurésie et la péripneu-

monie sont engendrées, ainsi qu'il suit ;
savoir : la pleurésie par des boissons spiritueuses , immodérées ; surtout par l'usage
excessif du vin , qui humecte et échauffe
beaucoup les humeurs , particulièrement la
bile et la pituite. Celles-ci exaltées et mises
en mouvement par la chaleur dominent ,
en sorte qu'il en résulte le frisson qui
se déclare , soit dans l'ivresse , soit lorsqu'on est à jeun. La plèvre qui est une
des parties internes charnues , naturellement la plus foible , sans appui au-
dedans , mais au contraire concave , doit
être la première affectée du frisson. Lorsqu'elle est resserrée par le froid , les chairs ,
ainsi que les veines de ce côté , sont disten-
dues et tiraillées avec elle. La bile et la pituite
qui s'y trouvent , s'en séparent en partie ,
ou tout à fait , et se portent intérieurement
vers l'endroit le plus chaud et le plus charnu des côtes , où elles se fixent et occasionnent une vive douleur et de la chaleur : là
se portent aussi les humeurs des parties
environnantes.

ται ὧδε. Ἡ μὲν πλευρῖτις, ὁκόταν πόσιες ἀλέες τέ καὶ ἰσχυραὶ κάρτα λάβωσι. Διαθερμαίνεται γὰρ τὸ σῶμα ἅπαν ὑπὸ τοῦ οἴνου, καὶ ὑγραίνεται. Μάλιϛα δὲ ἥτε χολὴ, καὶ τὸ φλέγμα διαθερμαίνεταί τε καὶ ὑγραίνεται. Καὶ δὴ τούτων κεκινημένων τέ καὶ ὑγρασμένων, ξυγκυρήσει, ὥϛε ῥιγῶσαι μεθύοντα, ἤν τε νήφοντα. Ἄτε ἐὸν τὸ πλευρὸν ψιλὸν φύσει σαρκὸς, μάλιϛα τοῦ σώματος, καὶ οὐκ ἐόντος αὐτῷ ἔσωθεν τοῦ ἀντιϛηρίζοντος οὐδενὸς, ἀλλὰ κοίλου, αἰσθάνεται μάλιϛα τοῦ ῥίγεος. Καὶ ὁκόταν ῥιγώσῃ τέ καὶ ψυχθῇ, συνέλκεταί τε καὶ συσπᾶται ἥτε σάρξ, ἡ ἐπὶ τῷ πλευρῷ, καὶ τά φλέβια. Καὶ ὅσον τέ ἐν αὐτῇ τῇ σαρκὶ ἔνι χολῆς καὶ φλέγματος, ἢ ἐν τοῖσιν ἐν αὐτῇ φλεβίοισι, τοῦτο πολλὸν ἢ πᾶν ἀποκρίνεται, ἔσω συνωθεόμενον πρὸς τὸ θερμὸν, πυκνουμένης τῆς σαρκὸς ἔξωθεν, καὶ προσπήγνυται πρὸς τῷ πλευρῷ, καὶ ὀδύνην παρέχει ἰσχυρὴν, καὶ διαθερμαίνεται. Καὶ διὰ τῆς θερμότητος ἄγει ἐφ' ἑωυτὸ, καὶ ἀπό τε τῶν πλησίον φλεβῶν καὶ σαρκῶν, φλέγμα τέ καὶ χολήν. Γίνεται μὲν οὖν [ταῦτα] τούτῳ τῷ τρόπῳ.

π΄. Ὁκόταν δὲ τὰ πρὸς τὸ πλευρὸν προσπα-
γέντα σάπῃ καὶ πτυσθῇ, ὑγιέες γίνονται. Ἢν
δὲ τό, τε ἀρχαῖον πολλὸν προσπαγῇ πρὸς τὸ
πλευρὸν, καὶ ἄλλο προσεπιγένηται, αὐτίκα
ἀπόλλυνται, οὐ δυναμένοι ἀναπτύσαι ὑπὸ πλήθους τοῦ σιάλου, ἢ ἔμπυοι γίνονται. Καὶ οἱ
μὲν ἀπόλλυνται, οἱ δὲ διαφεύγουσι. Διαδηλοῖ
δὲ ταῦτα ἐν τῇσιν ἑπτὰ ἡμέρῃσιν, ἢ ἐννέα, ἢ
ἕνδεκα, ἢ τεσσαρεσκαίδεκα· Ὀδύνην τὲ παρέχει ἐς τον ὦμον, καὶ ἐς τὴν κληΐδα, καὶ ἐς τὴν
μασχάλην, διὰ τόδε.

πα΄. Ἡ φλὲψ, ἡ σπληνῖτις καλεομένη, τεί-
νει ἀπὸ τοῦ σπληνὸς ἐς τὸ πλευρόν· ἐκ δὲ τοῦ
πλευροῦ ἐς τὸν ὦμον, καὶ ἐς τὴν χεῖρα τὴν
ἀριστερήν. Ἡ δὲ ἡπατῖτις ἐς τὰ δεξιὰ ὡσαύτως.
Καὶ ὁκόταν ταύτης τὸ ἐπὶ τοῦ πλευροῦ συνει-
ρυσθῇ ὑπὸ τοῦ ῥίγεος, καὶ φρίξῃ τὸ αἷμα τὸ
ἐν αὐτῇ, ἔς τε τὴν μασχάλην καὶ τὴν κληΐδα
καὶ τὸν ὦμον συνέρχεταί τε καὶ σπᾷ, καὶ ὀδύ-

79. Lorsque la fluxion s'est ainsi formée sur la plèvre; si les malades expectorent des matières bien cuites, il guérissent: mais si déjà les humeurs se sont fixées depuis long-temps sur le côté; et qu'il s'y joigne une nouvelle fluxion, la mort sera prompte. L'expectoration devient en effet impossible par la quantité des humeurs épanchées ; ou bien il se forme alors un empyème, qui quelquefois est guérissable, et d'autre fois mortel. Tous les symptômes sont très-apparents, surtout les septième, neuvième, onzième ou quatorzième jours. Il y a des douleurs fixes à l'épaule, à la clavicule, jusque sous l'aisselle.

80. La veine que l'on nomme splénique (1) s'étend de la rate à la plèvre pour se porter ensuite à l'épaule et au bras gauche; la veine qu'on nomme hépatique s'étend de même au côté droit. Lors donc que ces veines se resserrent vers la plèvre, par l'action du froid, et que le sang frissonne dans sa marche, en se portant et se fixant, à l'aisselle, à la clavicule et à l'épaule; il y

occasionne des douleurs ; il arrive de même,
que les parties situées dans le dos, s'échauffent en partie par le sang et en partie par la
bile et la pituite, qui se fixent sur le côté.
On éprouve aussi quelquefois des douleurs au-dessous des côtes ; souvent elles
se portent plus bas ; si les humeurs pénètrent jusque dans les veines et la vessie, il survient alors des urines bilieuses
très-abondantes. On pense généralement
que le frisson est la cause et le commencement de la pleurésie.

XXIX. 81. La péripneumonie se forme,
quand le poumon, très-échauffé par la bile et
la pituite mises en mouvement, les a attirées
dans ses veines, qui communiquent avec les
lieux environnans. Tout le corps participe à
cette chaleur ; on ressent des douleurs surtout dans le dos et les côtés ; jusqu'aux épaules
et vers le milieu de l'épine du dos. Le poumon absorbe toute l'humidité, tandis que
les autres parties s'échauffent à proportion
et se dessèchent. Lorsque la fluxion est
formée, la bile et la pituite y affluent, s'y
putréfient et se changent en pus. Si la sup-

χην παρέχει. Κατὰ δὲ τὸν αὐτὸν λόγον καὶ τὰ
περὶ τὸν νῶτον χωρία διαθερμαίνεται ὑπὸ τοῦ
προσπεπηγότος ὑγροῦ πρὸς τῷ πλευρῷ, φλέγματός τε καὶ χολῆς. Παρέχει δὲ ὀδύνην ἐνίοτε
καὶ τοῖσι τοῦ πλευροῦ κάτωθεν χωρίοισι. Πολλάκις δὲ, ἢν ἐς τὰ κάτω τράπηται, ὀδύνην διαδιδοῖ ἐς τὴν κύςιν διὰ τῶν φλεβίων, καὶ οὐρέει
πολλόν τε καὶ χολῶδες. Νομίζουσι δὲ, ταύτης
τῆς νούσου τὸ ῥῖγος αἴτιον εἶναι καὶ ἀρχήν.

πδ'. Ἡ δὲ περιπλευμονίη γίνεται, ὁκόταν,
κεκινημένου καὶ ὑγραινομένου τοῦ φλέματος
καὶ τῆς χολῆς, ἑλκύσῃ ὁ πλεύμων ὑπὸ θερμασίης ἐφ' ἑωυτὸν ἀπὸ τῶν πλησίον χωρίων πρὸς
τοῖσιν ὑπάρχουσιν ἐν ἑωυτῷ. Διαθερμαίνει μὲν
πᾶν τὸ σῶμα, καὶ ὀδύνην παρέχει, μάλιςα δὲ
τῷτε νώτῳ, καὶ τῇσι πλευρῇσι, καὶ τοῖσιν
ὤμοισι, καὶ τῇ ῥάχει, ἅτε ἀπὸ τούτων ἕλκων
ἐς ἑωυτὸν τὴν ἰκμάδα τὴν πλείςην, καὶ ὑπερ-
ξηραίνονται ταῦτα καὶ ὑπερθερμαίνονται. Ὁλό-
ταν δὲ εἰρύςῃ ἐς ἑωυτὸν, καὶ ἕδρην λάβῃ ἥτε

χολὴ καὶ τὸ φλέγμα ἐς τὸν πλεύμονα, σήπεται
καὶ ἐμπυοῦται. Καὶ, ἢν μὲν ἐν τῇσι κυρίησι
τῶν ἡμερέων σαπέντα πτυσθῇ, περιγίνεται.
Ἢν δὲ τάδε ἐπελθόντα τὴν ἀρχὴν δέχηται, καὶ
προσεπιγίνηται ἕτερα, καὶ μήτε πτύων, μήτε
σήπων κρατέῃ, ὑπὸ πλήθεος τῶν ἐπιγινομένων
ἀποθνήσκουσιν ὡς τὰ πολλά. Ἢν δὲ πρὸς τὰς
ἡμέρας διαγένωνται τὰς δύο καὶ εἴκοσι, καὶ τὸ
πῦρ μεθῇ, καὶ ἐν ταύτῃσι μὴ ἐκπτυσθῇ, ἔμπυοι γίνονται. Γίνονται δὲ μάλιςα ἐκ τούτων,
οἷσιν ἰσχυρόταται ἥτε πλευρῖτις καὶ ἡ περιπλευμονίη.

πγ΄. Γίνεται δὲ καὶ ἄπτυςος περιπλευμονίη καὶ πλευρῖτις, ἄμφω ὑπὸ τοῦ αὐτοῦ, ὑπὸ
ξηρασίης. Ξηραίνει δὲ καὶ τὰ θερμὰ, ὅταν
ὑπερθερμαίνῃ, καὶ τὰ ψυχρὰ, ὅταν ὑπερψύχῃ.
Πήγνυται δὲ τὸ πλευρὸν καὶ τὰ ἐν αὐτῷ τῷ
πλευρῷ φλέβια, καὶ συσπᾶται. Ὁκόταν ἐν αὐτῷ
ἐκ φλέγματος καὶ χολῆς, τοῦτο ὑπὸ τῆς θερ-

puration se fait jour par l'expectoration dans les jours critiques, on parvient alors à la guérison ; mais si dans le cours de la maladie, il en survient une autre analogue, et que la quantité des matières soit trop grande, pour subir la coction, ou se tarir par l'expectoration, les malades périssent alors suffoqués. Si la maladie se prolonge jusqu'au vingt-deuxième jour avec des rémissions de la fièvre, pour la formation du pus, sans que celui-ci soit expectoré; il se fait alors une suppuration interne. L'empyème est surtout produit par les inflammations les plus violentes, telles que la pleurésie et la péripneumonie.

XXV. 82. Il y a en outre une pleurésie et une péripneumonie sèches ou sans crachats. Ces maladies proviennent d'une grande aridité, causée par la chaleur excessive des parties, ou par l'excès du froid. Alors la plèvre, et les veines situées dans le côté se resserrent ; tandisque la bile et la pituite qui s'y trouvent renfermées, s'échauffent et font

naître la douleur, qui ensuite occasionne
la fièvre. Il convient donc alors d'ouvrir la
veine (du bras qui correspond à celle) que l'on
nomme splénique, ou hépatique, suivant
le siége de la maladie : on apaisera ainsi la
douleur de la plèvre et des autres parties. La
veine qui est ouverte, livre passage à la portion de bile et de pituite, et au sang altéré,
dont on se débarasse, ainsi en grande partie
extérieurement. Ensuite on favorise intérieurement l'excrétion des humeurs à
travers les chairs, par les boissons, par les
médicaments et les fomentations extérieures, jusqu'à ce que la maladie se soit dissipée généralement. C'est là ce que nous
nommons pleurésie sèche.

XXVI. 83. La péripneumonie se déclare de même, quand le poumon est
trop aride ; et que la bile et la pituite,
qui s'y trouvent fixées, ne subissent point
la coction, et ne sont pas expectorées.
L'exhalation pulmonaire, ainsi que l'humidité qui provient des boissons ou des
sorbitions, et même les humeurs des par-

μασίης ἐνέτηκέ τε καὶ ὀδύνην παρέχει, καὶ
ὑπὸ τῆς ὀδύνης πυρετόν. Τούτου ξυμφέρει τὴν
φλέβα ἀποσχάσαι (τὴν ἐν τῇ χειρὶ), τὴν σπληνῖτιν καλεομένην, ἢ τὴν ἡπατῖτιν, καθ᾽ ὁποτέ-
ρην ἂν εἴη τὸ νούσημα. Καὶ οὕτως ἡ ὀδύνη μα-
λακωτέρη γίνεται τοῦ πλευροῦ τε καὶ τῶν ἄλλων. Ἡ γὰρ φλὲψ, ὅσον ἔνι ἐν αὐτῇ χολῆς καὶ
φλέγματος, [καὶ] αὐτοῦ τοῦ αἵματος νενοσηκό-
τος, μετὰ τούτων μεθίει τὸ πουλὺ ἔξω. Τὸ δὲ
ἐκ τῆς σαρκὸς ὑπό τε φαρμάκων καὶ ποτῶν
διαχέεται, καὶ ὑπὸ χλιασμάτων προστιθεμέ-
νων ἔξωθεν, ὥστε τὴν νοῦτον σκίδνασθαι ἀνὰ
πᾶν τὸ σῶμα. Καλέεται δὲ αὕτη πλευρῖτις
ἄπτυτος.

πδ΄. Ἡ δὲ περιπλευμονίη, ὁκόταν ὁ πλεύμων ὑπερξηρανθῇ αὐτός, καὶ ὁκόταν ἐν αὐτῷ
ἐνιόντι χολῆς ἢ φλέγματος, οὔτε σήπει ὁμαλῶς
οὔτε τὸ σίαλον ἀναδιδοῖ. Ὅσον τε ἐν αὐτῷ ἔστιν
ἰκμάδος, ἢ ἀπὸ ποτοῦ, ἢ ἀπὸ ῥοφήματος, ἢ
ἀπὸ τῶν πλησίον χωρίων, τοῦτο πᾶν ἐκκαίει,
ὑπὸ τῆς ὑπερξηρασίης τε καὶ θερματίης. Τούτῳ

ξυμφέρει πόματα πίνειν, ὑφ' ὧν ὑγραίνεται ὁ
πλεύμων, καὶ πτύσσεται. Ἢν γὰρ μὴ πτυσθῇ,
σκληρότερός τε γίνεται ὁ πλεύμων, καὶ ξυνα-
ναίνεται, καὶ τὸν ἄνθρωπον ἀπόλλυσι.

πέ. Καῦσος δὲ λαμβάνει μὲν μᾶλλον τούς χο-
λώδεας. Λαμβάνει δὲ καὶ τοὺς φλεγματίας. Λαμβάνει δὲ ὧδε. Ὁκόταν χολὴ κινηθῇ ἀνὰ τὸ σῶμα,
καὶ συγκυρήσῃ, ὥςε τὰς φλέβας καὶ τὸ αἷμα εἰρύσαι τῆς χολῆς· εἰρύσαι δὲ τὸ πλεῖςον ἐκ τῶν
σαρκῶν καὶ τῆς κοιλίης· τὸ δὲ πρόσθεν ἐνεὸν, ἅτε
καὶ τῇ φύσει θερμότατον ἐὸν, ἐν τῷ σώματι, τὸ
αἷμα ὁκόταν γοῦν διαθερμανθῇ, ἐκ τῶν σαρκῶν
καὶ τῆς κοιλίης πρὸς τῷ ἐνεόντι, μᾶλλον ἔτι ὑπὸ
τῆς χολῆς, διαθερμαίνει καὶ τὸ ἄλλο σῶμα πᾶν.
Καὶ τὰ μὲν ὑπὸ τῆς πολλῆς ἰκμάδος, οὐ δύναται ἀποξηραίνεσθαι παντάπασιν. Ἢν δὲ ἀποξηρανθῇ, ἀποθνήσκει ὁ ἄνθρωπος. Τὰ δὲ ἐν τοῖσιν ἀκρωτηρίοισι τοῦ σώματος, ἅτε ξηρὰ ἐόντα

ties environnantes se consument par la chaleur et l'aridité excessive de l'organe de la respiration. Il convient alors de faire prendre beaucoup de boissons humectantes qui rafraîchissent le poumon, et qui facilitent l'expectoration. Car si le crachement ne peut s'établir, l'aridité et la chaleur qui vont toujours croissant, font périr les malades.

XXVII. 84. La fièvre ardente attaque plus communément les sujets bilieux et pituiteux. Elle se déclare de la manière suivante : quand la bile exaltée se répand dans toutes les parties, les veines attirent cette humeur des chairs, mais surtout du ventre, où elle étoit fixée auparavant, de manière que le sang devient alors beaucoup plus chaud. Lorsque la chaleur est devenue plus intense, toutes les parties y participent à proportion ; elles ne peuvent être totalement privées d'humidité ; car, s'il en étoit ainsi, la mort seroit inévitable : mais les extrémités naturellement sèches, sont les premières frappées d'aridité : si vous les touchez, vous les trouverez froides et sèches ; c'est pourquoi, les sujets attaqués de fièvre ardente, sont dévorés intérieurement par une chaleur brûlante; tandis qu'ils ont les extrémités froides ; la langue et la gorge sont desséchées par la chaleur excessive de la respiration et par le feu de la fièvre.

85. La portion de bile contenue dans le ventricule ou dans la vésicule, produit quelquefois des évacuations du ventre et d'autres fois des vomissemens très-abondans, surtout dans les quatre ou cinq premiers jours critiques. On vomit, quand l'estomac étant plus échauffé a attiré la bile. Il arrive aussi, que les maladies, telles que la pleurésie et la fièvre ardente se changent en péripneumonie, lorsque la poitrine extrêmement échauffée a attiré la bile et que le poumon l'a reçue. Il en résulte alors une péripneumonie qui est souvent mortelle, à cause de la foiblesse déjà existante et d'une maladie nouvelle qui s'y réunit : les malades

φύσει, ἀποξηραίνεταί τε καὶ ἐκκαίεται ἐξ αὐτῶν τὸ ὑγρὸν τὸ πλεῖςον. Καὶ εἰ θέλεις ψαύειν,
ψυχρά τε αὐτὰ εὑρήσεις καὶ ξηρά. Διὰ τοῦτο,
ὁκόσοι ὑπὸ καύσου ἁλίσκονται, τὰ μὲν εἴσω
καίονται ὑπὸ τοῦ πυρὸς, τὰ δὲ ἔξω ψυχροί εἰσιν, ᾗτε γλῶσσα καὶ ὁ φάρυγξ τρηχύνεταί τε καὶ
αὐαίνεται ὑπὸ τοῦ εἴσω πνεύματος καὶ τῆς θερμότητος.

πε΄. Ὅσον δ᾽ ἂν ἐν τῇ κοιλίῃ καὶ ἐν τῇ κύςει ἐγγένηται χολῆς, τὸ μὲν ἐν τῇ κοιλίῃ ἐνίοτε μὲν
διαταράσσεται κάτω, τὰ δὲ πολλὰ ἐμέεται ἐν
τῇσι πρώτῃσιν ἡμέρῃσιν, ἢ ἐν τέσσαρσιν, ἢ ἐν
πέντε. Ἐμέεται δὲ διὰ τόδε, ὁκόταν ἡ ἄνω κοιλίη ὑπερθερμανθῇ, ἕλκει ἐφ᾽ ἑωυτὴν, καὶ γίνεται ἔμετος. Διὰ τοῦτο δ᾽ αὐτὸ, καὶ ἐς περιπλευμονίην ἐκ καύσου τέ καὶ ἐκ πλευρίτιδος
μάλιςα μεθίςαται τὰ νουτήματα. Ὁκόταν γὰρ
ἡ ἄνω κοιλίη ὑπερθερμανθῇ, ἕλκει ἐφ᾽ ἑωυτὴν,
καὶ ὑποδέχεται ὁ πλεύμων, καὶ γίνεται περιπλευμονίη, καὶ ὡς τὰ πουλλὰ ἀπόλλυνται, ἄτε
ἀσθενέες ἤδη ἐόντες, καὶ ἑτέρης νούσου και-
νῆς ἐπιγενηθείσης, οὐ δύναμενοι τὰς ἡμέρας

διατελέειν, ἄχρις οὗ τὸ σίαλον πεπανθῇ ἐν τῷ
πλεύμονι. Ἀλλ' ὡς τὰ πουλλὰ ἀπόλλυνται ὑπὸ
ἀσθενείης· ἔνιοι δὲ περιγίνονται. Ὁκόσοισι δὲ
ἐς τὴν κύςιν συρρεῖ τι χολῆς, οὐρέεται παχύ.
Παχὺ δὲ ὑπὸ φλέγματος, χολῶδες δὲ διαχωρέει ὑπὸ τοῦ συγκεκαῦθαι ἐν τῇ κοιλίῃ τὰ
ἐνεόντα.

πς΄. Φρενῖτις δὲ ὧδε ἔχει. Τὸ αἷμα τὸ ἐν τῷ
ἀνθρώπῳ πλεῖςον ξυμβάλλεται μέρος συνέσιος.
Ἔνιοι δὲ λέγουσι τὸ πᾶν. Ὁκόταν οὖν χολὴ
κινηθεῖσα ἐς τὰς φλέβας καὶ ἐς τὸ αἷμα ἐσέλθῃ, διεκίνησε καὶ διούρησε τὸ αἷμα ἐκ τῆς εἰωθυίης ξυςάσιός τε καὶ κινήσιος, καὶ διεθέρμηνε.
Διαθερμανθὲν δὲ, διαθερμαίνει καὶ τὸ ἄλλο σῶμα
πᾶν, καὶ παρανοεῖται ὁ ἄνθρωπος, καὶ οὐκ ἐν
ἑωυτῷ ἐςὶν, ὑπό τε τοῦ πλήθεος τοῦ πυρετοῦ,
καὶ τοῦ αἵματος, τῆς διουρήσιός τε καὶ κινήσιος γινομένης οὐ τῆς εἰωθυίης· προσεοίκασ'
δὲ μάλιςα οἱ ὑπὸ τῆς φρενίτιδος ἐχόμενοι, τοῖς'
μελαγχολῶσι κατὰ τὴν παράνοιαν. Οἵτε γὰρ
μελαγχολώδεες, ὁκόταν φθαρῇ τὸ αἷμα ὑπὸ

peuvent à peine y résister dès les premiers jours, jusqu'à ce que la coction des matières se soit faite dans le poumon. Ils périssent presque tous de foiblesse ; quelques-uns seulement guérissent. Lorsque la bile coule vers la vessie, les urines sont alors plus épaisses à cause de la pituite ; ce qu'il y a de bilieux, provient de la portion de cette humeur, qui s'est échauffée dans le ventre.

XXVIII. 86. Quant à la phrénésie, voici son origine : le sang influe beaucoup sur l'entendement humain ; certains auteurs prétendent même, qu'il en est le moteur ou le principe. Lors donc que la bile mise en mouvement, se porte dans les veines et se mêle avec le sang ; elle l'altère, l'exalte et le rend plus chaud ; alors celui-ci étant plus échauffé, la chaleur se communique à toutes les parties du corps ; la raison se trouble ; l'on n'est plus maître de soi, à cause de la fièvre, qui provient du mouvement extraordinaire et de l'impétuosité du sang, qui n'est plus dans son état naturel. Les phrénétiques sont affectés de même que les mélancoliques, par rapport aux aberrations de l'entendement. Car chez ces derniers, lorsque le sang se corrompt par la bile et par la pituite, la raison s'aliène entièrement : quelquefois, il y a seulement des accès de manie ; il en est ainsi de la phrénésie. La manie et les délires sont d'autant moins forts, que la bile et la pituite sont plus foibles.

87. Dans la pleurésie et la péripneumonie, on rend des crachats sanglans ou livides, de la manière suivante : ordinairement au commencement, si l'on n'en rend aucun de ces deux espèces, on ne doit point ignorer, que la maladie est très-violente. Mais lorsqu'on commence à avoir des crachats un peu épais, le poumon se débarrasse alors plus facilement : ceux-ci proviennent de la distension ou de la plénitude des veines ; et particulièrement de celles de la plèvre, dans la pleurésie. L'expectoration se forme dans la péripneumonie, aussi dans les veines du poumon, par la chaleur qui y attire les humeurs.

χολῆς καὶ φλέγματος, τὴν νοῦσον ἴσχουσι καὶ
παράνοιοι γίνονται· ἔνιοι δὲ καὶ μαίνονται. Καὶ
ἐν τῇ φρενίτιδι ὡσαύτως. Οὕτω δὲ ἧσσον ἡ μα-
νίη τέ καὶ ἡ παραφροσύνη γίνεται, ὅσωπερ ἡ
χολὴ τοῦ φλέγματος ἀσθενεςέρη ἐςίν.

πζ. Ὕφαιμον δὲ καὶ πελιδνὸν ἐν τῇ πλευρίτιδι καὶ περιπλευμονίη, τὸ πτύαλον διὰ τόδε
πτύουσι. Καταρχὰς μὲν, ὡς τὸ πουλὺ, οὐδέ-
τερα πτύουσιν, οὔτε πελιδνὸν, οὔτε ὕφαιμον,
εἰδέναι δὲ χρὴ τὴν νοῦσον ἰσχυρὴν ἐοῦσαν.
Ὁκόταν δὲ τὸ σίαλον ὑπόπαχυ ἄρξωνται πτύειν,
καθαίρονται μάλιςα τότε. Πτύεται δὲ ὑπὸ
διαςάσιος τῶν φλεβῶν· τῆς μὲν πλευρίτιδος,
ἐκ τῶν ἐν τῷ πλευρῷ· τῆς δὲ περιπλευμονίης, ἐκ
τῶν ἐν τῷ πλεύμονι, καὶ θερμασίην ἐπάγει ἐφ᾽
ἑωυτήν.

πή. Ἢν δὲ ῥηγματίης ἔῃ ὁ τὴν νοῦσον ἔχων, καὶ σαβακὸς, ἀπὸ τῆς πρώτης ἡμέρης αἷμα, καὶ ὕφαιμον πύος καὶ πελιδνὸν, σὺν σιάλῳ πτύει. Τὸ δὲ πελιδνὸν ἀπὸ τοῦ αἵματος γίνεται, ἢν ὀλίγον συμμίγηται ἐς πουλὺ σίαλον, καὶ μὴ παραυτίκα πτύηται, ἀλλ᾽ ἐμμένει ἡμισαπὲς ἐὸν καὶ ἐκτεθηλυσμένον ἐν τῷ σώματι.

πθ. Ἀποθνήσκουσι δὲ ἀπὸ μὲν τῆς πλευρίτιδος, ὁκόταν πολλὸν μὲν τὴν ἀρχὴν τῷ πλευρῷ προσπαγῇ φλέγμα τέ καὶ χολή, πολλὸν δὲ προσεπιρρύῃ καὶ ἐκ τοῦ ἄλλου σώματος, καὶ μήτε πτύων κρατέῃ ὑπὸ πλήθεος, μήτε σήπων. Πιμπλῶνται δὲ αἱ ἀρτηρίαι ὑπὸ τῶν ἐνεόντων, φλέγματός τε καὶ πύου. Τοῦτο δὲ ῥέγχει καὶ ἀναπνέει πυκνόν τε καὶ ἄνωθεν. Τέλος δὲ ἀποφράσσεται πάντα καὶ ἀποθνήσκει. Τὸν αὐτὸν δὲ τρόπον τοῦτον καὶ ἐκ περιπλευμονίης ἀπόλλυνται.

88. Si la rupture d'une vomique, ou d'une veine interne se fait spontanément, les malades crachent le sang, dès les premiers jours ; puis ils l'expectorent très-abondamment avec du pus sanglant et livide. Cette couleur provient du fluide sanguin mêlé à beaucoup de salive ; ainsi que la portion livide. On ne l'expectore pas d'abord entièrement ; ce qui en reste est à demi putréfié ; puis à mesure que le vaisseau se referme, cette couleur disparoît et se perd insensiblement dans les veines.

89. La pleurésie se termine par la mort, lorsque dès le commencement, beaucoup de bile et de pituite se portent sur la plèvre. Une fluxion s'y établit et y attire les fluides de toutes les parties du corps, dont il est impossible quelquefois de se débarrasser ni par l'expectoration ni par la coction, à raison de l'abondance des humeurs. La trachée artère se remplit alors de pituite et de pus ; les crachats retentissent dans la gorge, la respiration devient très-difficile, et très-fréquente ou sublime ; toutes les parties du poumon se gorgent de pus,

et l'on meurt. C'est ainsi que le terme fatal arrive dans la péripneumonie.

90. Les sujets attaqués de fièvre ardente, périssent par un extrême desséchement; leurs extrémités, surtout les pieds et les mains, se dessèchent d'abord, puis naturellement les parties les plus sèches. Après que toute l'humidité est consumée, le sang se fige intérieurement et se refroidit ; toutes les parties sont également frappées d'aridité, et la mort y succède.

91. Quant à la phrénésie, voici comment les malades y succombent : le délire se déclare dans cette maladie, lorsque le sang a subi une altération et un mouvement étranger. Le délire est la cause que les malades ne veulent rien prendre ou presque rien ; de sorte qu'ils dépérissent et se consument promptement par les progrès de la maladie; par la fièvre et par le défaut d'aliment. Le refroidissement et le desséchement attaquent d'abord les extrémités, puis les parties les plus proches ; mais, le refroidissement des extrémités,

ζ. Ὅσοι δὲ ὑπὸ καύσου ἀποθνήσκουσι,
πάντες ὑπὸ ξηρασίης ἀποθνήσκουσιν. Ἀποξηραίνεται γάρ πρῶτον μὲν αὐτῶν τά ἀκρωτήρια,
πόδες τὲ καὶ χεῖρες. Ἔπειτα δὲ τὰ ἐπιξηρότερα.
Ὁκόταν δὲ ἐκκαυθῇ καὶ ἀποξηρανθῇ παντάπασι τὸ ὑγρὸν ἐκ τοῦ σώματος, τὸ μὲν αἷμα πή-
γνυταί τε παντελῶς καὶ ψύχεται, τὸ δὲ ἄλλο
σῶμα ἀποξηραίνεται, καὶ οὕτως ἀποθνήσκει.

ζα΄. Ὑπὸ δὲ τῆς φρενίτιδος, ἀπόλλυται ὧδε.
Παραφρονέουσιν ἐν τῇ νούσῳ διὰ παντὸς, ἅτε
τοῦ αἵματος ἐφθαρμένου τὲ καὶ ἐκκεκινημένου
τὴν εἰωθυίαν κίνησιν, καὶ ἅτε παραφρονέοντες.
Οὔτε τι τῶν προσφερομένων δέχονται, ὅ, τι
ἄξιον λόγου. Ὅταν δὲ προΐῃ ὁ χρόνος, μαραί-
νονταί τε καὶ μινύθουσιν ὑπό τε τοῦ πυρετοῦ,
καὶ ὑπὸ τοῦ μηδὲν τρέφεσθαι. Καὶ πρῶτα μὲν
τὰ ἐν τοῖσιν ἀκρωτηρίοισι, μινύθει τε καὶ ψύχε-
ται· ἔπειτα δὲ τὰ ἐπ᾽ ἐγγυτάτω. Καὶ ψύχεος,
δὲ καὶ πυρὸς, καὶ πόνων, ἀρχὴν ταύτην ἴσχει.
ὅταν τὸ αἷμα, τὸ ἐν τῇσι φλεψὶν, ὑπὸ τοῦ

φλέγματος ψυχθῇ, μεταπίπτει τε καὶ συσπᾶται ἄλες, ἄλλοτε ἄλλη, καὶ τρέμει. Τέλος δὲ
ψύχεται πάντα, καὶ ἀποθνήσκει.

ΤΕΛΟΣ ΤΟΥ ΒΙΒΛΙΟΥ ΠΕΡΙ ΝΟΥΣΩΝ.

ainsi que la fièvre et les douleurs proviennent de la même cause. Lorsque le sang contenu dans les veines s'est refroidi par la pituite, qu'il transporte çà et là assez abondamment pour produire un tremblement et un refroidissement général ; c'est l'instant de la mort.

FIN DU LIVRE DES MALADIES.

NOTE

Les veines que l'on nomme splénique et hépatique, n'ont de communication directe qu'avec les mésentériques : les intercostales s'anastômosent avec la veine azygos ; et cette dernière s'ouvre dans la veine cave. La saignée du bras agiroit donc seulement comme dérivative ; elle est sous ce rapport indispensable. Mais suivant les nouveaux principes de l'École moderne, la saignée révulsive par les sangsues sur le côté seroit souvent bien préférable à la saignée du bras ; j'observe que les axillaires s'ouvrent dans les sous-clavières, qui se terminent dans la veine cave ascendante ou supérieure ; qu'ainsi, la saignée du bras débarrasse à l'instant le poumon et la plèvre, notamment dans la pleurésie et la péripneumonie inflammatoires : donc le principe de l'auteur est vrai dans toute son acception.

OBSERVATIONS

SUR LE

TRAITÉ DES AFFECTIONS.

Le traité des affections n'est point un ouvrage essentiellement didactique ; l'auteur s'est contenté de rassembler dans un cadre méthodique, les maladies les plus communes qui attaquent la tête, la poitrine et le ventre. Cet ordre est celui que l'on observe encore dans l'exposition des principes de pathologie interne, et d'anatomie pathologique. Le premier livre des maladies nous a fait connoître les principes généraux qui concernent la théorie des affections de poitrine ; l'auteur est entré à ce sujet dans de grands développemens que l'on ne trouve point ici. Le traité des affections en général, qui a rapport essentiellement à la pratique médicale est précédé d'une préface ou avertissement qui nous prévient sur le but de l'ouvrage. Il importe d'éclairer les gens du monde, relativement aux premiers secours qu'ils peuvent emprunter à l'art de la médecine. Ce seroit en vain que l'on nous blâmeroit d'avoir adopté les conseils de l'auteur ; toutefois nous y ajouterons les réflexions que nous croyons nécessaires, particulièrement pour les jeunes médecins. Car nous avons toujours pensé, que les livres de médecine, mis entre les mains des gens du monde, n'étoient pas suivis avec assez d'exactitude et ne présentoient pas une utilité assez grande, pour dispenser le public d'appeler un médecin, et d'invoquer sa science dans les circonstances les plus difficiles. En effet s'il n'est pas quelquefois au pouvoir des ministres de l'art, de combattre par des moyens héroïques, des maladies désespérées qui souvent résistent à toutes les ressources de la médecine; on conviendra que des hommes entièrement étrangers à cette science, doivent encore bien moins se flatter d'y obtenir des succès. Mais, comme le fait remarquer très-sagement l'auteur de ce livre, le danger s'aggrave souvent, quand on n'a pas fait dès le commencement le traitement qui convient! Il y a des moyens généraux de guérison; chacun peut en juger, soit par le seul usage, soit par la tradition. Entre ces deux écueils, il vaut encore mieux choisir le moindre: supposons que des hommes soient assez intelligens pour se guider, lorsqu'ils sont atteints de quelque affection aiguë? ils ne pourront se traiter eux-mêmes jusqu'à la fin : mais en disposant des premiers secours, ils éviteront d'aggraver le danger et de compliquer leur maladie. Car, n'y a-t-il pas aussi les coutumes absurdes ; les préjugés d'ignorance et de superstition qui nous paroissent plus dangereux encore, que l'inaction des malades abandonnés à eux-mêmes! Aussi bien, les siècles se suivent sans détruire complètement les abus. Ne voit-on pas dans les campagnes et même dans les villes, des charlatans éhontés, qui prescrivent des médicamens ou qui font des traitemens les plus contraires? L'auteur décide donc la question, en soumettant les gens du monde éclairés à des instructions préliminaires, qu'ils doivent puiser dans les seules traditions orales des médecins érudits, ou dans leurs écrits. Voilà quel est le but essentiel de l'ouvrage qui est offert ici au public. Nous le croyons très-utile, avec les notes que nous y avons ajoutées, afin d'offrir la comparaison de la médecine ancienne et moderne : nous observerons à ce sujet, que déjà on connoissoit la saignée, les médicamens qui arrêtent la fièvre, et ceux qui calment le mouvement du sang ; ce qui en dernière analyse, nous rapproche beaucoup de la manière de traiter des anciens médecins; car la saignée, l'opium, le quinquina, les ventouses, les épithèmes, les cataplasmes, les synapismes, les purgatifs, les astringens, les diurétiques, les sudorifiques, les suppuratifs, les mondificatifs, nous sont indiqués ici formellement dans la thérapeutique : du moins, les principes y sont clairement exposés, tels que ceux que nous connoissons. Nous n'admettrons sans doute pas les purgations, qui ont rapport à la pituite de la tête; néanmoins, on sait que beaucoup de maux de tête et de migraines ont disparu par l'usage du tabac, qui est un sternutatoire assez puissant. On employoit autrefois les *ptarmiques* les plus violens, comme les poudres d'arum, de muguet, de gratiole ; mais, on en a abandonné généralement l'usage, à cause des hémorragies violentes, et des autres accidens qui en étoient souvent le résultat. Le tabac est aujourd'hui le seul qui se soit conservé. Il y a aussi des maux d'yeux habituels, qui ont été guéris par son usage. Est-ce par l'évacuation de la pituite par le nez ? Je n'oserois l'affirmer. Dans les douleurs de tête un peu fortes, rien ne seroit plus contraire et moins utile. Je dois dire au reste, que c'est la seule observation que je prie le lecteur de remarquer ; car j'ai suppléé à toutes les instructions convenables, dans les notes placées à la fin de ce volume, auquel j'ai ajouté des tableaux de matière médicale, suivant les découvertes dela chimie moderne, pour complément de l'ouvrage.

Sous le rapport du régime, nous ne possédions aucuns documens aussi authentiques sur la thérapeutique des anciens peples et notamment des Grecs, relativement aux alimens qu'il convient de prescrire aux convalesceus. Nous y reconnoissons presque toutes les mêmes substances, que l'on sert encore aujourd'hui sur nos tables. J'ai eu surtout en vue ici, l'instruction des jeunes médecins, souvent fort embarrassés auprès des malades. Dans tout l'ouvrage, il ne s'agit que des affections qui dominent soit en été, soit en hiver; voilà pourquoi, l'auteur rappelle souvent au nombre des causes, la bile et la pituite qui y jouent le principal rôle. On ne doit pas être surpris, s'il conseille souvent les éva-

cuans par haut ou par bas ; mais il condamne surtout les purgatifs pris sans
précaution : il a aussi fait mention dans
le même livre, des premiers secours qui
conviennent aux blessés ; et des applications extérieures relatives aux plaies et
aux contusions. Je regrette beaucoup, que
la saignée qui est de toute nécessité dans
les coups, les chutes et les fortes blessures n'ait pas été conseillée une seule
fois, ni indiquée dans les différentes maladies, dont au reste le traitement est ici plutôt préparatoire que radical. Mais nous
devrions, ce semble, attribuer cette ré-
serve à l'extrême prudence de l'auteur,
ainsi qu'il l'a formellement exprimé
dans sa préface. Comme nous n'avons
pas eu pour but essentiel, de destiner ce
livre aux gens du monde, mais bien
plutôt de le consacrer aux jeunes médecins ; nous avons donc jugé indispensable

de préciser tous les cas, où la saignée du bras est nécessaire, en la conseillant directement, dans les exemples rapportés par l'auteur.

Il est évident que ce n'est pas à un homme étranger à l'art de guérir, qu'il convient de déterminer, si la saignée est plus ou moins nécessaire? En effet, on conviendra qu'un art, dont l'application doit être le sujet des plus profondes méditations des médecins, ne peut s'apprendre plus utilement que par les observations des maladies les plus simples, et surtout par le traitement qui leur est propre? Ainsi, ce traité est essentiellement élémentaire, sous le rapport de la pratique médicale.

Il câdre parfaitement avec le premier livre des maladies, qui a trait essentiellement à la théorie. Les difficultés de l'art y sont approfondies de manière à éclairer sur les suites probables que peuvent avoir les diverses affections, dont les progrès ont été plus ou moins négligés. Tel est le plan de pathologie interne qui me paroît réunir toutes les conditions d'utilité indispensable, dans ce second volume de la fondation de la doctrine d'Hippocrate.

AVIS IMPORTANT

AU LECTEUR.

Puisqu'il y a de soi-disant critiques qui ne craignent pas de dire et de répéter avec affectation dans leurs journaux, qu'il seroit inutile de consulter les manuscrits pour rétablir la pureté du texte des OEuvres d'Hippocrate ; que le gouvernement ne doit rien , ni considération, ni encouragement à celui ou à ceux qui s'occupent de ce travail, (moins stérile cependant que quelques personnes se l'imaginent); nous allons invoquer des témoignages tellement authentiques de l'utilité de nos veilles, qu'il sera impossible de nous en contester la récompense. Nous invitons particulièrement les hellénistes et surtout ceux qui s'intéressent au succès de la tâche que nous avons embrassée, à vouloir bien vérifier le texte de Foës. Nous indiquons spécialement ici les mss. 2140, 2142 et 2145, d'après lesquels ont été faites les corrections.

Ab uno disce omnes.

ΙΠΠΟΚΡΑΤΟΥΣ

ΠΕΡΙ

ΠΑΘΩΝ.

TRAITÉ D'HIPPOCRATE

DES

AFFECTIONS.

ΙΠΠΟΚΡΑΤΟΥΣ

ΠΕΡΙ

ΠΑΘΩΝ.

α. ΑΝΔΡΑ χρὴ, ὅστις ἐστὶ συνετὸς, λογισάμε-
νον, ὅτι τοῖσιν ἀνθρώποισι πλείστου ἄξιόν ἐστιν
ὑγίη, ἐπίστασθαι ἀπὸ τῆς ἑωυτοῦ γνώμης, ἐν
τῇσι νούσοισιν ὠφελέεσθαι. Ἐπίστασθαι δὲ τὰ
ἀπὸ τῶν ἰητρῶν, καὶ λεγόμενα, καὶ προσφερόμενα πρὸς τὸ σῶμα τὸ ἑωυτοῦ, καὶ διαγινώσκειν. Ἐπίστασθαι δὲ τούτων ἕκαστα, ὅσον εἰκὸς
ἰδιώτην. Ταῦτ' οὖν ἠπίστιτο ἄν τις, μάλιστα εἰ-
δὼς καὶ ἐπιτηδεύων τάδε. Νουσήματα τοῖσι
ἀνθρώποισι γίνεται ἄπαντα ἀπὸ χολῆς καὶ
φλέγματος. Ἡ δὲ χολὴ καὶ τὸ φλέγμα τὰς νούσους παρέχει, ὅταν ἐν τῷ σώματι ἢ ὑπερξηραί-

TRAITÉ D'HIPPOCRATE

DES

AFFECTIONS.

I. 1. Tout homme prudent, doué d'intelligence qui apprécie la santé, comme
le bien le plus précieux, doit connoître
les moyens de se soulager dans les maladies. Or, c'est en puisant dans les écrits
des médecins, qu'il est possible de s'éclairer
soi-même, et de parvenir à discerner les
prescriptions dont il faut faire usage. Toutefois, on n'en aura connoissance que comme celui qui est étranger à l'art de la
médecine. Quiconque désireroit donc de
se traiter, y réussiroit surtout en mé-
ditant bien ce qui suit : d'abord, toutes
les maladies proviennent en général de

la bile et de la pituite. Ces humeurs contenues dans le corps de l'homme (1), lorsqu'elles viennent à s'échauffer ou à se refroidir, à augmenter ou à diminuer avec
excès, engendrent des maladies. Ces dernières sont occasionnées, non-seulement
par la bile et la pituite, mais encore par
les alimens, les boissons, les fatigues (2),
les blessures, les sensations de la vue, de
l'ouïe, les plaisirs de Vénus; et aussi par
le froid, par le chaud. Les causes dont je
viens de parler, agissent sur le corps de
l'homme, quand on s'y est exposé immodérément ou d'une manière insolite. Elles
s'annoncent avec plus ou moins de force,
de promptitude ou de lenteur. Telle est à
à peu près l'origine de toutes les affections,
auxquelles le corps de l'homme est sujet. Il
importe d'en avoir connoissance; du moins

(1) Voyez le traité de la Nature de l'homme.
(2) Voyez le traité précédent des maladies.

νηται, ἢ ὑπερυγραίνηται, ἢ ὑπερθερμαίνηται,
ἢ ὑπερψύχηται. Πάσχει δὲ ταῦτα τὸ φλέγμα
καὶ ἡ χολὴ, καὶ ἀπὸ σιτίων καὶ ποτῶν, καὶ
ἀπὸ πόνων καὶ τρωμάτων, καὶ ὀσμῆς, καὶ
ἀκοῆς, καὶ ὄψιος, καὶ λαγνείης. Καὶ ἀπὸ τοῦ
θερμοῦ, τε καὶ ψυχροῦ. Πάσχει δὲ, ὅταν
τούτων ἕκαςα τῶν εἰρημένων, ἢ μὴ ἐν τῷ δέοντι
προσφέρηται τῷ σώματι, ἢ μὴ τὰ εἰωθότα· ἢ
πλείω τε καὶ ἰσχυρότερα, ἢ ἐλάσσω τε καὶ ἀσθενέςερα. Τὰ μὲν οὖν νουσήματα γίνεται τοῖσι ἀνθρώποισι ἅπαντα ἀπὸ τούτων. Δεῖ δὲ
πρὸς ταῦτα τὸν ἰδιώτην ἐπίςασθαι, ὁκόσα
εἰκὸς γινώσκειν ἰδιώτην. Ὅσα δὲ τοὺς χειροτέ·
χνας εἰκὸς ἐπίςασθαι, καὶ προσφέρειν καὶ δια-
χειρίζειν. Περὶ δὲ τούτων, καὶ τῶν λεγομένων,
καὶ τῶν ποιευμένων, οἷον τε εἶναι τὸν ἰδιώτην
γνώμῃ τινὶ ξυμβάλλεσθαι. Ἤδη οὖν, τούτων
ὁπόθεν ἕκαςα δεῖ ἐπίςασθαι, ἐγὼ φράσω.

β΄. Ἢν ἐς τὴν κεφαλὴν ὀδύναι ἐμπέσωσι, τούτου τὴν κεφαλὴν ξυμφέρει διαθερμαίνειν, λούοντα πολλῷ καὶ θερμῷ, καὶ πταρμὸν ποιεῦντα, φλέγμα καὶ μύξας ὑπάγειν. Καὶ, ἢν μὲν πρὸς ταῦτα ἀπαλλάσσηται τῆς ὀδύνης, ἀρκέει ταῦτα. Ἢν δε μὴ ἀπαλλάσσηται, καθῆραι τὴν κεφαλὴν φλέγμα. Διαιτᾶν δὲ ῥοφήματι, καὶ ποτῷ ὕδατι. Οἶνον δὲ μὴ προσφέρειν, ἔς τ᾽ ἂν ἡ περιωδυνίη παύσηται. Τὸν γὰρ οἶνον ὅταν θερμὴ ἐοῦσα ἡ κεφαλὴ σπάσῃ, ἡ περιωδυνίη ἰσχυροτέρη γίνεται. Τὰ δὲ ἀλγήματα ἐσπίπτει ὑπὸ φλέγματος, ὅταν ἐν τῇ κεφαλῇ κινηθὲν ἀθροισθῇ. Ἢν δὲ ἄλλοτε καὶ ἄλλοτε ὀδύνη καὶ σκοτοδινίη ἐμπίπτῃ ἐς τὴν κεφαλὴν, ὠφελέει μὲν

autant que peut l'espérer, celui qui n'est point initié dans la pratique de l'art médical; car il n'appartient qu'aux médecins de savoir bien traiter les maladies. Cependant, quiconque est doué d'un peu d'intelligence, seroit en état de profiter de leurs écrits ou de leurs discours. C'est pourquoi, j'ai résolu d'indiquer, ce qu'il faut savoir sur chaque cas particulier.

II. 2. Dans les maux de tête, les douches abondantes d'eau tiède et les sternutatoires sont utiles, pour faire fluer la pituite par le nez (1); si l'on est soulagé, cela seul suffit; mais si les douleurs continuent, on purgera la tête; on donnera des sorbitions et des boissons aqueuses. On s'abstiendra de vin, jusqu'à ce qu'il y ait un mieux sensible; car la chaleur de tête s'augmenteroit. Les douleurs sont produites par la pituite, mise en mouvement, qui s'accumule et se fixe à la tête (2). On obtiendra du soulagement par les moyens suivans: on fera une saignée, soit du nez, soit de la veine frontale. Si la maladie est très-ancienne ou très-violente, et si elle ne diminue point par l'évacuation de la pituite ; on fera alors des scarifications, ou la cautérisation des veines, à la circonférence de la tête. C'est le seul espoir de guérison (3).

3. Soyez attentif à observer les malades qui doivent être réglés sur le régime ou sur les médicamens, dès le début des maladies ; car, si vous n'avez point saisi le commencement, et que vous attendiez vers le déclin, lorsque les forces sont très-affoiblies, vous serez retenu par la crainte de donner quelque chose de trop fort ; et il vous arrivera bien plus souvent de vous tromper que d'être exact dans vos prescriptions.

III. 4. Quand les douleurs se portent sur l'organe de l'ouïe (4), il est nécessaire de faire prendre des fumigations, et des douches abondantes d'eau tiède. Si l'on par-

καὶ ταῦτα προσφερόμενα· ὠφελέει δὲ καὶ, ἢν
αἷμα ἀφαιρεθῇ ἀπὸ τῶν μυκτήρων, ἢ ἀπὸ τῆς
φλεβὸς τῆς ἐν τῷ μετώπῳ. Ἢν δὲ πουλυχρόνιον
καὶ ἰσχυρὸν τὸ νούσημα ἐν τῇ κεφαλῇ γίνηται, καὶ μὴ ἀπαλλάσσηται καταρθείσης τῆς
κεφαλῆς, ἢ σχάσαι δεῖ τούτου τὴν κεφαλὴν,
ἢ τὰς φλέβας κύκλῳ ἀποκαῦσαι, τῶν γὰρ λι-
πῶν, ἀπὸ τούτων μονῶν, ἐλπὶς ὑγιέα γενέσθαι.

γ΄. Τοὺς νοσέοντας χρὴ σκεπέειν εἰ εὐθὺς
ἀρχομένους ἐν τῇ καταστάσει τῶν νουσημάτων,
ὅτου ἂν δέωνται, καὶ οἷους τε ὄντας φαρμακευ-
θῆναι, καὶ ἄλλο, ὅπερ ἄν τις θέλῃ προσενέγκαι. Ἢν δὲ τὴν ἀρχὴν παρεὶς, τελευτώσης τῆς
νούσου προσφέρῃς, ἐν ἀπειρηκότι ἤδη τῷ σώματι, δεδιὼς ἰσχυρόν τι προσενέγκαι, κίνδυνος
ἁμαρτάνειν μᾶλλον, ἢ ἐπιτυγχάνειν.

δ΄. Ἢν ἐς τὰ ὦτα ὀδύνη ἐμπέσῃ, λούειν
ξυμφέρει πολλῷ καὶ θερμῷ, καὶ πυριῆν τὰ ὦτα.
Καὶ ἢν μὲν πρὸς τὰ ὦτα περιίζηται τὸ φλέγμα λεπτυνόμενον ἀπὸ τῆς κεφαλῆς, καὶ ἡ ὀδύ-

νη ἀπολείπῃ, ἀρκέει ταῦτα. Ἢν δὲ μὴ, τῶν λοιπῶν ἄριϛον, φάρμακον πῖσαι, ὅ, τι ἄνω φλέγμα
καθαίρει· ἢ τὴν κεφαλὴν καθῆραι, ᾧ καθαίρεται τὸ τῆς κεφαλῆς φλέγμα. Τὸ δὲ ἄλγημα καὶ
[διὰ] τοῦτο γίνεται, ὅταν ἔσωθεν πρὸς τὴν
ἀκοὴν φλέγμα ἐκ τῆς κεφαλῆς προσπέσῃ.

έ. Ἢν δὲ τὰ παρὰ τὴν φάρυγγα φλεγμήνῃ,
ἀναγαργαρίζειν χρή. Γίνεται δὲ καὶ ταῦτα
ἀπὸ φλέγματος. Ἢν δὲ τὰ οὖλα, ἢ τῶν ὑπὸ τῇ
γλώσσῃ τι φλεγμήνῃ, διαμασσητοῖσι χρῆσθαι·
ἀπὸ φλέγματος δὲ καὶ ταῦτα γίνεται.

ϛ'. Ἢν δὲ ἡ ϛαφυλὴ κατακρεμασθῇ καὶ πνίγῃ, ἔνιοι δὲ τοῦτο καλέουσι γαργαρεῶνα, παραχρῆμα μὲν τοῖσιν ἀναγαργαλίκτοισι χρῆσθαι, σκευάζων, ὡς γέγραπται ἐν τοῖσι φαρμάκοισιν. Ἢν δὲ πρὸς ταῦτα μὴ ἰσχνὴ γένηται,
ὄπισθεν ξυρήσαντα τὴν κεφαλὴν, σικύας προσ-
βάλλειν δύο, καὶ τοῦ αἵματος ἀφαιρέειν ὡς

vient ainsi, à atténuer et à chasser la pituite, de manière à procurer du soulagement,
cela seul suffit ; mais si l'on ne réussit
pas, le meilleur moyen est de donner un
émétique qui évacue la pituite par les voies
supérieures ; ou d'y suppléer avec un sternutatoire qui purge la tête : car les douleurs sont
causées par l'humeur pituitaire, qui se porte
intérieurement sur le conduit auditif.

IV. 5. Lorsque l'inflammation attaque
la gorge (5), les gargarismes sont utiles·
Si les gencives ou la base de la langue sont
affectées, les masticatoires conviennent
mieux pour chasser la pituite. Les maux
dont je viens de parler, sont tous produits
par la même cause.

6. Lorsque la luette relâchée se prolonge
jusque dans la gorge, les gargarismes préparés de la manière, que j'ai décrite dans le
petit Traité des Médicamens, sont ici très-
convenables (6). Si la résolution n'a point
lieu, on rasera la partie postérieure de la
tête, et on y appliquera deux ventouses
scarifiées, pour extraire abondamment du

sang de cette partie, et pour y attirer la fluxion de pituite. Si la luette ne se dégonfle pas , on la scarifiera avec la pointe d'une lancette, afin de donner issue aux sérosités. Le moment d'opérer est ainsi venu , lorsque la luette commence à rougir (7); car si l'on diffère l'opération , elle finit par causer une inflammation , qui est quelquefois suivie d'une suffocation subite.

V. 7. Les douleurs avec corruption ou vacillation des dents, ne peuvent guérir autrement que par l'extraction de ces os ; mais s'il n'y a que des douleurs, il faut employer les cautérisans comme dessicatifs; les masticatoires conviennent aussi (8). En général les douleurs sont occasionnées par la pituite, fixée alors sur les racines des dents, qui en sont rongées et dévorées; mais qui se corrompent aussi par des parcelles d'alimens, surtout quand ces racines sont foibles ou creuses, ou mal rangées dans leurs alvéoles.

VI. 8. Si un polype s'est formé dans le nez , de manière à le distendre et à l'incliner d'un seul côté; on enlevera la tumeur, au moyen d'un lac que l'on fera passer par

πλεῖςον, καὶ ἀνασπᾶσαι ὀπίσω τὸ ῥεῦμα τοῦ
φλέγματος. Ἢν δὲ μὴ τούτοισι καθίςηται,
σχάσαντα μαχαιρίῳ τὸ ὕδωρ ἐξιέναι. Σχία-
ζειν δὲ, ὅταν τὸ ἄκρον ὑπέρυθρον γίνηται. Ἢν
δὲ μὴ τοιοῦτον γενόμενον τμηθῇ, φλεγμαίνειν
ἐθέλει. Καὶ ἔςιν ὅτε ἐξάπινον ἔπνιξε. Γίνεται δὲ
καὶ τοῦτο ἀπὸ φλέγματος, ὅταν ἐκ τῆς κεφαλῆς
θαλφθείσης, ἀθρόον καταρρυῇ.

ζ′. Ὅσα δὲ περὶ ὀδόντας γίνεται ἀλγήματα,
ἢν μὲν βεβρωμένος ᾖ, καὶ κινέηται, ἐξαιρέειν.
ἢν δὲ μὴ βέβρωται, μηδὲ κινέηται, ὀδύνην δὲ
παρέχῃ, καύσαντα ἀποξηρῆναι. Ὠφελέει δὲ,
καὶ τὰ διαμασσήματα. Αἱ δὲ ὀδύναι γίνονται,
ὅταν φλέγμα ὑπέλθῃ ὑπὸ τὰς ῥίζας τῶν ὀδόν-
των. Ἠσθίονται δὲ καὶ βιβρώσκονται, οἱ μὲν
ἀπὸ φλέγματος, οἱ δὲ ἀπὸ σιτίων, ἢν φύσει
ἀσθενέες ἔωσι, καὶ κοιλίην ἔχοντες καὶ πεπηγό-
τες ἐν τοῖσιν οὔλοισι κακῶς.

ή. Ἢν δὲ ἐν τῇ ῥινὶ πώλυπος ἐγγένηται,
οἷον πρῆγμα τείνεταί τε καὶ ἀπογκέει ἐκ τοῦ
μυκτῆρος ἐς τὸ πλάγιον. Ἐξαιρέεται δὲ βρόγχῳ
διελκόμενος ἐς τὸ ςόμα ἐκ τῆς ῥινός. Οἱ δὲ καὶ

φαρμάκοισιν ἐκσήπονται. Φύεται δὲ ἀπὸ φλέγματος. Ταῦτα μὲν, ὅσα ἀπὸ τῆς κεφαλῆς φύεται νουσήματα, πλὴν ὀφθαλμῶν. Ταῦτα δὲ
ἰδίως γεγράψεται.

θ'. Περὶ δὲ τῶν κατὰ κοιλίην νουσημάτων
ἐνθυμέεσθαι χρὴ τάδε. Πλευρῖτις, περιπλευμονίη, καῦσος, φρενῖτις, αὗται καλέονται
ὀξεῖαι· καὶ γίνονται μὲν μάλιϛα καὶ ἰϛχυρότα-
ται τοῦ χειμῶνος. Γίνονται δὲ καὶ τοῦ θέρεος·
ἧσσον δὲ καὶ μαλακώτεραι. Ἢν δὲ παρατυγ-
χάνῃς, ταῦτα ἂν καὶ ποιέων καὶ ξυμβουλεύων
τυγχάνῃς μάλιϛα.

ι. Πλευρῖτις. Πυρετὸς ἴσχει, καὶ τοῦ πλευροῦ ὀδύνη, καὶ ὀρθοπνοίη, καὶ βήξ. Καὶ τὸ
σίαλον κατ' ἀρχὰς μὲν, ὑπόχολον πτύει· ἐπειδὰν δὲ πεμπταῖος γένηται, ἢ ἑκταῖος, καὶ ὑπόπυον. Τούτῳ τοῦ μὲν πλευροῦ τῆς ὀδύνης διδόναι, ὅ, τι ἀποϛήσει ἀπὸ τοῦ πλευροῦ τό,
τε φλέγμα καὶ τὴν χολήν. Ἡ γὰρ ὀδύνη οὕτως
ἂν εἴη μαλακωτάτη. Τὴν δὲ κοιλίην θεραπεύειν
ὑπάγοντι καὶ ψύχοντι κλύσματι. Οὕτω γὰρ τῇ

le nez et la bouche ; quelquefois aussi on emploie pour le détruire, les médicamens suppuratifs (9). Voilà à peu près toutes les maladies externes de la tête, à l'exception des ophthalmies, dont je parlerai séparément.

VII. 9. Quant aux affections du ventre ou de la poitrine, celles qu'on observe le plus communément sont : la pleurésie, la péripneumonie, la fièvre ardente, la phrénésie : on les nomme aiguës ; elles règnent surtout en hiver ; elles diminuent et sont plus foibles en été ; si vous en êtes atteint, vous pouvez vous guider utilement, d'après ce qui suit :

VIII. 10. Dans la pleurésie (10), il y a fièvre, douleur au côté ; toux et difficulté de respirer. Les crachats sont d'abord bilieux ; ensuite, vers le cinquième ou sixème jour, ils deviennent semblables au pus. Pour la douleur de côté, il est nécessaire d'employer tous les moyens propres à détourner la fluxion de bile et de pituite, qui s'est fixée sur la plèvre (11) ; de cette manière le mal s'adoucira beaucoup. Ensuite, il importe de bien faire attention à l'état du ventre : on doit user de clystères relâchans et rafraîchissans; donner des alimens liquides et des boissons aqueuses, légèrement acidulées, pour favoriser l'expectoration. Lorsque celle-ci commence à s'établir (12), on se sert extérieurement des fomentations tièdes sur le côté, pour hâter la coction des matières, déjà fixées sur la plèvre. Auparavant, la chaleur ne convient pas; car elle déssèche.

11. Cette maladie se déclare surtout, après la boisson froide, prise au moment de la sueur, soit à jeun, soit dans l'ivresse. Elle débute par un frisson violent. Il y a aussi d'autres causes qui y donnent naissance. Elle se juge au plus tôt le septième jour, et au plus tard le quatorzième. Lorsque les crachats viennent promptement et se détachent facilement de la plèvre, la guérison a lieu aussitôt; mais si on n'expectore que très-peu, ou à peine quelques phlegmes; il se forme alors un empyème qui est une affection chronique (13).

νούσῳ τῇ ξυμπάσῃ ξυμφορώτατα. Προσφέρειν
δὲ ποτόν τε καὶ ῥόφημα. Καὶ τὰ πόματα διδόναι ὀξύτερα, ὡς τὸ σίαλον ἀνακαθαίρηται ἀπὸ
τοῦ πλευροῦ. Ὅταν δὲ καθαίρεσθαι ἄρξηται
τὸ πῦον, θερμαίνοντα ξυμφέρει τὸ πλευρὸν
ἔξωθεν πεπαίνειν τὰ πρὸς τὸ πλευρόν. Πρόσθεν δὲ οὐ ξυμφέρει· ξηραίνεται γάρ.

ιά. Γίνεται δὲ ἡ νοῦσος αὕτη μάλιςα μὲν
ἐκ πόσιων, ὅταν τις ὑγράζοντος τοῦ σώματος, ἢ μεθύων, ἢ νήφων, ῥιγώσῃ. Γίνεται δὲ
καὶ ἄλλως. Κρίνεται δὲ ἡ νοῦσος, ἡ μὲν βραχυτάτη, ἑβδόμῃ· ἡ δὲ μακροτάτη, τετάρτῃ
καὶ δεκάτῃ. Καὶ, ἢν μὲν ἐν ταυτῇ πτυσθῇ, καὶ
καθαρθῇ τὸ πῦον ἀπὸ τοῦ πλευροῦ, ὑγιὴς γίνεται. Ἢν δὲ μὴ πτυσθῇ, ἔμπνος γίνεται, καὶ
ἡ νοῦσος μακρή.

ιϚ΄. Κρίνεσθαι δέ ἐςιν ἐν τῇσι νούσοισιν,
ὅταν αὔξωνται αἱ νοῦσοι, ἢ μαραίνωνται, ἢ
μεταπίπτωσιν ἐς ἕτερον νούσημα, ἢ τελευτῶσιν.

ιζ΄. Περιπλευμονίη. Πυρετὸς ἴσχει, καὶ βήξ.
Καὶ ἀποχρέμπτεται, τὸ μὲν πρῶτον, φλέγμα
παχὺ καὶ καθαρόν· τῇ ἕκτῃ δὲ καὶ ἑϐδόμῃ,
ὑπόχολον καὶ ὑποπέλιον· ὀγδόῃ δὲ καὶ ἐννάτῃ,
ὑπόπυον. Τούτῳ, ἢν μὲν ὀδύνη ἐγγίνηται ἢ
τοῦ νώτου, ἢ τῶν πλευρέων, διδόναι, ὅπερ ἐν
τῇ πλευρίτιδὶ τοῦ πλευροῦ τῆς ὀδύνης, ἐν τῇ
φαρμακίτιδι γέγραπται. Ποτοῖσι δὲ καὶ ῥοφήμασι, καὶ τῆς κοιλίης ἐς τὴν ὑποχώρησιν καὶ
ψύξιν, κατὰ ταυτὰ θεραπεύειν τῇ πλευρίτιδι.

ιδ΄. Ὅπως δὲ τὸ σίαλον ἐκ τοῦ πλεύμονός
ἀνακαθάραι, καὶ τὸ πῦον, διδόναι φάρμακα
ποτά, οἷσιν ὁ πλεύμων ὑγραίνεται, καὶ καθαίρεται τὸ πῦον ἄνω.

ιέ. Ἡ δὲ νοῦσος αὕτη γίνεται, ὅταν ἐκ τῆς

12. Il y a des crises ou des jugemens dans les maladies aiguës (14), lorsque celles-ci augmentent ou diminuent, ou lorsqu'elles se terminent entièrement, ou se changent en une autremaladie.

IX. 13. Dans la péripneumonie (15), il y a fièvre et toux. On commence par expectorer des phlègmes épais et sans mélange; vers le sixième ou septième jour, ils sont un peu bilieux, puis mêlés de sang (16); le huitième ou neuvième, ils sont semblables au pus. S'il y a douleur au côté ou dans le dos, il est nécessaire, ainsi que pour la pleurésie, de faire prendre au malade, des boissons aqueuses et des sorbitions ; et de favoriser le relâchement du ventre, avec des clystères rafraîchissans , comme dans le traitement de l'affection pleurétique.

14. Quand le poumon commence à se débarrasser, ou lorsqu'on rend du pus, (17) on donnera alors des boissons humectantes , et des potions médicamenteuses qui facilitent l'expectoration.

15. Cette affection vient aussi quelque-

fois de l'humeur pituiteuse, qui se porte abondamment sur le poumon , et qui flue originairement de la tête. Dans d'autres cas, c'est ou la pleurésie ou la fièvre ardente , qui s'est changée en péripneumonie : Son terme le plus court est de quatorze jours, et le plus long de vingt-deux ; peu de malades en réchappent. La suppuration se déclare , quand l'expectoration ne s'est point faite convenablement, dans les jours critiques.

X. 16. La phrénésie (18) commence par une fièvre légère, avec des douleurs aux hypochondres , mais surtout du côté droit, dans la région du foie ; passé le quatrième ou le cinquième jour, la fièvre ainsi que les douleurs augmentent ; la peau acquiert une teinte bilieuse ; il survient du délire. Il convient, comme dans la pleurésie pour calmer les douleurs , de faire des fomentations tièdes sur l'endroit affecté ; d'entretenir la liberté du ventre et d'agir pour le reste du traitement, ainsi qu'il a été dit précédemment. On fera usage de la boisson

κεφαλῆς φλέγμα ἀθρόον ῥυῇ ἐς τὸν πλεύμονα.
Ἔςι δ᾽ ὅτε καὶ ἐκ πλευρίτιδος μεθίςαι ἐς περιπλευμονίην καὶ ἐκ καύσου. Κρίνεται δὲ ἐν ἡμέρῃσι, ἡ μὲν βραχυτάτη, τεσσαρεσκαίδεκα· ἡ
δὲ μακροτάτη, ἐν δυοῖν δεούσαις εἴκοσι. Διαφεύγουσι δὲ ταύτην, ὀλίγοι. Γίνονται δὲ καὶ
ἔμπυοι ἐκ ταύτης τῆς νούσου, ἢν μὴ ἐν τῇσι
κυρίῃσι ὁ πλεύμων καθαρθῇ.

ιϛ΄. Φρενῖτις ὅταν λάβῃ, πυρετὸς ἴσχει
βληχρὸς τὸ πρῶτον, καὶ ὀδύνη πρὸς τὰ ὑπο-
χόνδρια· μᾶλλον δὲ ἐς τὰ δεξιὰ πρὸς τὸ ἧπαρ.
Ὅταν δὲ τεταρταῖος γένηται καὶ πεμπταῖος,
ὅ, τε πυρετὸς ἰσχυρότερος γίνεται, καὶ αἱ
ὀδύναι, καὶ τὸ χρῶμα ὑπόχολον γίνεται,
καὶ τοῦ νοῦ παρακοπή. Τούτῳ τῆς μὲν ὀδύνης, ἅπερ ἐν τῇ πλευρίτιδι, διδόναι, καὶ
χλιαίνειν, ἵν᾽ ἡ ὀδύνη ἔχῃ· τὴν κοιλίην δὲ θεραπεύειν, καὶ τ᾽ ἄλλα ποιέειν τοῖσιν αὐτοῖσιν,
πλὴν τοῦ ποτοῦ. Ποτῷ δὲ χρῆσθαι τῶν ἄλλων
ὅτῳ ἂν ἐθέλῃς, ἢ ὄξος καὶ μέλι καὶ ὕδωρ (πλὴν

οἴνου) διδόναι. Οἶνος δὲ οὐ ξυμφέρει τοῦ νοῦ πα-
ρακοπέντος, οὔτε ἐν αὐτῇ τῇ νούσῳ οὔτε τῶν
πυρετῶν ἐν τῇσι ἄλλῃσι. Λούειν δὲ πολλῷ καὶ
θερμῷ κατὰ τῆς κεφαλῆς ἐν ταύτῃ τῇ νούσῳ
ξυμφέρει. Μαλασσομένου γὰρ τοῦ σώματος,
καὶ ἱδρὼς μᾶλλον γίνεται, καὶ ἡ κοιλίη καὶ τὸ
οὖρον διαχωρέει, καὶ αὐτὸς ἑαυτοῦ ἐγκρατέςε-
ρος γίνεται.

ιζ΄. Ἡ δὲ νοῦσος γίνεται ὑπὸ χολῆς, ὅταν
κινηθεῖσα πρὸς τὰ σπλάγχνα καὶ τὰς φρένας προ-
σίξῃ. Κρίνεται, ἡ μὲν βραχυτάτη, ἑβδομαίῃ· ἡ
δὲ μακροτάτη, ἐνδεκαταίῃ. Διαφεύγουσι δὲ
καὶ ταύτην, ὀλίγοι. Μεθίςαται δὲ καὶ αὕτη ἐς
περιπλευμονίην. Καὶ, ἢν μεταςῇ, ὀλίγοι δια-
φεύγουσιν.

ιή. Καῦσος δὲ ὅταν ἔχῃ, πυρετὸς ἴσχει,
καὶ δίψα ἰσχυρή. Καὶ ἡ γλῶσσα τρηχέη, καὶ
μέλαινη γίνεται ὑπὸ θερμότητος τοῦ πνεύματος. Καὶ τὸ χρῶμα ὑπόχολον γίνεται, καὶ τά
πτύαλα χολώδεα. Καὶ τὰ μὲν ἔξω ψυχρὸς γίνε-

que l'on voudra , (à l'exception du vin) :
l'oxymel, mêlé à beaucoup d'eau , est
préférable, à cause du délire ; le vin est
surtout ici contraire, ainsi que dans les
fièvres et autres maladies aiguës. Des douches abondantes d'eau tiède sur la tête , et
des bains relâchans sont très-utiles, soit
pour favoriser les sueurs , soit pour faciliter l'excrétion urinaire et alvine ; le malade
sera aussi plus calme.

17. La phrénésie vient de la bile exaltée,
qui s'est portée et fixée sur les entrailles et
sur le diaphragme. Elle se juge au plus
tôt le septième jour, et au plus tard le
onzième : très - peu de malades en réchappent. La maladie se change quelquefois en
péripneumonie : lorsque cette métastase a
lieu , quelques malades se sauvent.

XI. 18. Le causus (19), dès qu'il se déclare,
s'accompagne d'une fièvre très-ardente et de
beaucoupde soif; la langue est rude et noire,
à cause de la respiration qui est brûlante ;
la peau a une teinte bilieuse, les crachats
sont verdâtres; le froid s'empare des ex-

trémités, surtout extérieurement, tandis que la chaleur est brûlante intérieurement. Il faut rafraîchir le ventre au dedans, et appeler au dehors la chaleur pour prévenir le frisson; donner de temps en temps des boissons et des alimens liquides, mais en très-petite quantité; et un peu froids. On doit aussi, surtout, avoir soin de relâcher le ventre, et de donner issue aux matières, tous les jours ou chaque troisième jour, par des clystères rafraîchissans, qui soient un peu froids.

19. Cette affection est produite par la bile exaltée qui se porte sur les organes internes. Elle a coutume de se changer en péripneumonie; elle se juge dès le neuvième ou dixième jour, ou le quatorzième, au plus. Si la maladie finit par la péripneumonie, il y a peu d'espoir de guérison; mais s'il n'en est pas ainsi, on voit alors beaucoup de sujets qui guérissent. Telles sont les affections qu'on nomme aiguës, et dont le traitement vient d'être indiqué.

XII. 20. Les autres fièvres qui survien-

ται· τὰ δὲ ἔσω λίην θερμός. Τούτῳ ξυμφέρει
ψύγματα φροσφέρειν, καὶ πρὸς τὴν κοιλίην,
καὶ ἔξοθεν πρὸς τὸ σῶμα, φυλασσάμενος μὴ
φρίξῃ. Καὶ τά τε πόματα καὶ τὰ ῥοφήματα
διδόναι πυκνὰ, καὶ κατ᾽ ὀλίγον ὡς ψυχρότατα.
Τὴν δὲ κοιλίην θεραπεύειν, κὴν μὲν μὴ ὑπο-
χωρέῃ τὰ ἐνεόντα, κλύσαι. Ψύχειν τὲ κλύσ-
μασι ὡς ψυχροτάτοισιν, ἢ ὁσημέραι, ἢ διὰ
τρίτης.

ιθ΄. Ἡ δὲ νοῦσος αὕτη γίνεται ὑπὸ χολῆς,
ὅταν κινηθεῖσα ἐντὸς τοῦ σώματος καταςηρίξῃ.
Φιλέει δὲ καὶ ἐς περιπλευμονίην μεθίσασθαι.
Κρίνεται δὲ ἡ μὲν βραχυτάτη, ἐννάτῃ ἢ δεκά-
τῃ· ἡ δὲ μακροτάτη, τέσσαρεα αιδεκάτῃ. Καὶ
ἢν μὲν μεταςῇ ἐς περιπλευμονίην, ὀλίγοι διαφεύγουσι. Ἢν δὲ μὴ μεταςῇ. διαφεύγουσι πουλλοί. Αὗται μὲν οὖν ὀξεῖαι καλέονται. Καὶ δεῖ
ταύτας οὕτω θεραπεύειν.

κ΄. Ὁκόσοι δὲ ἄλλοι τοῦ χειμῶνος πυρετοί

γίνονται, εἴτε ἐξ οἴνου, εἴτε ἐκ κόπου, εἴτε ἐξ ἄλλου τινὸς, φυλάσσεσθαι χρή. Μεθίςαται γὰρ ἐνίοτε ἐς τὰς ὀξείας νούσους. Ἡ δὲ μετάςασις αὐτῶν τοιαύτη γίνεται, ὅταν, δύο κεκινημένων, φλέγματος τε καὶ χολῆς, μὴ τὰ ξυμφέροντα προσφέρηται τῷ σώματι, συςρεφόμενα αὐτὰ πρὸς ἑωυτά· τό, τε φλέγμα καὶ ἡ χολὴ προσπίπτει τοῦ σώματος, ᾗ ἂν τύχη. Καὶ γίνεται ἢ πλευρῖτις, ἢ φρενῖτις, ἢ περιπλευμονίη. Φυλάσσεσθαι οὖν χρὴ τοὺς πυρετοὺς τοὺς ἐν τῷ χειμῶνι. Ἡ δὲ φυλακὴ αὐτῶν ἔςω, ἡσυχίη καὶ ἰςχνασίη, καὶ τῆς κοιλίης κένωσις. Ῥοφήμασι δὲ καὶ πόμασι διάγειν, ἔως ἂν ὁ πυρετὸς μειωθῇ.

κά. Τῶν νούσων σχεδόν τι μάλιςα αἱ ὀξεῖαι, καὶ ἀποκτείνουσι, καὶ ἐπιπονώταταί εἰσι. Καὶ δεῖ πρὸς αὐτὰς φυλακῆς τε πλείςης, καὶ θεραπείης ἀκριβεςάτης, καὶ ἀπὸ τοῦ θεραπεύοντος κακὸν μὲν μηδὲν προσγίνεσθαι, ἀλλ' ἀρκέειν τὰ ἀπ' αὐτῶν τῶν νοσημάτων ὑπάρχοντα·

nent en hiver, ne sont pas moins à craindre, soit à la suite d'excès de vin ou de fatigues, soit par toute autre cause semblable. Quelquefois elles se changent en maladies aiguës ; cette métastase a deux causes, savoir : la bile et la pituite, qui au lieu de se porter vers les lieux qui leur sont appropriés, se jettent intérieurement çà et là, dans diverses parties ; il en résulte ensuite, la pleurésie ou la péripneumonie, ou la phrénésie. Il faut donc éviter autant que l'on pourra, les fièvres d'hiver, en ayant la précaution de ne point trop se fatiguer, d'éviter la pléthore, et d'avoir le ventre libre. On fera usage des sorbitions et des boissons aqueuses, jusqu'à ce que la fièvre soit tombée.

21. Les maladies aiguës sont les plus mortelles, les plus difficiles et celles qui exigent le plus de soins, et le traitement le plus exact (20) afin de ne point les voir se compliquer par la faute des ministres de l'art ; car c'est déjà bien assez des accidens de ces maladies. Le devoir du médecin est

de faire tout le bien qui lui est possible;
mais, si malgré le traitement le mieux dirigé, les malades succombent à la violence
des douleurs, ce ne peut être ici la faute
du médecin; que si, au contraire, celui-ci traite d'une manière inexacte par
son ignorance, il sera subjugué par la maladie.

XIII. 22. Voici ce qui arrive en été :
il y a une fièvre très-violente qui débute
avec une grande soif, quelquefois avec des
vomissemens de bile, et d'autres fois avec
des évacuations bilieuses par bas. Donnez
alors les boissons qui vous paroîtront
les meilleures. Si la bile se porte à l'orifice
supérieur de l'estomac, ou la pituite;
faites boire de l'eau froide, ou faites vomir
avec de l'eau miellée; si le ventre est res-
serré, il convient alors de faire usage
des clystères ou des suppositoires. Cette
maladie provient de la bile; elle se termine
au plus tard le septième ou le neuvième
jour. S'il ne survient ni vomissemens, ni
évacuations alvines; s'il y a des douleurs

ἀγαθὸν δὲ ὅ, τι ἂν οἷός τε ἦ· καὶ, ἢν μὲν, ὀρθῶς θεραπεύοντος τοῦ ἰητροῦ, ὑπὸ μεγέθεος τῆς νούσου κρατέηται ὁ κάμνων, οὐχὶ τοῦ ἰητροῦ· καὶ αὕτη ἡ ἁμαρτίη ἐςίν. Ἢν δὲ μὴ θεραπεύοντος ὀρθῶς, μηδὲ γινώσκοντος, ὑπὸ τῆς νούσου κρατέηται, τοῦ ἰητροῦ.

κϛ΄. Τοῦ δὲ θέρεος τάδε γίνεται. Πυρετος ἴσχει ἰσχυρὸς, καὶ δίψη. Καὶ ἐμέουσιν ἔνιοι χολήν. Ἐνίοισι δὲ καὶ κάτω διαχωρέει. Τούτοισι δὲ πίνειν διδόναι, ὅ, τι ἄν σοι δοκέη ἐπιτήδειον εἶναι. Ἢν δὲ προσίςηται πρὸς τὴν καρδίην χολὴ ἢ φλέγμα, ἐπιπίνοντες ὕδωρ ψυχρὸν, ἢ μελίκρητον ἐμέειν. Ἢν δὲ ἡ γαςὴρ μὴ ὑποχωρέη, κλύσματι χρῆσθαι, ἢ βαλάνῳ. Ἡ δὲ νοῦσος γίνεται ὑπὸ χολῆς. Ἀπαλλάσσονται δὲ μάλιςα ἑβδομαῖοι, ἢ ἐνναταῖοι. Ἢν δὲ, τοῦ πυρετοῦ ἔχοντος, μὴ καθαίρωνται, μήτε ἄνω, μήτε κάτω, πόνος δὲ ἐνῇ καθ᾽ ἅπαν τὸ σῶμα, ὅταν ἦ τριταῖος, ἢ τεταρταῖος, φαρμάκῳ ὑποκαθῆραι ἐλαφρῷ κάτω, ἢ πόματι. Ποιέειν δὲ τοῦ ἀπὸ ῥόφημα κέγχρου, ἢ ὀὲ ἀλήτου.

Καὶ πόμασι τοῖσιν αὐτοῖσι θεραπεύειν. Πάσχουσι δὲ καὶ ταῦτα ὑπὸ χολῆς.

κγ΄. Ἢν δὲ τὰ μὲν ἔξω μὴ πυρώδης ᾖ σφό-
δρα, τὰ δὲ ἔσω, καὶ ἡ γλῶσσα τρηχέη καὶ
μέλαινα γίνεται, καὶ οἱ πόδες καὶ αἱ χεῖρες ἄκ-
ραι ψυχραὶ, τούτῳ φάρμακον μὲν μὴ διδόναι,
θεραπεύειν δὲ προσφέρων ψύγματα, καὶ πρὸς
τὴν κοιλίην, καὶ πρὸς τὸ ἄλλο σῶμα. Καλέεται
δὲ καυσώδης ὁ πυρετὸς οὗτος. Κρίνεται δὲ μάλιϛα δεκαταῖος, καὶ τετσαρεσκαιδεκαταῖος.

κδ΄. Ἢν δὲ τὸ πῦρ λαμβάνῃ καὶ μεθίῃ, τοῦ δὲ
σώματος βάρος αὐτὸν ἔχῃ, τοῦτον, ἕως μὲν
ἂν τὸ πῦρ ἔχῃ, ῥοφήμασι καὶ πόμασι θεραπεύειν. Ὅταν δὲ μὴ ἔχῃ, διδόναι καὶ σιτία. Καθῆραι δὲ ὡς τάχιϛα φαρμάκῳ, Ἤν τε ἄνω δοκέῃ
σοι, ἤν τε κάτω δεῖσθαι. Ἢν δὲ πυρετὸς μὲν μὴ

générales, à compter du deuxième ou troisième jour, on purgera avec un médicament
très-doux, ou l'on se bornera à la boisson ; on
fera aussi des sorbitions avec la farine d'orge
ou de pur froment, et l'on prescrira les autres
potions appropriées : tous ces accidens sont
produits par la bile.

XIV. 25. Si la chaleur fébrile ne domine
pas au dehors, mais au dedans, si la langue est rude et noire, si les extrémités sont
froides, surtout les pieds et les mains,
ne donnez point alors de purgation : faites
usage des boissons froides, pour rafraîchir le ventre, et agissez extérieurement
sur toute l'habitude du corps. On nomme
cette fièvre, ardente; elle se juge surtout
le dixième ou quatorzième jour.

24. Lorsque la fièvre présente alternativement du relâche et des accès, s'il y
a une pesanteur générale, on doit se borner aux seules boissons et aux sorbitions
pour tout traitement ; et tant que la fièvre est
continue, ne point donner d'alimens. On
purgera promptement par haut ou par bas,

suivant qu'on le jugera nécessaire. Si l'on n'éprouve pas de fièvre, mais que l'on ait de la pesanteur, avec du dégoût ; si la bouche est amère, (21) il est alors nécessaire de purger par un émétique. Ces accidents sont occasionnés par la bile, qui se jette dans les veines de l'estomac et sur les articulations.

XV. 25. Quant aux autres douleurs, qui se manifestent en été, et dont le siége est dans le ventre ou dans les hypochondres, ou à l'orifice supérieur de l'estomac; on donnera de l'hydromel tiède, à la dose de trois cotyles, avec un peu de vinaigre. Le malade tâchera de garder intérieurement la boisson, en se tenant bien couvert auprès du feu, jusqu'à ce que le vomissement se déclare; si ce dernier se réitère avec de l'étouffement, il faudra recourir de nouveau au vomitif. On emploiera les bains d'eau tiède et les lavemens, ainsi que les fomentations chaudes, tant que les douleurs continueront. Elles viennent surtout de la pituite exaltée, qui se porte à

ἔχῃ, τὸ δὲ ϛόμα πικρὸν ἔχῃ, καὶ τὸ σῶμα βα-
ρύνηται, καὶ ἀσιτέῃ, φάρμακον διδόναι. Πάσχει
δὲ ταῦτα ὑπὸ χολῆς, ὅταν ἐς τὰς φλέβας καὶ
τὰ ἄρθρα καταϛηρίξῃ.

κέ. Ὁπόσαι δὲ ἄλλαι ὀδύναι ἐν τῷ θέρει
κατὰ κοιλίην γίνονται, ὁπόσαι μὲν πρὸς τὰ
ὑποχόνδρια καὶ τὴν καρδίην, μελίκρητον ὑδα-
ρὲς ποιέων, ὅσον τρεῖς κοτύλας ὄξος παραχέας,
δὸς πιεῖν χλιαρόν. Καὶ ἐπισχὼν ὀλίγον χρόνον,
συνθαλφθεὶς πυρὶ καὶ ἱματίοισιν, ἐμεέτω. Ἢν
δὲ ἀπεμέσαντι αὖθις προσίϛηται, καὶ πνίγῃ,
αὖθις ἔμετον ποιεέσθω· ἢ λούσας αὐτὸν πολλῷ
καὶ θερμῷ, ὑποκλύσαι· καὶ χλιάσματα προστιθέναι, ἐὰν ἡ ὀδύνη ἔχῃ. Πάσχουσι δὲ ταῦτα
μάλιϛα ὑπὸ τοῦ φλέγματος, ὅταν κινηθὲν
προσπέσῃ πρὸς τὴν καρδίην. Διδόναι δὲ τοῖσι
τοιαῦτα ἀλγήματα ἀλγέουσι, καὶ τῶν φαρμάκων, ἃ γέγραπται τὴν τοιαύτην ὀδύνην
παύοντα ἐν τῇ φαρμακίτιδι.

κϛ'. Ἢν δὲ μεθίςηται ἡ ὀδύνη ἄλλοτε ἄλλη τῆς κοιλίης καὶ ἀπύρετος ᾖ, λούειν πολλῷ καὶ θερμῷ, καὶ πίνειν διδόναι, τῆς ὀδύνης εἴνεκα, ὅπερ ἐν τῇ πλευρίτιδι γέγραπται, ἢ τῶν ἄλλων ὅ, τι ἄν σοι δοκέῃ. Ἢν δὲ μὴ ἀπαλλάσσηται τῆς ὀδύνης, ὑποκαθῆραι φαρμάκῳ κάτω. Σιτίων δὲ ἀπέχεσθαι, ἕως ἄν ἡ ὀδύνη ἔχῃ. Τὰ δὲ τοιαῦτα ἀλγήματα, ὅσα οὕτως πλανᾶται, ὑπὸ χολῆς γίνεται.

κζ. Ὅσαι δὲ κάτωθεν τοῦ ὀμφαλοῦ ὀδύναι γίνονται, ὑποκλύσαι μαλακῷ κλύσματι. Ἢν δὲ μὴ παύηται, φάρμακον δοῦναι κάτω.

κη. Ὁπόσαι δὲ ὀδύναι ἐξαπίνης γίνονται ἐν τῷ σώματι ἄνευ πυρετοῦ, ξυμφέρει λούειν πολ-

l'orifice supérieur de l'estomac. On donnera aussi pour calmer les douleurs, les
médicamens sédatifs, dont j'ai parlé dans
le petit traité de pharmacie.

26. Si les douleurs de ventre ne sont point
fixes, mais se portent d'un endroit à un
autre, sans fièvre ; on fera prendre des
bains d'eau tiède, et des potions adoucissantes, comme celles que j'ai décrites pour
la pleurésie ; ou l'on donnera, enfin ce qui
paroîtra le plus convenable. Si après ce traitement, la maladie n'a point encore cédé,
purgez alors par bas, et supprimez les alimens, tant que les douleurs continueront (22) ; car celles-ci soit fixes, soit vagues
sont produites par la bile.

XVI. 27. Celles qui ont leur siége dans
le bas ventre, au-dessous de l'ombilic, doivent être attaquées par les lavemens ; si
les douleurs ne s'apaisent point, la purgation devient alors nécessaire.

28. Pour les douleurs qui se manifestent
subitement dans tous les membres, et sans
fièvre ; les bains d'eau tiède et les boissons

relâchantes sont très-utiles. La bile et la pituite réunies ont ici beaucoup de force; quand elles dominent en quelque partie, elles y excitent de vive douleurs; mais lorsqu'elles sont atténuées, elles perdent de leur force; leur action devient alors insensible.

XVII. 29. Les maladies d'été naissent ordinairement ainsi qu'il suit : toutes les parties du corps étant fortement échauffées par le soleil deviennent humides (23); alors des maladies se déclarent, soit généralement, soit localement, suivant que la bile se fixe quelque part ou la pituite. Si donc dès le principe, on soigne bien ces sortes d'affections, il n'y a nul danger à craindre et le temps de la guérison n'en sera même pas fort long; mais si on les néglige, ou si on emploie un traitement contraire, ordinairement, elles se prolongent et se terminent souvent par la mort.

30. Les fièvres tierces et quartes se déclarent ordinairement à la suite de ces maladies. Telle est la constitution des fièvres

λῷ καὶ θερμῷ, καὶ χλιαίνειν. Τὸ γὰρ φλέγμα καὶ ἡ χολὴ, ξυνεςηκότα μὲν, ἰσχυρά γέ ἐςιν, καὶ κρατέει, καθ᾽ ὁποῖον ἂν τοῦ σώματος ςῇ, καὶ πόνον τε καὶ ὀδύνην ἰσχυρὴν παρέχει. Διακεχυμένα δὲ, ἀσθενέςερά ἐςι, καθ᾽ ὃ ἂν εὔδηλα ᾖ τοῦ σώματος.

κθ´. Τὰ δὲ νουσήματα ὅσα τοῦ θέρεος γίνεται, εἴωθε γίνεσθαι οὕτως. Ὅταν τὸ σῶμα ὑπὸ τοῦ ἡλίου θαλφθῇ, ὑγραίνεται, ὑγραινόμενον δὲ νοσέει, ἢ πᾶν, ἢ ἐς ὅ, τι μέρος ἂν καταςηρίξῃ τὸ φλέγμα καὶ ἡ χολή. Ἢν μὲν οὖν τις αὐτὰ ἀρχόμενα θεραπεύῃ, οὔτε μακρὰ γίνεται, οὔτε ἐπικίνδυνα. Ἢν δὲ μὴ θεραπεύῃ, ἢ κακῶς θεραπευθῇ, φιλέει καὶ μακρότερα γίνεσθαι. Πολλάκις δὲ καὶ κτείνει.

λ´. Καὶ τριταῖοι δὲ καὶ τεταρταῖοι πυρετοὶ ἐκ τῶν τοιούτων γίνεσθαι πεφύκασιν. Αὕτη ἡ κατάςασις τῶν νουσημάτων μάλιςα μὲν τοῦ θέρεος γίνεται· ἐνίοισι δὲ καὶ τοῦ χειμῶνος.

λά. Τριταῖος δὲ πυρετὸς ὅταν ἔχῃ, ἢν μέν σοι δοκέῃ ἀκάθαρτος εἶναι, τῇ τετάρτῃ φάρμακον δοῦναι. Ἢν δὲ μή σοι δοκέῃ φαρμάκου δεῖσθαι, διδόναι φάρμακα ποτά, οἷσιν ἢ μεταςήσεται ὁ πυρετὸς, ἢ ἀπολείψει. Διδόναι δὲ, ὥσπερ γέγραπται ἐν τοῖσι φαρμάκοισι. Καὶ ἐν τῇ μὲν λήψει, ῥοφήματι καὶ ποτῷ διαιτᾶν· τοῖσι δὲ διὰ μέσου, σιτίοισι διαχωρητικοῖσι. Λαμβάνει δ’ ὡς ἐπὶ τὸ πουλὺ, οὐκ ἐπὶ πλεῖςον. Ἢν δὲ μὴ θεραπεύηται, ἐθέλει μεθίςασθαι ἐς τεταρταῖον καὶ γίνεται πουλυχρόνιος.

λϐ. Ἢν δὲ τεταρταῖος λαμβάνῃ, ἢν μὲν ἀκάθαρτος ᾖ, καθαίρειν πρῶτον μὲν τὴν κεφαλήν. Καὶ, διαλείπων τρεῖς ἢ τέσσαρας ἡμέρας, φάρμακον διδόναι ἄνω κατ’ αὐτὴν τὴν

d'été ; dont quelques-unes paroissent aussi
en hiver.

XVIII. 31. Lorsque la fièvre tierce se
déclare chez un sujet, qui vous paroît n'a-
voir pas été assez purgé, faites-le vomir le
quatrième jour ; si vous croyez devoir ensuite l'évacuer par bas, donnez-lui des potions purgatives et médicamenteuses qui
changent ou arrêtent la fièvre, telles que je
les ai indiquées dans le petit traité de pharmacie. Pendant l'accès, faites observer la
diète ; accordez seulement des boissons
aqueuses et des sorbitions ; dans l'intervalle
des accès, donnez des alimens relâchans.
Mais il arrive souvent que la fièvre est va-
riable dans son cours : si elle n'est pas régulièrement soignée, elle se change ordinairement en fièvre quarte, et alors la durée
en est fort longue.

XIX. 32. Si la fièvre quarte paroît chez
les sujets qui n'ont point été assez purgés,
on commencera par évacuer la pituite
de la tête. Après le troisième ou quatrième jour, on fera prendre un émétique

au commencement de l'accès ; ensuite, on observera le même intervalle pour purger par bas ; il faut prescrire des bains d'eau tiède et les potions médicamenteuses , dont j'ai parlé précédemment. On usera d'ailleurs du même régime, des boissons et des sorbitions , qui conviennent pour la fièvre tierce La fièvre quarte s'interrompt et revient souvent ; sa durée est quelquefois fort longue , et d'autres fois courte.

33. Les fièvres tierce et quarte, sont engendrées par la bile et la pituite. J'ai fait connoître dans un autre traité, pourquoi il y a une fièvre tierce et quarte.

34. Les médicamens qui ont une vertu fébrifuge (24), sont tels que pris intérieurement, ils peuvent modérer la chaleur interne, au degré de température naturelle, de manière que ni le chaud ni le froid ne dominent, contre nature. On doit les ordonner, ainsi qu'ils sont décrits dans le petit traité de pharmacie.

XX. 35. Lorsqu'on est atteint de leucophlegmatie , il y a une enflure blanche

λῆψιν. Διαλιπὼν δὲ, κάτω δοῦναι ἕτερον ἐν
αὐτῇ τῇ λήψει. Ἢν δὲ πρὸς ταῦτα μὴ παύηται,
διαλιπὼν πάλιν, λούσας πολλῷ καὶ θερμῷ,
δοῦναι τῶν φαρμάκων ἃ γέγραπται. Ποτοῖσι
δὲ, καὶ ῥοφήμασι, καὶ τῇ ἄλλῃ διαίτῃ χρῆσθαι, ὥσπερ ἐπὶ τοῦ τριταίου. Λαμβάνει δὲ
οὗτος ὁ πυρετὸς, τοὺς μὲν πλείςους, πουλὺν
χρόνον· τοὺς δὲ, καὶ ὀλίγον.

λγ'. Καὶ γίνεται μὲν ὅ, τε τριταῖος καὶ ὁ
τεταρταῖος ὑπὸ χολῆς καὶ φλέγματος. Διό, τι
δὲ ὁ τριταῖος καὶ ὁ τεταρταῖος, ἑτέρωθί μοι
γέγραπται.

λδ'. Δύναμιν δὲ ἔχει τῶν πυρετῶν τὰ φάρμακα τούτων πινόμενα, ὥςε τὸ σῶμα, κατὰ
χώρην εἶναι ἐν τῇ εἰωθυίῃ θερμότητί τε καὶ
ψυχρότητι, καὶ μήτε θερμαίνεσθαι παρὰ φύσιν, μήτε ψύχεσθαι. Διδόναι δὲ ὡς ἐν τῇ φαρμακίτιδι γέγραπται.

λέ. Φλέγμα δὲ λευκὸν ὅταν ἔχῃ, τὸ σῶμα
οἰδέει πᾶν λευκῷ οἰδήματι. Καὶ τῆς αὐτῆς ἡμέ-

ρης, τοτὲ μὲν δοκέει ῥάων εἶναι, τοτὲ δὲ φαυλότερος. Καὶ τὸ οἴδημα ἄλλοτε ἄλλη τοῦ σώματος μέζον τε καὶ ἔλασσον γίνεται. Τούτῳ φάρμακα διδόναι κάτω, ὑφ' ὧν ὕδωρ ἢ φλέγμα καθαίρεται. Διαιτᾶν δὲ σιτίοισι καὶ ποτοῖσι καὶ πόνοισιν, ὑφ' ὧν ὡς ξηρότατος ἔ̈ζαι καὶ ἰσχνότατος. Ἡ δὲ νοῦσος αὕτη γίνεται ἀπὸ φλέγματος, ὅταν τις ἐκ πυρετῶν πολυχρονίων φλεγματώδης ὢν, ἀκάθαρθος γένηται, τρέπηταί τε τὸ φλέγμα αὐτοῦ ἀνὰ τὰς σάρκας. Καὶ λευκότερον μὲν οὐδὲν τοῦτο τοῦ ἄλλου ἢ φλέγματος.

λϛ'. Ὁ δὲ χρὼς φαίνεται λευκότερος. Τὸ γὰρ αἷμα ὑπὸ πλήθους τοῦ φλέγματος ὑδαρέζερον γίνεται, καὶ οὐκ ἔνι ὁμοίως ἐν αὐτῷ τὸ εὔχροον. Καὶ διὰ τοῦτο λευκότεροί τε φαίνονται, καὶ καλέεται ἡ νοῦσος φλέγμα λευκόν. Ἢν μὲν οὖν θεραπευθῇ ἀρχομένης τῆς νούσου, ὑγιὴς γίνεται. Ἢν δὲ μὴ, ἐς ὕδρωπα μεθίζαται ἡ νοῦσος, καὶ διέφθειρε τὸν ἄνθρωπον.

de toute la peau ; quelquefois, le mal paroît s'améliorer le même jour, et d'autres fois, il est pire. L'œdème gagne alternativement les diverses parties ; tantôt l'une, tantôt l'autre. Les médicamens purgatifs qui entraînent les sérosités sont ici très-utiles. On doit faire usage d'un régime, de boissons et d'alimens qui aient la vertu de resserrer et de dessécher. Cette maladie vient de la pituite chez les sujets qui n'ont point été assez purgés, à la suite des longues fièvres, et dont les chairs sont ainsi gorgées de cette humeur.

36. La couleur de la peau paroît plus blanche, parce que le sang qui est rempli de pituite devient plus aqueux ; alors, il ne paroît plus avoir sa belle couleur : c'est pourquoi, les sujets sont évidemment d'une couleur plus blanche. L'on a ainsi donné le nom de leucophlegmatie à cette affection : si elle est bien soignée dès le commencement, on parvient à la guérir ; autrement elle dégénère en hydropisie mortelle.

XXI. 37. Ceux qui ont la rate gonflée (25), sont remplis de bile; leur couleur
est mauvaise ; il leur vient des ulcères de
mauvais caractère, leur bouche est fétide,
et ils sont d'une grande maigreur. Quelquefois la rate conserve des duretés, sans diminuer de volume; alors, les alimens ne
passent que très-difficilement; les pituiteux sont attaqués moins violemment ;
leur rate est tantôt plus ou moins grosse,
tantôt plus ou moins douloureuse.

38. Si les malades ne paroissent pas avoir
été assez purgés, on aura recours aux purgations pour évacuer la pituite de la tête
et des autres parties. S'il n'est pas nécessaire de purger, on se bornera au régime.

39. Les sujets lymphatiques doivent faire
usage des alimens, des boissons et des
émétiques, qui dessèchent les humeurs;
et y joindre beaucoup d'exercice et de promenades. L'ellébore comme vomitif, leur
convient au printemps.

λζʹ. Ὁπόσοι δὲ σπλῆνα ἔχουσι μέγαν, ὅσοι μὲν εἰσι χολώδεες, κακόχροοί τε γίνονται, καὶ κακελκέες, καὶ δυσώδεες ἐκ τοῦ ϛόματος, καὶ λεπτοί· καὶ ὁ σπλὴν σκληρὸς, καὶ αἰεὶ παραπλήσιος τὸ μέγεθος· καὶ τὰ σιτία οὐ διαχωρέει· ὁπόσοι δὲ φλεγματίαι, ταῦτα τε ἧσσον πάσχουσι, καὶ ὁ σπλὴν ἄλλοτε μέζων γίνεται, ἄλλοτε δὲ ἐλάσσων.

λήʹ. Τούτοισι ξυμφέρει, ἢν μὲν ἀκάθαρτοι φαίνωνται, καθαίρειν καὶ τὴν κεφαλὴν καὶ τὸ ἄλλο σῶμα. Ἢν δὲ μὴ δέωνται φαρμακίης, διαιτᾶν.

λθʹ. Ὁπόσοι μὲν φλεγματώδεες, ξηραίνοντα τὸ σῶμα καὶ ἰσχναίνοντα σιτίοισι καὶ ποτοῖσι, καὶ ἐμέτοισι, καὶ γυμνασίοισιν ὡς πλείϛοισι, καὶ περιπάτοισι· καὶ τοῦ ἦρος ἐλλεβόρῳ καθαίρειν ἄνω.

μ'. Ὁπόσοι δὲ χολώδεες, ξυμφέρει διυγραίνοντα τῇ διαίτῃ ὑπάγειν τὴν κοιλίην καὶ τὴν
κύςιν, καὶ τὴν φλέβα καὶ τὴν σπληνῖτιν ἀφιέναι
πυκινά. Καὶ τοῖσι διουρητικοῖσι φαρμάκοισι
χρῆσθαι, ἃ γέγραπται τὸν σπλῆνα μαλθάσσον-
τα. Καὶ καθαίρειν ἔτεος ὥρῃ, καὶ τοῦτο χολήν.

μά. Ἔνιοι δὲ τῶν σπληνιώντων ὑπὸ μὲν τῶν
φαρμάκων πίνοντες οὐκ ὠφελέονται, οὐδ᾽ ὑπὸ
τῆς ἄλλης θεραπείης, οὐδὲν ἰσχνότερος γίνεται
αὐτῶν ὁ σπλήν, ἀλλὰ κρατέεται τὰ προσφερόμενα ὑπὸ τοῦ μεγέθεος τῆς νούσου. Προϊόντος
δὲ τοῦ χρόνου, ἐνίοισι μὲν ἐς ὕδρωπα περιΐςα-
ται ἡ νοῦσος, καὶ διεφθάρησαν· Ἐνίοισι δὲ καὶ
ἐκπυΐσκεται, καὶ καυθέντες ὑγιέες γίνονται·
Ἐνίοισι δὲ καὶ ξυγκαταγηράσκει, σκληρότερος
ὢν καὶ μέγας.

μβ'. Τὸ δὲ νούσημα γίνεται, ὅταν ἐκ πυρετῶν καὶ κακοθεραπείης χολὴ ἢ φλέγμα ἢ καὶ
ἀμφότερα ἐς τὸν σπλῆνα καθαςηρίξῃ. Καὶ πο-

40. Les bilieux doivent user d'un régime et d'alimens humectans, propres à leur lâcher le ventre et la vessie ; ils se feront ouvrir de temps en temps la veine splénique ; ils prendront les médicamens que j'ai décrits, et feront usage des fondans pour amollir la rate : ils devront ensuite se purger la bile en été.

41. Quelquefois les sujets qui sont atteints de duretés de la rate, ne sont point soulagés par les potions médicamenteuses, ni par aucun traitement quelconque. Leur rate reste toujours dure; tout ce qu'ils prennent se trouve ainsi dénaturé par la force du mal; celui-ci faisant toujours des progrès, dégénère en hydropisie mortelle : d'autrefois il survient un empyème, que l'on guérit quelquefois, par la cautérisation. Les sujets chez lesquels le mal est invétéré, ont toujours la rate dure et gonflée.

42. Cette maladie vient souvent des fièvres mal traitées, lorsque la bile ou la pituite ou toutes les deux ensemble, se sont fixées sur la rate. Cette affection est fort

longue, mais point mortelle. On doit faire usage des médicamens qui ont la propriété de désobstruer la rate; et de lâcher le ventre et la vessie. Il en est qui purgent; et d'autres qui n'agissent pas visiblement, ni sur le ventre, ni sur la vessie; ce sont les fondans.

XXII. 43. Lorsqu'on est attaqué de vovulus ou passion iliaque, le ventre est dur et ne rend rien. On ressent des douleurs dans toute l'étendue de l'abdomen: il y a fièvre et beaucoup de soif; on vomit quelquefois de la bile, après beaucoup d'efforts. Il convient alors de beaucoup humecter; de faire prendre des bains tièdes et des boissons laxatives, pour exciter l'excrétion alvine et urinaire. Les lavemens sont ici très-nécessaires, pourvu qu'ils puissent pénétrer: mais s'il est impossible, on ajoutera un petit tuyau au col d'une petite outre, remplie d'air (24) que l'on introduira dans l'anus, pour parvenir ainsi à dilater l'intestin et le ventre; après cela, on donnera aussitôt un clystère: s'il peut relâcher le ventre, c'est

λυχρόνιον μέν ἐςι τὸ πάθος· θανατῶδες δὲ οὔ.
Τῶν φαρμάκων, ὅσα δίδοται, τοῦ σπληνὸς,
τὰ μὲν διὰ τῆς κύςιος καθαίρει, καὶ ποιέει λα-
παρώτερον. Τὰ δὲ καθαίρει μὲν, οὔτε διὰ τῆς
κύςιος, οὐδὲν, ὅ, τι καὶ φανερώτερον, οὔτ' ἄλλη οὐδάμη. Λαπάσσει δὲ τὸν σπλῆνα.

μγ΄. Εἰλεὸς ὅταν λάβη, ἡ γαςὴρ σκληρὴ γίνεται, καὶ διαχωρέει οὐδέν. Καὶ ὀδύνην πᾶσαν
τὴν κοιλίην ἔχει, καὶ πῦρ, καὶ δίψη. Ἐνίοτε
δὲ ὑπὸ πόνου ἐμέει (καὶ) χολήν. Τοῦτον χρὴ
διυγραίνειν, καὶ ἔσωθεν, καὶ ἔξωθεν. Καὶ λούειν
πολλῷ καὶ θερμῷ. Καὶ πίνειν ὅσα τήν τε
κοιλίην κινέει, καὶ τὸ οὖρον ὑπάγει. Καὶ ὑπο-
κλύζειν, ἢν δέχηται. Ἢν δὲ μὴ δέχηται τὸ
κλύσμα, αὐλίσκον προςθήτας πρὸς [τὸν] πο-
δεῶνα ἀσκίου, φυσήσας, ἐνιέναι τὴν φύσαν πολ-
λήν. Καὶ, ἐπειδὰν ἀρθῇ τὸ ἔντερον ὑπὸ τῆς
φύσης καὶ ἡ γαςὴρ, ἐξελὼν τὸν αὐλίσκον, ἐνιέναι παραχρῆμα κλύσμα. Καὶ, ἢν δέξηται, ὑπο-
χωρήσει καὶ ὑγιὴς ἔςαι. Ἢν δὲ μὴ οὕτω δέξηται τὸ κλύσμα, ἀποθνήσκει μάλιςα ἑβδομαῖος.

μδ΄. Ἡ δὲ τοιαύτη νοῦσος γίνεται, ὅταν τῆς κόπρου ξυγκαυθῇ ἀθρόον ἐν τῷ ἐντέρῳ, [καὶ] περὶ τοῦτο περιίςαται φλέγμα, καὶ τὸ ἔντερον, ἅτε τούτων ἀθρόων ἐνεσκληκότων, περιοιδέει. Καὶ οὔτε τῶν ἄνωθεν πινομένων φάρμακων δέχεται, ἀλλ' ἀνεμέει, οὔτε τῶν κάτωθεν προσφερομένων κλυσμάτων δέχεται. Ἔςι δὲ τὸ νούσημα ὀξὺ καὶ ἐπικίνδυνον.

μέ. Ὕδερος δὲ γίνεται, τὰ μὲν πλεῖςα, ὅταν τις ἐκ νούσου μακρῆς ἀκάθαρτος διαφέρηται πουλὺν χρόνον. Φθείρονται γὰρ αἱ σάρκες, καὶ τήκονται, καὶ γίνονται ὕδωρ. Γίνεται δὲ ὕδρωψ καὶ ἀπὸ τοῦ σπληνὸς, ὅταν νοσήσῃ· καὶ ἀπὸ τοῦ ἥπατος, καὶ ἀπὸ λευκοῦ φλέγματος, καὶ ἀπὸ δυσεντερίης, καὶ λειεντερίης. Καὶ, ἢν μὲν ἐξ ἀκαθαρσίης γένηται ὕδρωψ, ἡ μὲν γαςὴρ ὕδατος πίμπλαται· οἱ δὲ πόδες καὶ αἱ κνῆμαι

la guérison ; s'il y a impossibilité, ordinairement la maladie est mortelle, le septième
jour.

44. Elle provient des excrémens accu-
mulés dans les intestins et desséchés par la
chaleur avec la pituite qui s'y réunit. Les
matières durcies et entassées font gonfler
le ventre. Les boissons et les médicamens
sont rejetés aussitôt par le vomissement ;
il ne pénètre rien par bas, au moyen des
lavemens. C'est une affection très-aiguë et
très-dangereuse.

XXIII. 45. L'hydropisie se déclare ordinairement à la suite des longues maladies,
lorsqu'on a différé trop long-temps de
se purger ; alors les chairs s'altèrent, se
fondent ; il s'y engendre des sérosités.
L'hydropisie succède aussi aux obstructions
du foie ou de la rate ; à la leucophlegmatie
ou à la dysenterie et à la lienterie. Si elle
vient du défaut de purgation, le ventre se
remplit d'eau ; les pieds et les jambes
se tuméfient ; les clavicules, le thorax

et la poitrine sont d'une maigreur excessive.

46. Si vous entreprenez la guérison, il
faut que ce soit avant les progrès de l'in-
filtration ; donnez alors des potions purgatives qui entrainent par les selles, les
sérosités et la pituite ; toutefois n'excitez
pas la bile. Le malade observera un régime
composé d'alimens et de boissons qui aient
la vertu de resserrer et de dessécher ; il
y joindra des exercices et des promenades
pour fortifier les chairs. La maladie est
mortelle, lorsque le ventre maigrit beaucoup et qu'il se remplit d'eau. Soit que la
maladie provienne de leucophlegmatie, ou
de dysenterie, soit qu'elle dégénère en hydropisie, on doit employer le même traitement : très-peu de sujets guérissent ra-
dicalement. En effet, les maladies qui succèdent à d'autres, sont le plus ordinairement
mortelles ; la foiblesse déjà existante, à
laquelle se joint une autre affection, empêche toute terminaison possible de l'une
avant l'autre.

ἐπαίρονται· οἱ δὲ ὦμοι καὶ αἱ κληΐδες καὶ τὰ ςήθεα καὶ οἱ μηροὶ τήκονται.

μςʹ. Τοῦτον ἢν ἀρχόμενον λάβῃ πρὶν τοῦ ὑπέρυθρον γενέσθαι, φάρμακα πιπίσκειν κάτω, ὑφ' ὧν ὕδωρ ἢ φλέγμα καθαίρεται. Χολὴν δὲ μὴ κινέειν. Σιτίοισι δὲ καὶ ποτοῖσι καὶ πόνοισι καὶ περιπάτοισι διαιτᾶν, ὑφ' ὧν ἰσχνός καὶ ξηρὸς ἔςαι, καὶ αἱ σάρκες ὡς ἰσχυρόταται. Ἡ δὲ νοῦσος θανατώδης, ἄλλως τε καὶ ἢν φθῇ ἡ γαςὴρ μεςωθεῖσα ὕδατος. Ὅταν δὲ ἀπὸ σπλη- νὸς, ἢ ἥπατος, ἢ λευκοῦ φλέγματος, ἢ δυσεν- τερίης ἐς ὕδρωπα μεθαςῇ, θεραπεύειν μὲν τοῖ- σιν αὐτοῖσι ξυμφέρει. Διαφεύγουσι δὲ οὐ μάλα. Τῶν γὰρ νουσημάτων ὅ, τι ἂν ἕτερον ἐφ' ἑτέρῳ γένηται, ὡς τὰ πουλλὰ ἀποκτείνει. Ὅταν γὰρ ἀσθενεῖ τῷ σώματι ὄντι ὑπὸ τῆς παρούσης νούσου, ἑτέρη νοῦσος ἐπιγινήται, προαπόλλυ- ται ὑπὸ ἀσθενείης, πρὶν ἢ τὴν ἑτέρην νοῦσον, τὴν ὑςέρην γενομένην, τελευτῆσαι.

μζ΄. Τὸ δὴ ὕδωρ γίνεται οὕτως. Ἐπειδάν αἱ σάρκες ὑπὸ φλέγματος, καὶ χρόνου, καὶ νούσου, καὶ ἀκαθαρσίης, καὶ κακοθεραπείης, καὶ πυρετῶν διαφθαρῶσι, τήκονται καὶ γίνονται ὕδωρ. Καὶ ἡ μὲν κοιλίη οὐ μεταδιδοῖτο ὕδωρ ἐς ἑωυτήν· κύκλῳ δὲ περὶ αὐτὴν γίνεται. Καὶ, ἢν μὲν οὖν ὑπὸ τῶν φαρμάκων καὶ τῆς ἄλλης διαίτης ὠφελέηται, καὶ ἡ γαστὴρ λαπάσσηται αὐτοῦ, εἰ δὲ μὴ, ταμὼν ἀφεῖναι τοῦ ὕδατος. Τέμνεται δὲ, ἢ παρὰ τὸν ὀμφαλὸν, ἢ ὄπισθεν κατὰ τὴν λαγόνα. Διαφεύγουσι δὲ καὶ ἐντεῦθεν ὀλίγοι.

μή. Δυσεντερίη ὅταν ἔχῃ, ὀδύνη ἔχει κατὰ πᾶσαν τὴν κοιλίην, καὶ ςρόφος, καὶ διαχωρέει χολήν τε καὶ φλέγμα, καὶ αἷμα ξυγκεκαυμένον. Τούτου καθήρας τὴν κεφαλὴν, φάρμακον πίσαι ἄνω, ὅ, τι φλέγμα καθαίρει. Καὶ τὴν κοιλίην

47. L'eau s'engendre donc, quand les chairs sont très-affoiblies ; celles-ci se remplissent alors de pituite, soit lentement à la suite de quelque maladie par le défaut de purgation; soit à cause d'un traitement contraire ; ou en vertu des fièvres qui corrompent les hu—meurs, (25) lesquelles se fondent et se chan-gent en sérosités. Le ventre ne pouvant leur livrer passage par les voies accoutu-mées, l'amas s'en forme alors dans toute sa circonférence. On sera soulagé, si par le moyen du régime et des médicamens, on parvient à débarrasser le ventre ; autrement il faudra recourir à l'incision pour ex-traire les sérosités. Celle-ci doit être faite aux environs de l'ombilic, ou en arrière près des flancs : quelques malades évitent ainsi la mort. (26)

XXIV. 48. La dysenterie se déclare par des douleurs dans toute l'étendue du ventre, et des tranchées. On rend des selles de bile et de pituite, mêlées de sang très-rouge, ou d'un noir foncé, et comme brûlé. Après avoir purgé la tête (27), on fera prendre un

13.

émétique pour évacuer la pituite ; on donnera des lavemens de lait bouilli, pour vider le ventre; enfin on adoptera un traitement général, qui convienne à toute l'habitude du corps. S'il n'y a pas de fièvre, les boissons grasses, onctueuses, douces, aqueuses, sont utiles pour lubréfier les intestins et les matières, afin de faciliter leur excrétion. S'il y a des douleurs au - dessous de l'ombilic, on fera beaucoup de fomentations d'eau tiéde ; on donnera ensuite les potions, les alimens, et les médicamens, qui sont décrits dans le petit traité de pharmacie.

49. La dysenterie se déclare, lorsque la bile et la pituite fluent vers les veines et le ventre, d'où le sang vicié et corrompu s'échappe par les selles. Les intestins sont aussi affectés, denudés et ulcérés. Cette maladie est quelquefois très-opiniâtre, très-douloureuse et même mortelle; mais, si elle est bien traitée, tandis que les forces ne sout pas encore épuisées, on peut espérer une prompte guérison.

γάλακτι ἐφθῷ διανίψας, τὸ ἄλλο σῶμα θεραπεύειν. Καὶ, ἢν μὲν ἄπυρος ᾖ, τὴν μὲν κοιλίην λιπαροῖσι, καὶ πίοισι, καὶ γλυκέσι, καὶ
ὑγροῖσι ὑπάγειν αἰεὶ τὰ ἐνεόντα. Καὶ λούειν
πολλῷ καὶ θερμῷ τὰ κάτω τοῦ ὀμφαλοῦ, ἢν
ὀδύνη ἔχῃ, τὰ δὲ πόματα καὶ τὰ ῥοφήματα
καὶ τὰ σιτία προσφέρειν, κατὰ τὰ γεγραμμένα
ἐν τῇ φαρμακίτιδι.

μθ΄. Ἡ δὲ νοῦσος γίνεται, ἐπειδὰν χολὴ καὶ
φλέγμα καταστηρίξῃ ἐς τὰς φλέβας καὶ τὴν κοιλίην, νοσέει μὲν τὸ αἷμα καὶ διαχωρέει ἐφθαρ-
μένον· νοσέει δὲ καὶ τὸ ἔντερον, καὶ ξύεται καὶ
ἑλκοῦται. Γίνεται δὲ αὕτη ἡ νοῦσος καὶ μακρὴ,
καὶ πουλύπονος, καὶ θανατώδης. Καὶ, ἢν μὲν
ἔτι τοῦ σώματος ἰσχύοντος θεραπεύηται, ἐλπὶς διαφυγεῖν. Ἢν δὲ ἤδη ἐκτετηκότος, καὶ τῆς
κοιλίης παντάπασιν ἡλκωμένης, ζωῆς οὐδεμία
ἐλπίς.

ν΄. Λειεντερίη, τὰ σιτία διαχωρέει ἄσηπτα
[καὶ] ὑγρά. Ὀδύνη δὲ οὐκ ἔνι. Λεπτύνεται δὲ
τὸ σῶμα. Τοῦτον θεραπεύειν ἐν τοῖσιν αὐτοῖσι, οἶσι τοὺς ὑπὸ δυσεντερίης ἐχομένους. Ἡ
δὲ νοῦτος γίνεται, ὅταν ἐκ τῆς κεφαλῆς καὶ
τῆς ἄνω κοιλίης κατάῤῥοος γένηται τοῦ φλέγματος ἐς τὴν κάτω κοιλίην. Ὅταν δὲ τοῦτο, τὰ σιτία ὑπ' αὐτοῦ ψύχεται καὶ ὑγραίνεται, καὶ ἡ
ἄφοδος αὐτῶν ἀσήπτων ταχείη γίνεται, καὶ
τὸ σῶμα τήκεται· ἅμα μὲν οὐ πεσσομένων τῶν
σιτίων ἐν τῇ κοιλίῃ χρόνον ἱκανόν· ἅμα δὲ ὑπὸ
τῆς κοιλίης θερμῆς ἐούσης παρὰ φύσιν θερμαι-
νόμενον.

να΄. Διάῤῥοιη δὲ ἢ μακρὴ ὅταν ἔχῃ, διαχωρέει πρῶτον μὲν, τὰ εἰσίοντα ὑγρὰ, ἔπειτα
φλέγμα. Καὶ ἐσθίει μὲν ἐπιεκῶς· ὑπὸ δὲ τῆς
πολλῆς διαχωρήσιος ἀσθενὴς καὶ λεπτὸς γίνεται. Τοῦτον ἄνω ἀποξηραίνειν, ἐλλέβορον πι-
πίσκων, καὶ τὴν κεφαλὴν, καθαίρων φλέγμα.
Καὶ τὴν κοιλίην διανίψαι γάλακτι ἑφθῷ.
Ἔπειτα τἆλλα σιτίοισι καὶ ποτοῖσι θεραπεύειν,

XXV. 5o. La lienterie existe, lorsqu'on rend les alimens sans être digérés, presque liquides et sans douleur, tandis qu'il y a une maigreur générale, excessive. Le traitement doit être ici le même que pour la dysenterie. La maladie provient de la pituite de la tête et de la poitrine (28), qui reflue vers le ventre. Lorsque ceci arrive, les alimens refroidis et liquéfiés sont presqu'aussitôt excrétés qu'on les a pris ; il résulte alors que le corps se fond entièrement ; les alimens ne pouvant y faire un séjour assez long pour être assimilés, tandis que la chaleur qui existe intérieurement contre nature, consume les molécules alibiles.

XXVI. 5i. La diarrhée, lorsqu'elle est longue, fait rendre d'abord des selles liquides ; puis elle entraîne la pituite. Quelquefois les malades conservent l'appétit ; mais à raison de la fréquence des selles, ils se dessèchent et maigrissent beaucoup. Il faut d'abord resserrer les voies supérieures par un vomitif, tel que l'ellébore ; ensuite débarrasser la tête, en purgeant la pituite. Les clystères avec le lait bouilli conviennent pour rafraîchir le ventre ; le reste du traitement consiste dans l'usage des boissons et des alimens astringens, qui fortifient les intestins et les autres parties. Cette affection vient des mêmes causes que la lienterie.

52. Ces affections savoir, la diarrhée, la dysenterie, et la lienterie ont une même origine : toutes trois ont entre elles beaucoup d'analogie et paroissent être de même nature ; personne ne vous blâmera d'adopter cette opinion. Il en est ainsi à l'égard des autres maladies : on doit tâcher de découvrir quelle est leur nature particulière ? En effet, si par l'observation, vous parvenez à bien savoir quelle en est l'origine, vous ne commettrez point de fautes dans le traitement.

XXVII. 53. Lorsqu'on est atteint de ténesme ; on rend des selles mêlées de sang et de mucosités, après beaucoup d'efforts et avec des douleurs dans le bas-ventre, surtout en rendant les déjections. On fera des

ὑφ' ὧν ξηρανεῖται ἡ κοιλίη καὶ τὸ σῶμα πᾶν. Ἡ
δὲ νοῦσος ἀπὸ τῶν αὐτῶν γίνεται, ὑφ' ὧν
καὶ ἡ λειεντερίη.

νϛ. Αὗται αἱ νοῦσοι, ἥτε δυσεντερίη, καὶ
ἡ λειεντερίη , καὶ ἡ διάῤῥοιη, παραπλήσιαί
εἰσι. Καὶ δεῖ αὐτὰς οὕτως ἰῆσθαι. Τὸν μὲν κα-
τάῤῥοον ἀπολαμβάνειν τὸν ἀπὸ τῆς κεφαλῆς
καὶ τῆς ἄνω κοιλίης, ἢ ἀποτρέπειν. Τοῦ γὰρ
νουσήματος ἡ φύσις ἐντεῦθεν γίνεται, καὶ οὐ-
δεὶς οὐδέν σου μέμψεται τὴν διάνοιαν. Σχεδὸν
δὲ καὶ τἄλλα νουσήματα ὧδε δεῖ σκοπεῖν, ὁπόθεν ἑκάςῳ ἡ φύσις γίνεται. Καὶ οὕτω σκοπῶν
καὶ λαμβάνων τὴν ἀρχὴν τῶν νοσημάτων ,
ἥκις' ἂν ἁμαρθάνοις.

νζ´. Τεινεσμὸς ὅταν λάβῃ, διαχωρέει αἷμα
καὶ μύξα. Καὶ πόνος ἐν τῇ κάτω κοιλίῃ γίνεται, καὶ μάλιςα ὅταν ἐς ἄφοδον ἴξῃ. Τούτου
ξυμφέρει τὴν κοιλίην διυγραίνειν καὶ λιπαίνειν.

καὶ ἀλεαίνειν. Καὶ ὑπάγειν τὰ ἐνεόντα. Καὶ λούειν θερμῷ, πλὴν τῆς κεφαλῆς. Φιλέει δὲ ἡ νοῦσος αὕτη τὰ σιτία πλείω τελέειν. Οἱ γὰρ ςρόφοι, κενουμένης τῆς κοιλίης ὑπὸ τοῦ αἵματος διεξιόντες καὶ τῆς μύξης, καὶ προσπιπτόντων πρὸς τὸ ἔντερον γίνονται. Ἐνεόντων δὲ τῶν σιτίων, ἧττον δῆξιν παρέχει τῷ ἐντέρῳ. Καὶ γίνεται μὲν ἀπὸ τῶν αὐτῶν, ὧν καὶ ἡ δυσεντερίη· ἀσθενεςέρη δὲ καὶ ὀλιγοχρονίη, καὶ οὐ θανατώδης.

νδ´. Ὅταν δὲ ἐξ οἴνου ἢ ὑπ᾽ εὐωχίης χολέρη λάβῃ ἢ διάῤῥοιη, τῇ μὲν διαῤῥοίῃ ξυμφέρει διανηςεύειν, καὶ, ἢν δίψος ἔχῃ, οἶνον διδόναι γλυκύν, ἢ ςέμφυλα γλυκέα· ἐς ἑσπέρην δὲ διδόναι ταῦτα, ἃ καὶ τοῖσιν ὑπὸ φαρμάκου κεκαθαρμένοισιν. Ἢν δὲ μὴ παύηται, θέλεις δὲ παῦσαι, ἔμετον ἀπὸ σιτίου ἢ φακίου ποιῆσαι. Καὶ παραχρῆμα ἀνασπάσαι ἄνω ἡ κάτω ἄφοδος, καὶ

fomentations tièdes sur le ventre ; mais on ne baignera point la tête : il est nécessaire de lubréfier et d'adoucir les intestins, pour favoriser les déjections alvines. Cette affection (29), permet ordinairement de prendre des alimens plus copieux; car les tranchées et les troubles d'intestins proviennent du passage continuel du sang et des mucosités, qui abondent dans le canal intestinal. Or les alimens qui y sont reçus, causent une irritation moindre. Cette affection provient ici des mêmes causes que la dysenterie; mais elle est plus foible, plus longue et point mortelle.

XXVIII. 54. Quand on est attaqué de choléra-morbus, ou d'un violent cours-de-ventre, après des excès de boisson; il faut observer une diète absolue : s'il y a de la soif, on donnera du vin doux et ensuite du vin fermenté; le soir on se bornera aux alimens liquides, comme en un jour de purgation. Si le cours-de-ventre ne s'apaise pas, et que vous ayiez dessein de le

modérer, donnez des alimens ou de la
purée de lentilles`, et sollicitez ensuite le
vomissement. Il se fait alors une prompte
révulsion de bas en haut ; de même si
vous faites prendre des clystères avec de
la purée de pois chiches ou de lentilles,
vous parviendrez à arrêter le cours-de-
ventre.

55. Il est nécessaire dans le choléra,
lorsqu'il y a de vives douleurs, de donner
les calmans que j'ai décrits dans le Traité de
pharmacie. (3o). Il importe ensuite de faire
beaucoup d'attention à l'état du ventre et de
bien humecter les voies supérieures par des
boissons relâchantes et par des bains d'eau
tiède ; mais on évitera de baigner la tête :
le vomissement est alors plus prompt, si
l'on fait prendre de la boisson, elle est re-
jetée aussitôt sans efforts ; les déjections
sont plus faciles , tandis que si l'estomac
est vide, le vomissement coûtera beaucoup d'efforts ; le ventre ne se relâchera
aussi qu'avec peine. Vers le soir, on ac-

ἢν διακλύσῃς χυλῷ φακῶν ἢ ἐρεβίνθων, καὶ οὕτως ποῦ παύσεται.

νέ. Τῇ δὲ χολέρῃ ξυμφέρει, ἢν μὲν ὀδύνη
ἔχῃ, διδόναι ἃ γέγραπται ἐν τοῖσι φαρμάκοισι,
παύοντα τὴν ὀδύνην. Τὴν δὲ κοιλίην θεραπεύειν,
τήν τε ἄνω καὶ τὴν κάτω, διυγραίνοντα πόμασι, καὶ μαλάσσοντα τὸ σῶμα λουτροῖσι
θερμοῖσι, πλὴν τῆς κεφαλῆς. Καὶ ὅ, τε ἔμετος
οὕτως εὐπέτερος γίνεται, ἢν ἐσίῃ τι ὑγρὸν,
καὶ τὰ προσεσηκότα ἄνω ἀπεμέεται, καὶ ἡ
κάτω ὑποχώρησις μᾶλλον διαχωρέει. Ἢν δὲ
κενώσῃ, ἐμέεται βιαίως, καὶ ὑποχωρέει βιαιό-
τερον. Ἐς ἑσπέρην δὲ διδόναι καὶ τούτῳ
ὅσαπερ τῷ φαρμακοποτέοντι.

νϛ΄. Γίνεται δὲ ταῦτα τὰ ἀλγήματα, ὅσα
ἐκ πόσιων, ἢ ἐξ εὐωχίης, ὅταν τὰ σιτία καὶ
τὰ ποτὰ πλέον τοῦ εἰωθότος ἐς τὴν κοιλίην
ἐσέλθη, καὶ τὰ ἔξωθεν εἰωθότα ὑπερθερμαίνοντα τὸ σῶμα, κινέει χολὴν καὶ φλέγμα.

νζ΄. Στραγγουρίης τρόποι μὲν πολλοὶ καὶ
παντοῖοι. Ξυμφέρει δὲ ἔξωθεν μὲν τὸ σῶμα μαλάσσειν λουτροῖσι θερμοῖσιν· Ἔσωθεν δὲ διυγραίνειν τὴν μὲν κοιλίην σιτίοισιν ὑφ' ὧν εὔροος ἔςαι· τὴν δὲ κύςιν ποτοῖσιν, ὑφ' ὧν τὸ
οὖρον ὡς πλεῖςον διαχεῖται. Διδόναι δὲ καὶ τῶν
διουρητικῶν φαρμάκων, ἃ γέγραπται ἐν τῇ
φαρμακίτιδι, παύοντα τὴν ὀδύνην.

νή. Ἡ δὲ νοῦσος ὑπὸ τοῦ φλέγματος γίνεται, καὶ ὅταν μὲν ἡ κύςις ξηρανθῇ, ἢ ψυχθῇ,
ἢ κενωθῇ, ὀδύνην παρέχει· ὅταν δὲ ὑγρή τε

cordera les mêmes alimens que l'on prend ordinairement, un jour de purgation.

56 Les douleurs à la suite d'excès de vin ou de table, viennent de ce qu'on a pris plus d'alimens ou de boissons qu'à l'ordinaire, et que l'estomac ne peut en digérer. C'est pourquoi il arrive nécessairement que la chaleur augmente dans toutes les parties du corps, comme dans l'ivresse, tandis que la bile et la pituite sont exaltées et mises en mouvement.

XXIX. La strangurie (51) vient de causes très-variées : on doit d'abord relâcher extérieurement par les bains chauds, et humecter intérieurement le ventre ; on fera usage des boissons qui agissent sur la vessie, pour augmenter l'excrétion urinaire ; on donnera les diurétiques et les calmans que j'ai décrits dans le Traité des médicamens.

58. Cette affection est produite par la pituite, quand la vessie se dessèche par la chaleur, ou se refroidit ; ou, lorsqu'elle cesse d'être remplie comme de coutume

On y ressent des douleurs ; on en a moins, quand elle est très-humide ou pleine , ou même un peu distendue. Le mal est bien plus opiniâtre chez les vieillards que chez les jeunes gens ; mais , en général, il n'est mortel ni pour les uns, ni pour les autres.

XXX. 59. La sciatique se manifeste, quand des douleurs se portent à la région supérieure et postérieure de la cuisse, derrière l'articulation, et souvent le long de la jambe. Il convient aussitôt que le mal se déclare, de faire des frictions sur toute l'extrêmité, où sont fixées les douleurs ; d'user des douches d'eau tiède , des fomentations et des fumigations, et ensuite de relâcher le ventre. Quand les douleurs seront apaisées, on purgera par bas ; puis on donnera du lait bouilli ; enfin, pour calmer les douleurs on aura recours aux sédatifs que j'ai indiqués dans le Traité de pharmacie.

60. Cette maladie se forme , lorsque la bile et la pituite affluent dans la veine hé-

καὶ πλήρης, ἢ, καὶ κεχυμένη, ἧσσον. Ἡ δὲ
νοῦσος τοῖσι μὲν παλαιοτέροισι μακροτέρη γί-
νεται· τοῖσι δὲ νεωτέροισι βραχυτέρη· θανατώδης δὲ οὐδετέροισι.

νθ'. Ἰσχιὰς δὲ ὅταν γένηται, ὀδύνη λαμβα-
νει ἐς τὴν πρόσφυσιν τοῦ ἰσχίου, καὶ ἐς ἄκρον
τὸ πυγαῖον, καὶ ἐς τὸν γλουτὸν· τέλος δὲ καὶ
διὰ παντὸς τοῦ σκέλεος πλανᾶται ἡ ὀδύνη. Τούτῳ ξυμφέρει, ὅταν ἡ ὀδύνη ἔχῃ, μαλάσσειν,
καθ' ὁποῖον ἂν τυγχάνῃ τοῦ σκέλεος ϛηρίζουσα
ἡ ὀδύνη, λουτροῖσι καὶ χλιάσμασι καὶ πυ-
ρίῃσι, καὶ τὴν κοιλίην ὑπάγειν. Ὅταν δὲ λω-
φήσῃ ἡ ὀδύνη, φάρμακον δοῦναι κάτω. Καὶ μετὰ
ταῦτα πιεῖν γάλα ὄνου ἐφθόν. Διδόναι δὲ τῆς
ὀδύνης, ἃ γέγραπται παρὰ τοῖσι φαρμάκοισιν.

ξ'. Ἡ δὲ νοῦσος γίνεται, ἐπειδὰν χολὴ καὶ
φλέγμα ἐς τὴν αἱμόρροον φλέβα καταϛηρίξῃ,

ἢ ἐξ ἑτέρης νούσου, ἢ ἄλλως, ὁπόσον ἂν, τοῦ αἵματος ὑπὸ φλέγματος καὶ τῆς χολῆς νουσήσῃ ξυνεστηκότος. Τοῦτο γὰρ πλανᾶται ἀνὰ τὸ σκέλος διὰ τῆς φλεβὸς τῆς αἱμορρόου. Καὶ ὅπου ἂν ςῇ, κατὰ τοῦτο καὶ ἡ ὀδύνη ἔνδηλος μάλιςα γίνεται καὶ ἐπίπονος· θανατώδης δὲ οὔ. Ἢν δὲς ἔν τι χωρίον κωταςηρίξῃ ἡ ὀδύνη καὶ ςῇ, καὶ τοῖσι φαρμάκοισι μὴ ἐξελαύνηται, καῦσαι καθ᾽ ὁποῖον ἂν τόπον τυγχάνῃ ἐοῦσα ἡ ὀδύνη. Καίειν δὲ τῷ ὠμολίνῳ.

ξά. Ἀρθρῖτις νοῦσος ὅταν ἔχῃ, λαμβάνει πῦρ τε καὶ ὀδύνη τὰ ἄρθρα τοῦ σώματος. Λαμβάνει δὲ καὶ ὀξείη. Καὶ ἐς ἄλλό τε καὶ ἄλλο τῶν ἄρθρων ὀξύτεραί τε καὶ μαλακώτεραι καταςηρίζουσιν αἱ ὀδύναι. Τούτῳ ξυμφέρει προσφέρειν, ᾗ ἂν ἡ ὀδύνη ἔχῃ, ψύγματα. Καὶ ἐκ τῆς κοιλίης ὑπάγειν τὰ ἐνεόντα, κλύσμασιν ἢ βαλάνῳ. Καὶ ῥοφᾶν ἐπιδιδόναι καὶ πιεῖν, ὅ, τι ἂν δοκέῃ σοι ξυνοῖσον. Ὅταν δὲ

morrhoïdale. Elle est quelquefois la suite d'une autre affection, ou elle naît de toute autre cause différente ; d'où il résulte que le sang s'épaissit dans les veines et s'altère par la bile et la pituite ; celui-ci se porte de la veine hémorrhoïdale à la partie supérieure de la cuisse ; l'endroit où il s'arrête, de vient ainsi douloureux et se reconnoît alors extérieurement. Mais cette affection, quoique très-opiniâtre, n'est point mortelle. Si les douleurs sont bornées à un seul endroit, et ne cèdent point à l'action des médicamens ; il faut cautériser avec le lin cru.

XXXI 61. L'arthritis est une maladie avec fièvre, qui attaque les articulations ; elle est aiguë avec des douleurs tantôt plus fortes, tantôt plus foibles, qui se communiquent alternativement d'une partie à une autre. Il convient d'appliquer des réfrigérans là, où la douleur est fixée. On lâchera le ventre avec un lavement ou un suppositoire ; on donnera ensuite des sorbitions ou des

boissons que l'on jugera les plus convenables. Lorsque les douleurs se seront apaisées, on purgera par bas ; on fera prendre
ensuite pour boisson, du lait de vache
bouilli, ou du lait d'ânesse cru.

62. Cette maladie vient de la bile et de
la pituite mises en mouvement, (32) qui se
portent sur les articulations : elle est courte
et aiguë, mais point mortelle. Les jeunes
gens y sont ordinairement plus sujets que
les vieillards.

XXXII. 63. La podagre ou la goutte (33)
est la plus violente de toutes les maladies
articulaires; elle est aussi la plus longue et la
plus difficile à guérir. Elle provient du
sang qui se corrompt dans les veines par la
bile et la pituite. Plus la maladie se con-
centre dans les plus petites veines , et sur
beaucoup de parties osseuses et serrées ,
comme les os et les ligamens; plus elle
doit nécessairement être longue et difficile à détruire. On emploie ici le même
traitement que pour l'arthritis. En général,
la goutte est très-opiniâtre et fort doulou-

ἡ ὀδύνη ἐνῇ, φάρμακον κάτω πῖσαι. Καὶ μετὰ
τοῦτο πίνειν, ὀῤῥὸν ἐφθὸν, ἢ ὄνου γάλα.

ξϐʹ. Ἡ δὲ νοῦσος γίνεται ὑπὸ χολῆς καὶ φλέγματος, ὅταν κινηθέντα ἐς τὰ ἄρθρα καταςηρίξῃ. Καὶ ὀλιγοχρονίη ἡ μὲν γίνεται καὶ ὀξεῖη·
θανατώδης δὲ οὐ. νεωτέροισι δὲ εἴωθεν μᾶλλον
ἢ γεραιτέροισι γίνεσθαι.

ξγʹ. Ποδάγρη βιαιότατον μὲν τῶν τοιούτων ἁπάντων, ὁπόσα περὶ τὰ ἄρθρα, καὶ πο-
λυχρονιώτατον, καὶ δυσαπαλλακτότατον. Καὶ
ἔςι μὲν ἡ νοῦσος αὕτη τοῦ αἵματος ἐφθαρμένου, τοῦ ἐν τοῖσι φλεϐίοισιν, ὑπὸ χολῆς καὶ
φλέγματος. Ὅσῳ δ' ἐν λεπτοτάτοισιν ᾖ φλεϐίοισιν, καὶ ἐν ἀνάγκῃ πεφυκόσι πλείςῃ τοῦ
σώματος, καὶ ἐν νεύροισι καὶ ὀςέοισι πολλοῖσι
τε καὶ πυκνοῖσι, τοσούτῳ παραμονιμώτα-
τόν τέ ἐςι τὸ νούσημα καὶ δυσαπαλλακτότατον. Ξυμφέρει δὲ καὶ ταύτῃ τὰ αὐτὰ, ἅ καὶ
τῇ ἀρθρίτιδι. Καὶ μακρὴ μὲν καὶ αὕτη ἡ νοῦ-

σος καὶ ἐπίπονος· θανατώδης δ᾽ οὔ. Ἢν δὲ ἐν
τοῖσι δακτύλοισιν ἡ ὀδύνη ἐγκαταλείπηται,
καῦσαι τὰς φλέβας τοῦ δακτύλου ὑπὲρ τοῦ
κονδύλου ὀλίγον. Καίειν δὲ ὠμολίνῳ.

ξδ΄. Ἴκτερον δὲ ὧδε χρὴ θεραπεύειν. Ἔξωθεν μὲν τὸ σῶμα μαλθάσσειν λουτροῖσι θερ-
μοῖσι· τὴν δὲ κοιλίην διυγραίνειν, καὶ τὴν
κύςιν· καὶ τῶν διουρητικῶν διδόναι, ἃ προγέ-
γραπται. Ἢν δὲ ἰσχυρὸς ᾖ, καθήρας τὴν κεφαλὴν, φάρμακον πίσαι κάτω, ὃ τὴν χολὴν καθαί-
ρει· ἔπειτα δὲ τοῖσι διουρητικοῖσι χρῆσθαι. Ἡ
δὲ νοῦσος γίνεται, ὅταν χολὴ κινηθεῖσα ὑπὸ
τὸ δέρμα τράπηται.

ξέ. Ταῦτα δὲ ἐπιςάμενος ἀνὴρ ἰδιώτης,
οὐκ ἂν ὁμοίως ἐμπίπτοι ἐς ἀνήκεςα νουσήματα. Καὶ γὰρ (νουσήματα) εἴωθεν ἀπὸ σμικρῶν
προφάσιων μεγάλα καὶ πολυχρόνια γίνεσθαι.

reuse. Quand les douleurs sont fixées aux doigts, on cautérise alors les veines du gros orteil, un peu au-dessous de l'articulation, en faisant brûler immédiatement dessus du lin cru.

XXXIII. 64. Dans l'ictère ou jaunisse (54), voici le traitement qu'il faut suivre : on doit d'abord agir extérieurement sur toute l'habitude du corps, pour amollir la peau par des bains tièdes ; puis humecter le ventre et la vessie. Si la maladie est violente, on purgera la tête, et on évacuera la bile par bas avec une potion laxative ; ensuite on fera usage des diurétiques. La maladie se déclare après que la bile mise en mouvement s'est déposée sous la peau.

65. Un homme, même étranger à l'art de guérir, qui néanmoins seroit au fait de ce que je viens de dire, ne risqueroit pas autant que tout autre, d'avoir des maladies inguérissables : car il arrive souvent, par des causes, très-simples en apparence, que les affections se compliquent et deviennent opiniâtres.

66. Quant à la prescription des alimens, des boissons, des sorbitions, des purgations et des médicamens propres à calmer les douleurs, vous pourrez toujours les accorder sans danger, si vous les donnez d'après les précautions que j'ai indiquées.

67. En général, les purgatifs qui évacuent la bile et la pituite, sont dangereux et deviennent souvent la cause des fautes graves que l'on impute aux médecins : il faut donc surtout y faire beaucour d'attention.

68. Ce sont-là à-peu-près toutes les maladies qui attaquent le ventre, à l'exception des empyèmes, de la phthisie et des maladies des femmes, dont je parlerai séparément.

XXXIV. 69. Les tubercules ou phlegmons sont engendrés par le sang ou par la pituite. S'il s'est formé un dépôt, à la suite de coups ou de chûtes, on fera usage de cataplasmes, de boissons et de résolutifs : quelquefois les maturatifs ou suppuratifs sont nécessaires : tout ce qui est chaud ,

ξϛʹ. Καὶ ὅσα μὲν σιτίων ἢ ποτῶν ἐχόμενά ἐστιν, ἢ ῥοφημάτων ἢ φαρμάκων, [καὶ] ὅσα ὀδύνης εἵνεκα δίδοται, ἀκίνδυνά ἐστιν ἅπαντα ἀεὶ προσφέρειν, ἐὰν κατὰ τὰ γεγραμμένα προσφέρῃς.

ξζʹ. Ὅσα δὲ καθαίρει τῶν φαρμάκων χολὴν ἢ φλέγμα, ἐν τούτοισιν οἱ κίνδυνοι γίνονται, καὶ αἱ αἰτίαι τοῖσι θεραπεύουσι. Φυλάττεσθαι οὖν χρὴ τὰ μάλιστα.

ξηʹ. Ταῦτα μὲν, ὅσα κατὰ κοιλίην γίνεται νουσήματα, πλὴν περὶ ἐμπύων καὶ φθινόντων, καὶ τῶν γυναικείων. Ταῦτα γὰρ χωρὶς γέγραπται.

ξθʹ. Φύματα, ὅσα φύεται, πάντα ὑπὸ φλέγματος ἢ αἵματος φύεται. Ὅταν ὑπὸ τρώματος ἢ πτώματος ἀθροισθῇ, ξυμφέρει δὴ τούτων, τὰ μὲν καταπλάσσοντα, καὶ φάρμακα πιπίσκοντα διαχεῖν· τὰ δὲ καταπλάσσοντα πεπαίνειν. Καὶ διαχέει μὲν τῶν καταπλασμάτων

ὅσα θερμὰ ὄντα ὑγραίνει, καὶ μὴ σπᾷ ἐς ἑωυ-
τά. Πεπαίνει δὲ, ὅσα θερμαίνοντα ξυνάγει.
Ὅταν δέ τι τμηθῇ, ἢ αὐτόματον ῥαγῇ, φαρμάκῳ ἀνακαθαίρειν τὸ ὑγρόν. Ὅταν δὲ πυορ-
ῥοοῦντα (παύσηται), ὡς ἕλκος ἰᾶσθαι.

ο. Λέπρη, καὶ κνησμὸς, καὶ ψώρη, καὶ λειχῆνες, καὶ ἀλφὸς, καὶ ἀλώπεκες, ὑπὸ φλέγματος γίνεται. Ἔστι δὲ τὰ τοιαῦτα αἶσχος μᾶλλον, ἢ νουσήματα. Κηρίον, καὶ χοιράδες, καὶ
φύγεθλα, καὶ δοθιῆνες, καὶ ἄνθραξ, ὑπὸ φλέγματος φύεται.

οά. Τούτοισι τοῖσι φαρμάκοισι ἀποκαθαί-
ροντα, ὧδε χρῆσθαι. Ὅσοι μὲν χολώδεές εἰσι,
διδόναι τὰ, ὑφ' ὧν χολὴ καθαίρεται· ὅσοι δὲ
φλεγματώδεες, τὰ, ὑφ' ὧν φλέγμα· ὅσοι δὲ

humide , et qui n'attire pas , est réso-
lutif; les maturatifs sont chauds et attrac-
tifs. Pour les coupures et les déchirures
spontanées , on emploiera les mondificatifs qui purgent l'humidité de la plaie ;
lorsque la suppuration est établie , la
guérison est la même que pour les ulcères.

XXXV. 70. La lèpre, les démangeaisons,
la gale , le lichen , les alphes , l'alopécie ,
(la gale , les dartres) sont engendrés par
la pituite. Il est d'autres affections du même
genre, qui pourroient plutôt passer pour des
impuretés, que pour des maladies ; comme
les crevasses avec des matières semblables à
de la cire ; les écrouelles , les abcès , les
bubons (35), les furoncles , les anthrax. Ces
maux proviennent aussi de la pituite.

71. Voici comment il convient en général de faire usage des purgatifs : on donnera aux bilieux ce qui est propre à chasser
la bile ; et aux pituiteux, ce qui convient
pour évacuer la pituite ; de même les atra-

bilaires et les hydropiques seront purgés avec des médicamens qui entraînent la bile noire et les sérosités.

72. Tous les médicamens pris en boisson, qui ne purgent pas la bile, lorsqu'ils ont été introduits dans l'estomac, doivent nécessairement avoir une vertu particulière, et être rafraîchissans ou échauffans, desséchans ou humectans; astringens ou relâchans; les hypnotiques calment nécessairement le mouvement du sang.

XXXVI. 73. Lorsque vous abordez un malade, sachez l'interroger sur sa maladie, sur le siège de ses douleurs, sur la cause; et depuis combien de jours il souffre? Sachez également si c'est après un cours-de-ventre, et si un régime quelconque a été suivi? Examinez ensuite si le mal provient de la bile ou de la pituite, ou de toutes les deux ensemble? en effet, soyez bien assuré que nécessairement l'une ou l'autre, ou même toutes deux, sont ici des causes très-actives.

74. Ensuite, considérez s'il faut dessé-

μελαγχολῶσι, τά, ὑφ᾽ ὦν μέλαινα χολή· τοῖσι δὲ ὑδρωπιῶσι, τά, ὑφ᾽ ὦν ὕδωρ.

οβ΄. Ὅσα δὲ δίδοται φάρμακα ποτά, καὶ μή καθαίρει, μήτε χολήν, μήτε φλέγμα, ὅταν ἐς τὸ σῶμα ἐσέλθῃ, τὴν δύναμιν αὐτὰ παρέχεσθαι δεῖ, ἢ ψύχοντα, ἢ θερμαίνοντα, ἢ ξηραίνοντα, ἢ ὑγραίνοντα, ἢ ξυνάγοντα, ἢ διαχέοντα. Ὅσα δὲ ὕπνον ποιέει, ἀτρεμίην δεῖ τῷ αἵματι παρέχειν τὸ φάρμακον.

ογ΄. Ὅταν δὲ ἐπὶ νοσέοντα ἀφίκῃ, ἐπανερωτᾶν χρὴ, ἃ πάσχει, καὶ ἐξ ὅτου, καὶ ποσαῖος, καὶ τὴν κοιλίην εἰ διαχωρέει, καὶ διαιτᾶν ἥν τινα διαιτᾶται. Καὶ ἐνθυμέεσθαι, πρῶτον μὲν, τὸ νούσημα πότερον ἀπὸ χολῆς ἢ φλέγματος γεγένηται, ἢ ἀμφότερα; καὶ τοῦτο εὖ εἰδέναι ὅ, τι ἀνάγκην ἔχει, ὥστε ὑπὸ τούτων τοῦ ἑτέρου, ἢ ἀμφοτέρων γίνεσθαι.

οδ΄. Ἔπειτα, πότερον ξηρασίης ἢ ὑγρασίης

χρήζει· ἢ, τὰ μὲν τοῦ σώματος, ξηρασίης· τὰ
δὲ, ὑγρασίης· ἔπειτα τὴν νοῦσον, εἴτε ἄνω δεῖ
θεραπεύειν, εἴτε κάτω, εἴτε διὰ τῆς κύςιος.
Καὶ, εἴτε αὔξεται ἡ νοῦσος, εἴτε μαραίνεται,
εἴτε μεταπίτει ἐς ἑτέρην νοῦσον.

οέ. Τοὺς τρωματίας λιμοκτονέειν, καὶ ἐκ
τῆς κοιλίης ὑπάγειν τὰ ἐνεόντα, ἢ ὑποκλύζοντα,
ἢ φάρμακον κάτω διδόναι. Καὶ πίνειν ὕδωρ ἢ
ὄξος καὶ ῥοφεῖν. Τὰ φλεγμαίνοντα ψύχειν κατα-
πλάσμασι. Τὰ δὲ τοιαῦτα καταπλάσματα εἶναι,
ἢ τεῦτλα ἑφθὰ ἐν ὕδατι, ἢ σέλινον, ἢ ἐλαίης
φύλλα, ἢ συκῆς φύλλα, ἢ βάτου, ἢ βαλάνου,
ἢ ῥοιῆς γλυκείης. Ἑφθοῖσι δὲ τούτοισι χρῆσθαι. Ὠμοῖσι δὲ ῥάμνου φύλλοισι, ἢ ἄγνου,
ἢ ἐλελισφάκου, τιθυμάλλου, ἢ γλήχωνα χλω-
ρὴν, ἢ πράτα, ἢ σέλινα, ἢ κορρίανον, ἢ ἰσάτι-
δος φύλλα. Ἢν δὲ μηδὲν ἀπὸ τούτων ἔχῃς,
μηδὲ ἄλλό τι μηδὲν κατάπλασμα, ἄλφιτον φυ-
ρήσας ὕδατι ἢ οἴνῳ κατάπλασσαι. Τοσοῦτον
δὲ χρόνον καταπλάσματα τάδ' ὠφελέει, ὁκόσον

cher ou humecter généralement, ou seulement quelque partie ? si la maladie doit être
traitée par les vomitifs ou par les purgatifs,
ou par les diurétiques qui agissent sur la
vessie ? Sachez quand la maladie doit augmenter ou diminuer, ou cesser entièrement,
ou se changer en une autre ?

XXXVII. 75. Pour les blessés (56), ils
doivent observer une diète absolue ; avoir
le ventre libre, au moyen des clystères, et
se purger s'il est nécessaire. On leur fera
boire de l'eau froide ou du verjus ; ils
ne prendront que des alimens liquides ;
puis on couvrira les parties attaquées d'inflammation, de cataplasmes rafraîchissans :
ceux-ci doivent être faits avec de la farine de froment, cuite dans de l'eau, ou
avec les feuilles d'ache, d'olivier, de fi-
guier, de ronces, de chêne, de grenadier,
d'agnus castus doux. Toutes ces feuilles seront appliquées, cuites ou amorties. On em-
ploîra crues, celles de rhamnus-castus, de
sauge - baume, de tithymale, de pouliot

vert, de porreau, de persil, de coriandre, de laitue sauvage. Quand on n'a pas autre chose pour cataplasme, on se sert de farine mêlée à l'eau ou au vin. Les cataplasmes soulagent d'autant plus long-temps, qu'ils sont naturellement plus frais que l'ulcère ou la plaie, sur lesquels on les applique : s'ils sont plus chauds ou même autant, ils deviennent nuisibles.

76. L'application des corps gras, ne convient pas dans les inflammations, ou lorsqu'il y a des humeurs impures, ou putréfiées. Pour combattre l'inflammation, il faut des rafraîchissans; pour les humeurs impures et la putridité, il faut des stimulans; des excitans et des mondicatifs quand il s'agit d'incarner les plaies : les corps gras et onctueux facilitent surtout la prompte régénération des chairs.

XXXVIII. 77. Les alimens et les boissons, dont on fait ordinairement usage en santé, conviennent également aux ma-

ἂν ψυχρότερα ᾖ ἢ τὸ ἕλκος· ὅταν δὲ ᾖ θερμότερα ἢ ὁμοίως θερμά, βλάπτει.

ος΄. Τὰ λιπαρὰ πρὸς τὰ φλεγμαίνοντα οὐ
ξυμφέρει, οὐδὲ πρὸς τὰ ἀκάθαρτα, οὐδὲ πρὸς
τὰ σηπόμενα· ἀλλὰ πρὸς μὲν τὰ φλεγμαίνοντα
ξυμφέρει τὰ ψυχρά, πρὸς δὲ τὰ ἀκάθαρτα,
καὶ τὰ σηπόμενα, τὰ δριμέα, καὶ ὅσα δῆξίν
τινα παρεχόμενα καθαίρει. Ὅταν δὲ σαρκοφυῆσαι βούλῃ, τὰ λιπαρὰ καὶ τὰ θερμὰ μᾶλλον ξυμφέρει· πρὸς ταῦτα γὰρ ἡ σὰρξ θάλλει.

οζ΄. Ὁπόσοι ἄνθρωποι σιτίοισιν ἢ ποτοῖσιν ὑγιαίνοντες ἐς δίαιταν χρῶνται, ἐκ τούτων

χρὴ τῶν παρεόντων χρῆσθαι πρὸς τοὺς νοσέοντας, σκευάζοντα, καὶ θερμὰ καὶ ψυχρὰ, καὶ ὑγρὰ
καὶ ξηρά. Ἐκ μὲν ψυχρῶν θερμὰ, καὶ θερμὰ
ἐκ μὴ θερμῶν, καὶ ξηρὰ ἐκ μὴ ξηρῶν, καὶ τὰ
λοιπὰ κατὰ τὸν αὐτὸν τρόπον. Ἀπορέειν δὲ οὐ
χρὴ, οὐδὲ τοῖσι παρεοῦσι μὲν μὴ δύνησθαι· Τὰ
ἀπόντα δὲ ζητεῦντα μηδὲν ὠφελέειν τὸν κάμ-
νοντα οἷόν τε εἶναι. Εὑρήσεις δὲ, ἢν ὀρθῶς
σκοπέῃς, ἔξω τουτέων, οἶσι πρὸς τὸν νοσεῦντα
χρῶνται, ὀλίγα.

οή. Ῥοφήματα δ' ἐν τῇσι νούσοισι ἁπάσῃσι
διδόναι, ἢ πτισάνην, ἢ κέγχρον, ἢ ἄλητον, ἢ
χόνδρον. Τούτων ὁπόσα μὲν διδῶς ἐς διαχώρησιν, λεπτὰ διδόναι, καὶ διεφθότερα, καὶ γλυ-
κύτερα, ἢ ἁλυκώτερα, ἢ θερμότερα. Ὁπόσα δὲ
ἐς ἰσχυν ἢ ἀνακομιδὴν, παχύτερα, καὶ λιπα-
ρώτερα, καὶ μετρίως ἐφθά. Ποτοῖσι δὲ χρῆσθαι, ἢν μὲν ὑπάγειν ἐθέλῃς τὴν κοιλίην καὶ
τὴν κύστιν, γλυκὺν οἶνον, ἢ μελίκρητον· ἢν δὲ
στύειν, αὐστηρὸν, λευκὸν, λεπτὸν, ὑδαρέα·
ἢν δὲ ἰσχύειν, αὐστηρὸν, μέλανα· ὁκόσοι τὸν

lades, en ayant le soin de choisir parmi les échauffans ou rafraîchissans, ou dessèchans ou humectans, les substances froides ou chaudes, sèches ou humides.

Il en est ainsi des autres choses, à proportion. Il ne faut point désespérer de trouver des ressources dans notre art, ni manquer de découvrir quelque moyen de soulagement : vous y parviendrez, si vous savez bien vous diriger dans vos recherches, relativement aux besoins très-bornés des malades.

78. Dans presque toutes les maladies, on donne pour alimens (37), ou les sorbitions, ou la tisane d'orge, ou les crêmes d'orge, de millet ; ou la farine de froment et d'épautre, dont on fait usage généralement. Quand vous voudrez favoriser les déjections alvines ; prescrivez des alimens légers, doux, bien cuits, plutôt que ceux qui sont salés ou marinés, ou échauffans. Lorsqu'il faut des fortifians ou restaurans, ou des analeptiques, ils doivent être plus succulens, plus charnus, et médiocrement cuits. Pour

exciter l'excrétion alvine et urinaire, on doit donner de l'hydromel et du vin doux : s'il s'agit de resserrer, préférez le vin blanc et léger, tempéré avec l'eau ; faut-il fortifier ? le vin rouge, un peu âpre, convient mieux que le blanc. Ceux qui ont de la répugnance pour le vin, prendront les boissons dont j'ai indiqué la préparation dans le petit Traité des médicamens.

XXXIX. 79. On donnera à ceux qui ont été purgés, ainsi qu'aux fébricitans; de la purée de lentille ou de millet ; ou le suc de tisane : il y a aussi les crêmes d'orge et de millet qui passent pour les alimens les plus légers ; la farine de froment est plus substantielle. On apprête aussi des lentilles parfumées ; on en donne un peu lors de la seconde prise des alimens : c'est une sorbition légère, agréable au goût et à l'estomac. On prépare aussi quelquefois le même mets avec le miel, le cumin, le sel et l'huile : on mêle aussi avec les lentilles, du pouillot et un peu de vinaigre.

οἶνον πίνουσιν ἀνηλεῶς, τούτοισι διδόναι, ἃ
γέγραπται ἐν τῇ φαρμακίτιδι ποτὰ σκευαζό-
μενα.

οθ'. Τοῖσι φαρμακοποτέουσι διδόναι μετὰ
τὴν κάθαρσιν, δὲ τοῖσι μὲν πυρέσσουσι, ἢ
φακὸν, ἢ κέγχρου λεπτὸν, ἢ πτισάνης χυλόν.
Διδόναι δὲ πτισάνην μὲν καὶ κέγχρον, ὡς κοῦφα ἐόντα· καὶ ἄλητον, ὡς ἰσχυρότερον τού-
των· χόνδρον δὲ, ὡς ἰσχυρότατον πάντων. Φακὸν δὲ εὐώδεα σκευάσαι. Καὶ ὀλίγον δεύτερον
διδόναι, ὡς καὶ κοῦφον ὂν ῥόφημα καὶ εὐκάρδιον
ἄνω. Παραμίσγειν δὲ ἢ ἅλας, ἢ μέλι, καὶ κύ-
μινον, καὶ ἔλαιον. Τῷ δὲ φακῷ παραμίσγειν ἢ
χλόης γλήχωνος καὶ ὄξους ὀλίγον.

π΄. Τοῖσι δὲ ἀπύροισιν, ἄρτου καθαροῦ τὸ
ἔσωθεν ἐντρίψας ἐν ζωμῷ, ἢ μάζαν καὶ τεμα-
χος ἐφθὸν, ἢ κρέας οἰὸς ὡς νεωτάτης, ἢ ὄρνιθος ἢ σκύλακος ἐφθὸν. Καὶ τοῖσι πυρέττουσι
ἢ τεῦτλον, ἢ χολοκύντην, ἢ βλῆτον μετὰ τὸ
σιτίον πίνειν οἶνον οἰνώδεα, παλαιὸν, λευκὸν,
ὡς ὑδαρέςατον. Οἷσι λούεσθαι μὴ ξυμφέρει,
ἀλείφειν οἴνῳ καὶ ἐλαίῳ θερμῷ, καὶ ἐκμάσσειν
διὰ τρίτης.

πα΄. Ὅταν κοιλίην ὑγραίνειν ἀπὸ σιτίων ἀσ-
θενέοντος ἐθέλῃς, διδόναι μάζαν καὶ ὄψα. Θα-
λασσίων μὲν τεμάχια ἐφθὰ ἐν ὑποτρίμματι.
Κρέα δὲ οἰὸς ὡς νεωτάτης, ἢ ἐρίφου, ἢ σκύλακος, ἢ ὄρνιθος ἐφθά. Καὶ τεῦτλα, ἢ βλῆτα, ἢ
λάπαθα, ἢ κολοκύντην, ἢν ὥρη ᾖ· λάχανα δὲ,
σέλινα, καὶ ἄνηθα, καὶ ὤκιμα. Καὶ τὸν οἶνον
μελιχρὸν, παλαιὸν, λευκὸν, ὑδαρέα.

80. Ceux qui sont exempts de fièvre, prendront de la mie de pain du plus pur froment émiettée, dans du bouillon fait avec la chair des animaux; ou on leur permettra aussi l'usage du gâteau d'orge, du poisson bouilli, ou de la chair très-tendre de poulet rôti, ou de petits chiens (38), ou de mouton. En cas de fièvre, on leur donnera seulement des bettes, de la courge, ou des blettes bouillies. Ils boiront, immédiatement après, un peu de vin vieux, blanc, généreux, tempéré avec de l'eau. Ils ne doivent point se baigner, mais se frictionner la peau, avec du vin chaud ou de l'huile tiède, et se masser tous les jours.

XL. 81. Si vous voulez nourrir un malade dont l'estomac est affoibli, donnez-lui du gâteau d'orge et des mets bouillis; des tranches de poisson de mer, que vous ferez cuire avec du hachis, ou des chairs tendres de chevreau, de petits chiens ou du poulet rôti. L'usage des bettes, des blettes, de l'oseille, de la courge, convient suivant la saison; ainsi que les légumes.

82. Si vous voulez resserrer, choisissez le pain, les mets rôtis, ainsi que toutes les substances chaudes, sèches, et les chairs les plus consistantes ; et les poissons de mer saxatiles. Les légumes seront assaisonnés avec l'huile, le thin, l'origan ; le vin doit être rouge et âpre. Les mets seront préparés avec le sel et le cumin ; mais il ne faut employer que très-peu les autres assaisonnemens.

XLI. 83. Lorsque vous vous proposez de fortifier un convalescent, prescrivez-lui les mêmes substances, qui conviennent aussi pour humecter l'estomac ; mais, au lieu de faire choix d'animaux encore soumis à la lactation, préférez ceux qui sont plus forts.

84. Dans les maladies où il faut dessécher, on ne permettra qu'un seul repas par jour ; on donnera des boissons et des alimens plus abondans, mais de manière à ne pas occasionner de réplétion : on doit aussi faire de l'exercice et des promenades et dormir peu.

85. Dans celles où *il faut humecter*, on ne

πβ'. Ὅταν δὲ ξηραίνῃς τὸ σῶμα, διδόναι ἄρτον, καὶ ὄψα ὀπτὰ καὶ ξηρὰ, καὶ θερμότερα ταῦτα πάντα. Καὶ κρεῶν τὰ μέλεα, ὅσα σαρκώδεα· ἰχθύων τοὺς πετραίους. Λάκανον, πήγανον, ἢ θύμον, ἢ ὀρίγανον. Τὸν δὲ οἶνον μέλανα ἢ αὐστηρόν. Σκευάζειν δὲ τὰ ὄψα ἁλσὶ καὶ κυμίνῳ. Καὶ τοῖσιν ἄλλοισιν ἀρτύμασιν ὡς ἐλαχίστοισι χρῆσθαι.

πγ'. Ὅταν δὲ ἀνακομίσαι ἐκ νούσου ἐθέλῃς, διδόναι τὰ μὲν ἄλλα ταῦτα, ἃ καὶ ὅταν διυγραίνῃς τὴν κοιλίην. Τὰ δὲ κρέα, ἀντὶ τῶν γαλαθηνῶν, ἰσχυρότερα· καὶ ἀντὶ τῶν κυνείων, ὀρνίθεια, καὶ λάγεια. Καὶ τούτων ἔνια ὀστὰ καὶ τῶν κρεῶν καὶ τῶν ἰχθύων· καὶ ἐσκευασμένα ὡς ἄριστα.

πδ'. Ὁκόσοισι τῶν νουσημάτων ξηρασίη ξυμφέρει, μονοσιτίη ξυμφέρει, καὶ τὰ σιτία καὶ τὰ ποτὰ ἐλάττω τελέειν, ἢ ὥστε πλήρη εἶναι. Καὶ ταῦτα ἐκπονέειν καὶ περιπατέειν καὶ κοιμᾶσθαι ὡς ἐλάχιστα.

πέ. Ὁκόσοισι δ' αὖ ὑγρασίη ξυμφέρει, μὴ

ἀσιτέειν, καὶ τοῦ σιτίου καὶ τοῦ ποτοῦ μὴ ἐν-
δεᾶ εἶναι, μηδὲ πονέειν, καὶ κοιμᾶσθαι ὁπόσα
ἂν ἐθέλῃ.

πϛʹ. Ὁκόσων ἐπιθυμέουσιν οἱ κάμνοντες ἢ
σιτίων, ἢ ὄψων, ἢ ποτῶν, ὑπαρχέτω ταῦτα,
ἢν μὴ μέλλῃ τῷ σώματι βλάβος ἔσεσθαι. Ὁπόταν ἢ σιτίων ἢ ποτῶν προστιθέναι ἄρξῃ, ἢ
ἀφαιρέειν κατ' ὀλίγον χρὴ, καὶ τὰς προθέσιας ποιέεσθαι καὶ τὰς ἀφαιρέσιας.

πζʹ. Ὁκόσοι σιτία ἱκανὰ οἷοί τέ εἰσι τελέειν,
ῥοφήματα μὴ διδόναι· ἀποκλείει γὰρ τοῦ σιτίου. Ὁκόσοι δὲ μὴ οἷοί τε, τούτοισι διδόναι.
ἐὰν δέ τι διδόναι. Ἐὰν δέ τι διδόναι θέλῃς κο-
μιδῆς ἕνεκα, διδόναι χόνδρον, ἢ πτισσάνην πυ-
ρίνην. Ταῦτα γὰρ τῶν ῥοφημάτων τὰ ἰσχυρό-
τατα. Διδόναι δὲ μετὰ δεῖπνον.

πή. Τὰ φάρμακα, ὅσα ποτὰ, καὶ ὅσα πρὸς
τὰ τρώματα, προσφέρεται, μανθάνειν χρή·
ἄξιον γὰρ ἅπαντος. Οὐ γὰρ ἀπὸ γνώμης ταῦτα

duit pas laisser dominer la sensation de la
faim , ni sentir le besoin des alimens et des
boissons , après les repas , ni se fatiguer :
le sommeil sera aussi long que l'on voudra.

86. On sera indulgent pour les malades ,
à proportion des alimens et des boissons
qu'ils désirent, si toutefois leur état le permet , et qu'il n'en puisse résulter aucun mal.
Lorsqu'on commence à augmenter ou à diminuer la quantité des alimens ou des
boissons, il faut toujours que ce soit progressivement.

XLII. 87. Ceux qui peuvent prendre une
nourriture solide, ne doivent point s'as-
treinde aux sorbitions ; car l'un exclut
l'autre : dans le cas contraire, ces dernières sont plus utiles. Si vous préférez des
mets plus légers , donnez de la purée
d'épautre ou le suc de tisane coulé ; car ces
alimens sont encore plus forts que les
sorbitions ; on les prendra au souper.

XLIII. 88. Pour les blessés, il importe
aussi de connoître les médicamens et les
boissons qui leur sont appropriés. Cette

II.   15

connoissance mérite toute notre attention ; elle ne s'acquiert point par la
force du génie, mais bien plutôt par d'heu-
reuses circonstances, où les plus habiles
ne l'emportent quelquefois pas sur les
moins versés dans l'art. Néanmoins pour
ce qui concerne la médecine et les découvertes, relatives aux connoissances ac-
quises sur les alimens et les médicamens, si
vous voulez vous les rendre pour ainsi dire
familières ; il faut nécessairement les avoir
apprises de ceux qui sont profès dans cet art.

XLIV. 89. On donnera aux convalescens,
des alimens après les sorbitions, et on leur
fera boire immédiatement un peu de vin
généreux. Quant aux malades, s'il vous
paroît convenable d'alterner dans l'usage
des alimens solides, des boissons ou des
sorbitions, voyez auparavant quel est l'é-
tat des forces et de l'ame, relativement à ce
quils ont bu ou mangé? Vous parviendrez
surtout ainsi à leur procurer du soulagement:
en effet, il est alors possible d'estimer la vertu
de chaque aliment et de prévoir par ses

εὑρίσκουσιν οἱ ἄνθρωποι, ἀλλὰ μᾶλλον ἀπὸ
τύχης· οὐδέ τι οἱ χειρότεχναι μᾶλλον ἢ οἱ
ἰδιῶται. Ὅσα δ' ἐν τῇ τέχνῃ τῇ ἰητρικῇ γνώμῃ
μανθάνεται καὶ εὑρίσκεται ἢ περὶ σιτίων ἢ
φαρμάκων, παρὰ τῶν οἴων τε διαγινώσκειν τὰ
ἐν τῇ τέχνῃ μανθάνειν χρὴ, ἤν τι θέλῃς μανθάνειν.

π΄. Μετὰ τὰ ῥοφήματα διδόναι τὸ σιτίον
ἀσθενέουσιν· ἐπιπίνειν δὲ οἶνον οἰνώδεα. Πρὸ
δὲ τῶν σιτίων ἢ ποτῶν ἢ ῥοφημάτων, καὶ
μετὰ ταῦτα, ὅ, τι ἄν σοι δοκέῃ τοῖσιν ἀσθενέουσιν, ἐσορῶν τὸ σῶμα καὶ τὴν ψυχὴν, προσφέρειν καὶ τὸ σιτίον καὶ τὸ ποτόν. Μάλιϛα γὰρ
ἂν οὕτως ὠφελέῃς. Τῶν σιτίων ἃ δύναμιν ἕκαϛα
ἔχει, τεκμαίρεσθαι χρὴ, ἀπὸ τῶν φανερὴν τὴν
δύναμιν παρεχομένων.

Ϛ. Ὁπόσα ἢ φύσαν, ἢ δῆξιν, ἢ πλησμονὴν, ἢ ἐρευγμὸν παρέχει, ἢ ϛρόφον, ἢ διαχωρέει, ἢ μὴ διαχωρέει, καὶ φανερὰ, ὅ, τι ταῦτα ἐργάζεται. Καὶ ἀπὸ τούτων χρὴ τά τε ἄλλα σκοπεῖν. Ἔχει γὰρ ἕκαϛα τῶν ἐδεσμάτων, δι' ὅ, τι καὶ ὠφελέει καὶ βλάπτει. Ἀλλὰ τ' ἄλλα τὰ μὲν φανερώτατά ἐϛιν ἐργαζόμενα, ἃ ἐργάζεται, τὰ δὲ ἀμυδρότερα.

Ϛά. Τὰ σιτία καὶ τὰ ὄψα σκευάζειν καὶ διδόναι τοῖσιν ἀσθενέουσιν, ὑφ' ὧν μήτε φύσα ἔϛαι, μήτε ὀξυρευγμίη, μήτε ϛρόφος, μήτε λίην διαχωρέει, μήτε λίην ξηραίνεται. Ταῦτα δὲ γίνεται ὧδε. Ὅσα μὲν ἡ κοιλίη κρατέει, καὶ τὸ σῶμα αὐτὰ ἀναδέχεται, ταῦτα μὲν οὔτε φύσαν παρέχεται, οὔτε ϛρόφον. Ἢν δὲ μὴ ἡ κοιλίη κρατέῃ, ἀπὸ τούτων καὶ φύσα καὶ ϛρόφος, καὶ τ' ἄλλα τὰ τοιαῦτα γίνεται.]

Ϛβ. Κινϛότατα τῶν σιτίων καὶ τῶν ὄψων καὶ τῶν ποτῶν, ὅσα μέτρια ἐσιόντα ἐς τὸ σῶ-

qualités évidentes, les effets qui doivent en résulter.

90 Les substances qui excitent des vents, ou des pincemens à l'orifice supérieur de l'estomac; de la plénitude, des rapports, des tranchées, ou qui passent difficilement ou ne passent point, agissent sur-le-champ : on peut prévoir ainsi leurs vertus: parce que chacune a des qualités favorables ou nuisibles, dont on s'aperçoit par des effets plus ou moins apparens.

91. Les alimens et les mets que l'on permet aux malades, doivent en outre subir une préparation telle qu'il n'en résulte ni vents, ni rapports aigres, ni tranchées, ni dévoiement, ni constipation. Voici alors ce qui arrive : toutes les fois que le ventre est le plus fort, l'aliment se distribue également à toutes les parties, sans dégagement de gaz, ni coliques ; lorsqu'au contraire, le ventre est le plus foible, il y a alors des vents, des tranchées et d'autres effets semblables.

92. Les mets, les alimens et les boissons

que l'on regarde comme les plus légers, sont ceux dont l'usage habituel, ou même inaccoutumé, n'occasionne ni pesanteur, ni tranchées, ni dégagement de gaz, ni rien de semblable; et dont la coction et l'excrétion se font promptement chaque jour, sans trouble d'entrailles, à proportion, que le ventre les digère, lors même que le terme en est plus long.

93. Ceux que l'on nomme lourds, sont d'une nature telle, que pris modérément, ou même en très-petite quantité, ils occasionnent des douleurs, et ne peuvent se digérer sans pesanteur, soit par rapport à ce que l'on mange, soit par rapport à ce que l'on boit; ceux-ci produisent constamment les mêmes effets, sans pouvoir être excrétés facilement par les selles.

94. Les meilleurs pour la santé sont tels, qu'une petite portion suffit pour apaiser la faim et tempérer la soif; en outre, ils se conservent un certain temps intérieurement; leur excrétion ne coûte aucun effort; leur action fortifiante s'étend également aux chairs

μα, ἢ ὀλίγω πλέω τῶν μετρίων, μήτε πλήρωσιν παρέχει, μήτε ςρόφον, μήτε φῦσαν, μήτε
ἄλλό τι τῶν τοιούτων μηδέν· καὶ πέσσεταί τε
τάχιςα, καὶ πεσσόμενα διαχωρέει· καὶ ἀνὰ
πᾶσάν τε τὴν ἡμέρην ἐσιόντα ἐς τὴν κοιλίην,
ἀλυπότατά ἐςι, καὶ ὅταν διὰ παλαιοῦ ἐσέλθη.

4γ. Βαρέα δὲ, ὅσα μέτρια τελεύμενα ἢ
ἐλάσσω τῶν μετρίων, πλήρωσιν καὶ πόνον παρέχει, καὶ μὴ τελέειν, μηδὲ οἷόν τε ἐσθίειν αὐτά,
μηδὲ πίνειν, ἀλλὰ πόνον παρέχει. Διὰ χρόνου
δὲ αὖθις αὐτά ἢ πίνει ἢ ἐσθίει, καὶ οὕτω πόνον παρέχει, καὶ οὐ διαχωρέει, κατὰ λόγον.

4δ. Ἐς ὑγίην ἄριςα, ὅσα ὀλίγιςα ἐσιόντα,
αὐτάρκεά ἐςι καὶ λιμοῦ καὶ δίψης ἄκος εἶναι.
Καὶ πλεῖςον χρόνον τὸ σῶμα αὐτά δέχεται,
καὶ διαχωρέει κατὰ λόγον. Ἐς ἰσχὺν δὲ ἄριςα,
ὅσα σάρκα φύει πλείςην καὶ πυκνοτάτην, καὶ
τὸ αἷμα παχύνει, καὶ διαχωρέει κατὰ λόγον

τῶν ἐσιόντων, καὶ τὸ σῶμα πλεῖςον χρόνον ἀναδέχεται.

ξέ. Τὰ λιπαρὰ καὶ τὰ πίονα, καὶ τὰ τυρώδεα, καὶ μελιτώδεα, καὶ τὰ σησαμόεντα ὀξυρευγμίην ὡς μάλιςα παρέχει, καὶ χολέρην, καὶ ςρόφον, καὶ φύσαν, καὶ πλησμονήν. Ποιέει δὲ τοῦτο αὐτὸ, καὶ ὅταν πλείω τις φάγῃ ἢ πίῃ, ἢ ὅσα οἷά τε πέψαι ἡ κοίλιη.

ξς΄. Τοῖσιν ἀσθενέουσιν, ἢν μὲν κατὰ λόγον τῆς νούσου καὶ τοῦ σώματος διδῶς, ἃ ἂν ὑπαναλίσκῃ ταῦτα τὸ σῶμα, καὶ οὔτε ἐνδεές ἐςιν, οὔτε πλῆρες. Ἢν δὲ ἁμαρτάνῃς τοῦ καιροῦ ἢ ἔπειτα, βλάβος ἐπ' ἀμφότερα.

ξζ΄. Ὅσα τῶν σιτίων ἢ τῶν ὄψων ἢ τῶν ποτῶν τὸ σῶμα ἀναδέχεται, μάλιςα ἀπὸ τούτων οὔτε ςρόφος γίνεται, οὔτε φύσα, οὔτε ὀξυρευγμίη. Ὅταν γὰρ ἐς τὴν κοιλίην ἐσέλθῃ, ἀπ' αὐ-

qui deviennent plus fermes, plus consistantes ; le sang est aussi plus épais : enfin, les selles sont en égale proportion avec l'aliment et toutes les parties retiennent également le produit de la nutrition.

95. Les corps gras, les huiles, les préparations avec le fromage, le miel ou le sésame produisent surtout des rapports aigres ; ils occasionnent le choléra, des tranchées, des vents, de la plénitude : on y est d'autant plus exposé que l'on prend plus de ces substances indigestes.

96. Si vous donnez aux malades, des alimens en proportion de leurs besoins actuels et de la nature de l'affection morbide ; ils les digèreront, sans éprouver ni de réplétion, ni d'inanition ; mais si vous ne les leur prescrivez pas en temps opportun, vous leur nuirez à la fois de ces deux manières.

97. Les mets, les alimens et les boissons que l'on digère bien, n'occasionnent aucune émission de gaz, ni de rapports aigres ; dès qu'ils sont reçus dans l'estomac, chaque

partie en attire séparément ce qui lui convient ; en sorte que le résidu est nécessairement trop foible pour exciter dans le ventre, ou des coliques , ou des tranchées, ou des vents , ou d'autres effets semblables.

98. Les vins doux et âpres , l'hydromel vieux sont laxatifs , diurétiques et très-nutritifs : ils ne sont point lourds, ni propres à développer des vents ou des tranchées. Les chairs fortement bouillies et rôties, sont ainsi moins fortifiantes ; bouillies, elles relâchent ; rôties, elles resserrent.

Celles qui ont subi un degré modéré de cuisson et d'ébullition sont assez fortifiantes , et relâchantes : celles que l'on mange presque crues, restaurent promptement, mais passent difficilement par les selles.

XLV. 99. Les alimens et les boissons les plus salubres ; qui contribuent le plus à la nutrition, pris immodérément ou hors de saison, peuvent être cause de maladies, qui quelquefois sont devenues mortelles. Les autres espèces qui ne sont point

τοῦ σπᾷ τὸ σῶμα τὸ αὐτῷ ἐπιτήδιον ὂν, καὶ
ἀσθενέςερον ἤδη τὸ λοιπὸν ἀνάγκη εἶναι, ὥςτε
ςρόφον, ἢ φύσαν, ἢ ἄλλό τι τῶν τοιούτων ἐν
τῇ κοιλίῃ μὴ ποιῆσαι.

ζή. Τῶν οἴνων καὶ οἱ γλυκέες, καὶ οἱ αὐςηροὶ, καὶ οἱ μελιχροὶ παλαιοὶ, τὴν κοιλίην ὑπά-
γουσι· μάλιςά τε διουρέονται καὶ τρέφουσι· καὶ
οὔτε φύσαν παρέχουσιν, οὔτε ςρόφον, οὔτε
πλησμονήν. Κρεῶν τὰ δίεφθα, καὶ τὰ ἔξοπτα,
ἀσθενέα μὲν πρὸς τὴν ἰσχὺν ἀμφότερα. Ἐς δὲ
τὴν διαχώρησιν, τὰ μὲν δίεφθα, ἐπιτήδεια·
τὰ δὲ ὀπτὰ, ςασιμώτερα· Τὰ δὲ μετρίως ἔχον-
τα καὶ ἑψήσιος καὶ ὀπτήσιος, μετρίως καὶ ἐς
τὴν ἰσχὺν ἔχει καὶ ἐς τὴν διαχώρησιν. Τὰ δὲ
ἐνωμότερα, πρὸς μὲν τὴν ἰσχὺν ἐπιτήδεια·
πρὸς δὲ τὴν διαχώρησιν, οὐκ ἐπιτήδεια.

ζθ'. Τῶν σιτίων καὶ τῶν ποτῶν ἅ προσφο-
ρώτατα τῷ σώματι, καὶ μάλιςα αὐτάρκεα καὶ
ἐς τροφὴν καὶ ἐς ὑγίην, καὶ ἀπὸ τούτων αὐτῶν,
ὅταν τις αὐτοῖσι μὴ ἐν καιρῷ χρῆται, ἢ πλέσσι
τοῦ καιροῦ, αἴτε νοῦσοι, καὶ ἐκ τῶν νούσων οἱ
θάνατοι γίνονται. Τὰ δ' ἄλλα σιτία καὶ ποτά,

ὅσα μὴ τοιαύτην δύναμιν ἔχει, σμικρὸν μέν τι ὠφελέει, ἤν τις καὶ τὰ πάντα αὐτοῖσιν ἐν καιρῷ χρῆται· σμικρὰ δὲ καὶ βλάπτει. Ἐπ' ἀμφότερα δέ ἐςιν ἀσθενέα, ὥστε ἀγαθόν τι ποιῆσαι, καὶ ὥστε κακόν. Ἔςι δὲ τῶν σιτίων καὶ τῶν ποτῶν, ἃ τὴν δύναμιν ἔχει ταύτην, τάδε· ἄρτος, μάζα, κρέα, ἰχθύες, οἶνος. [Καὶ] τούτων μέν τοι τὰ μὲν μᾶλλον, τὰ δὲ ἧσσον.

ρ'. Ὁκόσοι ξηρὴν δίαιταν διαιτῶνται, τού-τοισι μὴ ξὺν τῷ σιτίῳ τὸ ποτὸν διδόναι, ἀλλὰ μετὰ τὸ σιτίον, διαλιπὼν πουλὺν χρόνον. Καὶ οὕτω μὲν ξηρὴ ἡ ἰκμὰς ἀπὸ ξηρῶν τῶν σιτίων γενομένη, τὸ σῶμα ξηραίνει. Ἢν δὲ ἅμα τῷ σιτίῳ πίνη, νοτερωτέρη ἡ τροφὴ γινομένη, ὑγρότερον τὸ σῶμα ποιέει. Ἄρτος ὁ θερμὸς, καὶ τὰ κρέα τὰ θερμὰ, αὐτὰ ἐφ' ἑωυτῶν ἐσθιό-μένα, ξηραίνει. Ἢν δὲ ξὺν ὑγρῷ διδῶς, ἢ ἐπικί-νειν παραχρῆμα ἐπὶ τῷ σιτίῳ, οὐ ξηραίνει.

ρά. Ἄρτος ὁ καθαρὸς τῶν ἀλεύρων, ἐς ἰσ-χὺν καὶ κομιδὴν ξυμφορώτερος ἢ ὁ ἀνέρεικτος

d'une nature fortifiante, lorsque l'on essaie dans l'occasion d'en faire usage, ont en général peu d'action; ce ne sont pas non plus les plus nuisibles. Il en est de deux espèces qui produisent tantôt du bien, tantôt du mal : parmi les alimens et les boissons qui ont cette vertu, ce sont le pain, les gâteaux d'orge, les chairs, le poisson et le vin ; ils peuvent nuire aussi plus ou moins.

100. Ceux qui doivent observer un régime desséchant, s'abstiendront de boire aux repas, ou ne boiront, que quelque temps après. L'espèce de vapeur chaude et sèche qui provient des alimens et des chairs , absorbe l'humidité de l'estomac ; si l'on boit beaucoup avec les alimens, cette nouvelle addition le remplit. Le pain chaud et les viandes brûlantes, que l'on mange immédiatement, dessèchent ; mais, si vous les humectez par des boissons, en les prenant avant ou après le repas ; le même effet n'a point lieu.

101. Le pain de froment bien purgé de son écorce, convient mieux pour fortifier

que celui qui est mélangé avec du son; le pain du jour, plus que celui de la veille, et encore le bis nouveau, plus que les autres plus anciens et moins bien tamisés. La farine d'orge, privée de son écorce et pilée, est plus fortifiante que celle qui est détrempée; la nouvelle nourrit aussi plus que l'ancienne; les gâteaux que l'on en prépare, fortifient davantage, la pâte étant bien levée, que lorsqu'elle ne l'est pas du tout. Le vin bien clair et coulé, qui a été rafraîchi, devient plus léger et perd de sa force. Vous ôterez aux chairs de leur vertu, en les faisant bouillir; mais aussi elles seront plus légères; rôties trop longuement, ou confites dans le vinaigre, ou marinées, elles seront plus digestibles, mais elles restaurent moins que celles qui sont récentes.

XLVI. 102. Les alimens foibles et légers, ne produisent point d'effets très-grands, ni sur l'estomac, ni sur les autres parties. Ils n'ont pas assez de chaleur pour se gonfler; ils ne se dévelop-

καὶ πρόσφατος, ἢ ἕωλος, καὶ τῶν ἀλεύρων
προσφάτων ἢ παλαιοτέρων. Τὰ ἄλφιτα ἀποβρέ-
χων τῶν κριθέων ἐπτισμένων περίχυθαὶ σχυρό-
τερα ἢ βεβρεγμένων, καὶ πρόσφατα ἢ παλαιό-
τερα. Καὶ ἡ μάζα ἡ προπεφυρημένη ἰσχυροτέρη,
ἢ μὴ προπεφυρημένη. Ὁ οἶνος διαχεόμενος καὶ
ἀπο ψυχόμενος καὶ διηθούμενος, λεπτότερος
καὶ ἀσθενέςερος. Τὰ κρέα τὰ μὲν ἑφθὰ,
ἢν μὲν δίεφθα ποιήσῃς, ἀσθενέςερα καὶ κου-
φότερα· τὰ δὲ ὀπτὰ, ἢν ἔξοπτα γένωνται, καὶ
τὰ παλαιὰ ἐξ ὄξους ἢ ἁλῶν, ἀσθενέςερα καὶ
ἐλαφρότερα τῶν προσφάτων.

ρδʹ. Τὰ ἀσθενέα τῶν σιτίων καὶ τὰ κοῦφα,
τὴν μὲν κοιλίην οὐ λυπέει, οὐδὲ τὸ σῶμα· διότι
οὐκ ἀνοιδέει θερμαινόμενα, οὐδὲ πληροῖ, ἀλλά
λαπάσσεται ταχὺ, καὶ πεσσόμενα διαχωρέει.

Ἡ δὲ ἰκμὰς ἀπ' αὐτῶν τῷ σώματι ἀσθενὴς γίνεται, καὶ οὔτε αὐξάνει, οὔτε ἰσχὺν ἀξίην λόγου παρέχει.

ργ'. Τὰ δὲ ἰσχυρὰ τῶν σιτίων ἀνοιδέει τέ,
ὅταν ἐς τὴν κοιλίην ἐσέλθῃ, καὶ πλήρωσιν παρέχει. Καὶ πέσσεται μὲν σχολαίτερον, κχὶ
διαχωρέει. Ἡ δὲ ἰκμὰς ἀπ' αὐτῶν ἰσχυρὴ καὶ
ἀκήρατος προσγινομένη, ἰσχύν τε παρέχει τῷ
σώματι πολλὴν, καὶ αὔξην.

ρδ'. Κρεῶν κουφότατα ἐς τὸ σῶμα, κύνεια,
καὶ ὀρνίθεια, καὶ λαγῶα διέφθα. Βαρέα δὲ τὰ
βόεια, καὶ τὰ χοίρεια μετριώτερα δὲ πρὸς
τὴν φύσαν, καὶ ἑφθὰ, καὶ ὀπτά. Ὑγιαίνουσι
καὶ ἀσθενέουσι τὰ μήλεια. Τὰ δὲ ὕεια ἐς
εὐεξίην μὲν καὶ ἰσχὺν πονέουσι καὶ γυμναζομέ-
νοισιν ἀγαθά· ἀσθενέουσι δὲ καὶ ἰδιώτῃσιν
ἰσχυρότερχ. Καὶ τὰ θήρεια τῶν ἡμερέων κουφό-
τερά ἐςι, διότι καρπὸν οὐχ ὅμοιον ἐσθίει.

pent pas ; au contraire, ils s'amollissent sans peine, et sont excrétés promptement par les selles. L'espèce de vapeur humide qui en provient, a trop peu de consistance pour les organes qu'elle n'augmente, ni ne fortifie d'une manière visible.

105. Les alimens forts, lorsqu'ils sont reçus dans l'estomac, s'y gonflent et le remplissent. Leur coction est plus lente, ainsi que l'excrétion alvine ; la vapeur consistante qu'ils fournissent, parvient presque sans se dénaturer aux diverses parties qu'elle développe et fortifie.

104. Les chairs les plus légères, sont celles de petits chiens (38), de volaille et de lièvre bouilli. Le bœuf est lourd ; la chair de porc, soit bouillie, soit rôtie, se digère médiocrement, et produit des vents. Le mouton convient également aux personnes foibles et à celles qui sont bien portantes. Le porc est bon pour ceux qui sont doués d'une forte complexion et qui s'exercent beaucoup; mais c'est un aliment trop fort pour les sujets foibles ou sédentaires. La vénnerie est plus lé-

gère que les chairs des animaux domestiques, parce qu'ils vivent de fruits différents; et cette différence est encore plus sensible, par rapport aux troupeaux, suivant leur genre de nourriture.

105 L'aliment se diversifie dans les animaux, de manière à rendre leurs chairs plus fermes ou plus rares, comme on le voit dans les victimes. En effet, la chair en est tantôt ferme, tantôt molle, ou humide.

106. Pour conclure, je dirai donc, que les poissons bouillis ou rôtis, seuls ou réunis à d'autres mets, fournissent un aliment léger; cependant il y a encore ici des différences : car les poissons des fleuves et des étangs sont gras, et plus lourds que ceux de mer ou de rivière. Les poissons de mer, saxatiles, sont plus légers; plus encore bouillis que rôtis : si vous voulez rétablir promptement les forces, donnez les plus forts ; mais, s'il ne faut que

ρέ. Διαφέρει δὲ καὶ τὰ κρέα τῶν κτηνέων, καὶ ὁπόσα καρπὸν ἐσθίει, καὶ ὁπόσα μὴ ἐσθίει. Καὶ ὁ καρπὸς οὐ τωὐτὸ ἅπασι ποιέει, ἀλλὰ τὸ μὲν πυκνήν τε τὴν σάρκα τοῦ ἱερείου παρέχει καὶ ἰσχυρήν· τὸ δὲ ἀραιήν τε καὶ ὑγρὴν καὶ ἀσθενέα.

ρϛ'. Ὡς μὲν τὸ ξύμπαν εἰρῆσθαι, ἰχθύες κοῦφον ἔδεσμα, καὶ ἑφθοὶ καὶ ὀπτοὶ, καὶ αὐτοὶ ἐφ' ἑωυτῶν, καὶ μεθ' ἑτέρων σιτίων. Αὐτοὶ δὲ ἐφ' ἑωυτῶν διαφέρουσιν ὧδε· καὶ οἱ μὲν λιμναῖοι καὶ πίονες, καὶ οἱ ποτάμιοι, βαρύτεροι· οἱ δὲ ἀκταῖοι θαλάσσιοι, κουφότεροι· καὶ διεφθοὶ ὀπτῶν κουφότεροι. Τουτῶν τὰ μὲν ἰσχυρὰ διδόναι, ὅταν ἀνακομίσαι τινὰ βούλῃ· τὰ δὲ κοῦφα, ὅταν ἰσχνον δέῃ καὶ λεπτὸν ποιῆσαι.

ρζ´. Τὸ λουτρὸν τὸ θερμὸν, τὸ μὲν μέ-
τριον, μαλάσσει τὸ σῶμα καὶ αὔξει· τὸ δὲ
πλεῖον τοῦ καιροῦ, τὰ μὲν ξηρὰ τοῦ σώματος
διυγραίνει, τὰ δὲ ὑγρὰ ἀποξηραίνει. Καὶ τὰ
μὲν ξηρὰ ὑγραινόμενα, ἀσθενείην καὶ λειποθυ-
μίην παρέχει· τὰ δὲ ὑγρὰ ξηραινόμενα, ξηρασίην καὶ δίψος.

ρή. Λαχάνων δὲ, τὰ σκόροδα καὶ ἑφθὰ καὶ
ὀπτὰ, καὶ διουρητικὰ, καὶ ὑποχωρητικὰ, καὶ
πρὸς τὰ γυναικεῖα ξύμφορα. Κρόμμυα ἐς τὰ
οὖρα ἐπιτήδεια. Ὁ γὰρ ὀπὸς δριμύτητά τινα
παρέχει, ὥστε διαχωρέειν. Τούτοισιν ὧδε χρῆσθαι, ἀλλὰ τοῖσιν ἀσθενέουσι μὴ προσφέρειν.
Σέλινα καὶ ἑφθὰ καὶ ὠμὰ, διουρητικὰ, καὶ
μᾶλλον τὰ ἕλεια τῶν ἡμερέων, ἃ πλέω ἔχει
δύναμιν. Κορίανον εὐκάρδιον καὶ διαχωρητικὸν, καὶ ἑφθὸν καὶ ὠμόν. Ὤκιμον, καὶ ὑγρὸν
καὶ ψυχρὸν, καὶ εὐκάρδιον. Πράσα, τὰ μὲν
ἑφθὰ, διουρητικὰ καὶ διαχωρητικά· τὰ ὠμὰ δὲ,

nourrir médiocrement, préférez les plus foibles.

XLVII. 107. Le bain, modérément chaud, assouplit la peau, et favorise l'accroissement ; s'il est trop fréquent, il humecte les parties sèches; mais il dessèche celles qui sont humides : le premier effet est de les affoiblir ; et le second, de produire la défaillance : et ensuite en absorbant l'humide, le bain produit beaucoup de sécheresse et une grande soif.

XLVIII. 108. Parmi les plantes potagères, l'ail bouilli ou rôti est diurétique laxatif, propre à exciter le flux menstruel. Les oignons sont diurétiques; leur suc est un peu âcre et laxatif; on en fait usage ordinairement, mais ils ne conviennent pas aux tempéramens foibles. L'ache est diurétique, soit cuite, soit crue; l'aquatique a plus de force que celle qui est cultivée : la coriandre cuite ou crue est stomachique, laxative ; le basilic humecte, rafraîchit, est cardiaque; les porreaux cuits sont diurétiques, et laxatifs; crus, ils sont chauds et pituiteux ; les grenades restaurent, mais elles engendrent de la pituite ; si l'on avale les pepins, ils resserrent ; le jus sans ces derniers, est laxatif.

XLIX. 109. Les alimens que l'on prend chauds et secs, resserrent en s'emparant de l'humidité du ventre ; ceux qui sont humides et chauds, relâchent. Les astringens dessèchent et resserrent généralement ; tels sont aussi les styptiques : les acides sont atténuans ; mais ils excitent des pincemens à l'estomac ; les chairs salées ou marinées sont laxatives et diurétiques. Les substances grasses, onctueuses, douces, restaurent, mais elles engendrent beaucoup d'humidité et de pituite. La courge est analeptique ; les blettes le sont aussi ; les bettes et l'oseille sont laxatives à cause de leur humidité ; le chou a quelque chose d'agaçant , il est laxatif, le jus en est bon ; le fromage , le sésame, les raisins secs , restaurent foiblement et engendrent de la pituite.

καυματώδεα καὶ φλεγματώδεα. Ῥοιὴ, κομιςι-
κὸν καὶ φλεγματῶδες, καὶ, ξὺν μὲν τῷ πυ-
ρῆνι ςάσιμον· ἄνευ δὲ πυρῆνος, διαχωρητικόν.

ρθ΄. Τὰ θερμὰ τῶν σιτίων, ξηρὰ μὲν ἴςησι·
τὸ γὰρ ὑργὸν τὸ ἐν τῇ κοιλίῃ ἀναξηραίνει· ὑγρὰ
δὲ ὄντα, διυγραίνοντα τῇ θερμότητι, ὑπάγει.
Τὰ ςρυφνὰ ξηραίνει καὶ ξυνάγει τὸ σῶμα,
εἰσὶ δὲ καὶ ςάσιμα. Τὰ ὀξέα λεπτύνει, δῆξιν ἐμ-
ποιέοντα. Τὰ ἁλμυρὰ διαχωρέει καὶ διουρέεται.
Τὰ λιπαρὰ καὶ τὰ πίονα καὶ τὰ γλυκέα, ὑγρα-
σίην μὲν καὶ φλέγμα παρέχει· κομιςικά δέ. Κο-
λοκύντη, καὶ τεῦτλα, καὶ βλῆτα, καὶ λάπαθα,
τῇ ὑγρότητι διαχωρητικά. Κράμβη δὲ ἔχει τινὰ
δριμύτητα ἐς τὸ διαχωρέειν, καὶ ἅμα εὔχυ-
μος. Τυρὸς, καὶ σήσαμα, καὶ ςαρὶς, κομιςικὰ
καὶ φλεγματώδεα.

ρί. Γλυκὺς οἶνος καὶ μέλι ἡδὺς, ἄμφω καὶ κο-
μιςικοὶ, καὶ διουρητικοὶ, καὶ φλεγματώδεες.
Οἱ δὲ αὐςηροὶ ἐς ἰσχὺν καὶ ξηρασίην ἐπιτήδειοι.
Οὐρητικοὶ δὲ τῶν αὐςηρῶν παλαιοὶ, ὅσοι λευ-
κοί τε καὶ λεπτοὶ τυγχάνουσιν. Ἔλαιον, καὶ
ὅσα ἐλαιώδη, τοιαῦτα κομιςικά καὶ φλεγματώδεα. Λαχάνων τῶν ἑφθῶν διαχωρέει, ὅσα
φύσει ὑγρότατά ἐςιν, ἢ δριμύτητα ἢ θερμότητα
ἔχει. Διδόναι δὲ ταῦτα χλιαρώτερα καὶ τα-
κερώτερα. ξύμφορά ἐςιν ἐς ἄφοδον· Σίκυος
πέπων, καὶ διουρητικὸν, καὶ διαχωρητικὸν,
καὶ κοῦφον. Ὁ δὲ ἕτερος πέπων ψύξιν τινὰ παρέχει, καὶ δίψος παύει. Τροφὴ δὲ ἀπὸ οὐδετέρου αὐτῶν οὐ γίνεται, εἰ μὴ λεπτή τις· ἀλλ᾽
οὐδὲ φλαῦρον ἀπ᾽ οὐδετέρου, οὐδὲ ἄξιον λόγου.

ριά. Τὸ μέλι, ξὺν μὲν ἑτέροις ἐσθιόμενον,
καὶ τρέφει καὶ εὔχροιην παρέχει· αὐτὸ δὲ ἐφ᾽
ἑωυτοῦ λεπτύνει μᾶλλον ἢ κομίζει. Καὶ γὰρ
διουρέεται καὶ διακαθαίρεται μᾶλλον τοῦ με-

L. 110. Le vin doux et le vin miellé ou sucré sont analeptiques , diurétiques; mais ils produisent de la pituite. Les vins âpres conviennent mieux, comme fortifians et astringens. Le vin âpre et vieux est diurétique , surtout celui qui est blanc et léger. L'huile et tous les huileux sont analeptiques, mais ils donnent de la pituite. Tous les légumes cuits, naturellement très-humides , un peu âcres et chauds sont laxatifs : on les donne tièdes et bien cuits; de cette manière ils conviennent pour lâcher le ventre. Les concombres , les melons sont diurétiques , légers et laxatifs. Il y en a une autre espèce, un peu froide pour l'estomac, et qui tempère la soif. En général, ces alimens sont peu substantiels , et presque nuls pour la nutrition; mais ils ne sont point nuisibles ou très-peu.

111. Le miel , mêlé avec d'autres alimens , nourrit et donne une bonne couleur; mais seul il est plus atténuant que nutritif, à cause qu'il excite plus qu'àl'or-

dinaire l'excrétion alvine et urinaire. Or
tous les diurétiques échauffans, pris intérieurement fondent et divisent les humeurs; ils occasionnent ainsi des déjections
alvines plus fréquentes et plus copieuses;
mais les alimens astringens ont une chaleur qui dessèche promptement et qui resserre; alors les matières se durcissent et
ne sont point rendues promptement ni facilement par les selles. Les laxatifs sont pleins
de jus; mais chauds : les diurétiques passent pour être froids.

112. Les alimens et les vins different
par leurs qualités : ils sont plus ou moins
forts, plus ou moins lourds; suivant le
pays qui est tantôt humide ou sec; tantôt
exposé au soleil , ou ombragé, et encore selon que la terre en est bonne ou
mauvaise. Tout cela concourt à la production de vins plus ou moins excellens.

LI. 113. On peut, à l'égard des personnes en santé, habituées à se nourrir avec

τρίου. Τὰ διουρητικὰ θερμαινόμενα ἐν τῇ κοιλίῃ, θερμαίνεται, καὶ θερμαινόμενα μαραίνεται καὶ τήκεται, καὶ τὴν διαχώρησιν διὰ τοῦτο
ταχείην παρέχει. Ὅσα δὲ ράτιμα τῶν σιτίων
καὶ θερμαίνεται, καὶ τάχεως θερμαινόμενα ξηραίνεται, καὶ ξυνίσταται· καὶ διὰ τοῦτο περίς-
κληρα γινόμενα οὐ διαχωρέει. Τὰ διαχωρητικὰ
ἔγχυλά ἐστι, καὶ φύσει θερμά· τὰ δὲ οὐρητικὰ,
ξηρὰ καὶ ψυχρά.

ριβʹ. Ὁ σῖτος καὶ ὁ οἶνος διαφέρουσι μὲν καὶ
αὐτοὶ ἑωυτῶν φύσει ἐς ἰσχύν καὶ ἀσθενείην,
καὶ κουφότητα καὶ βαρύτητα. Διαφέρει δὲ καὶ
χώρη χώρης, ἐξ ὁκοίης ἂν ᾖ· καὶ εὔυδρος ἐοῦσα, καὶ ἄνυδρος· καὶ εὐήλιος, καὶ πολύσκιος·
καὶ ἀγαθὴ, καὶ φλαύρη. Ὥστε ἅπαντα ταῦτα
ξυμβάλλεται ἐς τὸ, ἰσχυρότερά τε ἕκαςα τῶν
σιτίων εἶναι, καὶ ἀσθενέςερα.

ριγʹ. Ὁκόσοι ὑγιαίνοντες ἀρτοφαγεῖν εἰώ-
θασι, ταῦτα διδόναι τούτοισι καὶ ἐν τῇσι

νούσοισιν· Ὅταν ἢ σιτία ἢ ποτὰ πλέω τοῦ εἰωθότος τις λάβῃ, ἢν μὴ τὰ εἰωθότα τελέσῃ,
ἀπεμέσαι παραχρῆμα ἄριςον.

ριδ΄. Ὀπώρη καὶ ἀκρόδρυα διὰ τόδε μετὰ τὸ
σιτίον λυπηρότερά ἐςι καὶ ὑγιαίνοντι, καὶ ἀσ-
θενέοντι, ὅτι βεβρωκότος μὲν ἀπ᾽ αὐτῶν ἰκμά-
δας σπᾷ τὸ σῶμα· Ἢν δὲ νῆςις ἐςίῃ, πλείω.

ριέ. Ὅσα τῶν σιτίων ἢ φύσαν, ἢ καῦμα, ἢ
δῆξιν, ἢ πλησμονὴν, ἢ ςρόφον παρέχει, οἶνος
ἐπιπινόμενος ἄκρητος ἀπαλλάσσει τῶν τοιού-
τέων. Τὸ γὰρ σῶμα διαθερμαινόμενον ὑπὸ τοῦ
οἴνου, ἀπαλλάσσεται τὰ ἐνεόντα τῇ θερμότητι.
Ἀπὸ τῶν σιτίων καὶ τῶν ποτῶν, καὶ τῶν ὁμοίων
ἐνίοτε μὲν διαταράσσεται ἡ κοιλίη, ἐνίοτε δὲ
ἵςαται, ἐνίοτε δὲ καὶ κατὰ λόγον διαχωρέει.
Διότι δὲ οὕτως ταῦτα ἔχει, πρῶτον μὲν ἡ κοιλίη, ὅταν ὑγροτέρη ἐοῦσα, καὶ ὅταν ξηροτέρη
ὑποδέξηται τὸ σιτίον, καὶ διαφθείρει· ἔπειτα,
ὅταν μεταβολή γένηται, εἴτε ἐκ ψύχεος ἐς θάλ-
πος, εἴτε ἐκ θάλπεος ἐς ψύχος, διαφθείρει.

du pain, leur en accorder aussi dans leurs maladies. Lorsqu'on a pris un peu trop d'alimens ou de boissons, au point d'en être incommodé, le mieux alors est de vomir.

114. Les fruits d'automne que l'on prend ordinairement après les repas, sont quelquefois nuisibles aux personnes bien portantes et aux malades qui ont l'estomac trop humide, surtout si c'est à jeun.

LII. 115. Les alimens qui occasionnent des vents, de la chaleur, de la plénitude, des pincemens ou des coliques, se corrigent par le vin pur ; sa chaleur se communique et délivre des douleurs. Il résulte des alimens, des boissons et d'autres substances semblables, tantôt des troubles d'entrailles, tantôt la constipation et quelquefois le cours de ventre, à proportion de ces effets. C'est pourquoi lorsque l'estomac, trop sec ou trop humide, reçoit des alimens, ceux-ci s'y corrompent ; lorsqu'ensuite le changement s'est opéré totalement du froid au chaud, ou du chaud au froid, il arrive nécessairement, que le ventre se relâche, ou se resserre.

116. Les alimens, les mets et les boissons, à l'exception du pain, des gâteaux d'orge, des viandes, des poissons, du vin, de l'eau, qui présentent une foible vertu, sont aussi une bien foible ressource pour l'entretien des forces, pour l'accroissement et pour la santé. Aussi bien, il ne résutle guère des premiers que des maux très-légers.

117. On doit donner aux malades, non attaqués de fièvre continue, des alimens après les accès, en prévoyant l'invasion de la fièvre, et le temps nécessaire pour la digestion.

118. Le vin et le miel sont, de l'avis de tous les hommes, des alimens très-salubres, soit en santé, soit en maladie, pourvu qu'on en use modérément, et en temps convenable. Ils ont cela de particulier

Ὥστε ἀνάγκη τὴν κοιλίην ἀπὸ τῶν σιτίων τῶν αὐτῶν καὶ ποτῶν, δι᾽ αὐτὰ ταῦτα καὶ μαλακωτέρην γίνεσθαι καὶ σκληροτέρην.

ριϛ΄. Τῶν σιτίων καὶ τῶν ποτῶν καὶ τῶν ὄψων, πλὴν ἄρτου, καὶ μάζης, καὶ κρεῶν, καὶ ἰχθύων, καὶ οἴνου, καὶ ὕδατος, τ᾽ ἄλλα πάντα λεπτὰς μὲν καὶ ἀσθενέας τὰς ὠφελίας παρέχει, καὶ ἐς τὴν αὔξησιν, καὶ ἐς τὴν ἰσχὺν, καὶ ἐς τὴν ὑγίην· λεπθὰ δὲ καὶ ἀσθενέα καὶ τὰ κακὰ ἀπ᾽ αὐτέων γίνεται.

ριζ΄. Ὁκόσους τῶν νοσεόντων μὴ ξυνεχέως οἱ πυρετοὶ ἔχουσιν, ἀλλὰ διαλίποντες λαμβάνουσι, τούτοισι τὰ σιτία διδόναι μετὰ τὴν λῆψιν, τεκμαιρόμενος ὅπως μὴ ἐπὶ νεοβρῶτι ὁ πυρετὸς ἐπιφαίνηται, ἀλλ᾽ ἤδη πεπεμμένων τῶν σιτίων.

ριή. Οἶνος καὶ μέλι κάλλιϛα κέκρηται ἀνθρώποισιν, ἢν πρὸς τὴν φύσιν καὶ ὑγιαίνουσι καὶ ἀσθενέουσι ξὺν καιρῷ, καὶ μετριότητι φροσφέροιντο, καὶ ἀγαθὰ μὲν αὐτὰ ἐφ᾽ ἑωυτῶν. Ἀγαθὰ δὲ καὶ ξυμμισγόμενα, τά τε ἄλλα, καὶ ὅσά γε

καὶ ἀξίην λόγου ὠφελείην παρέχει. Ὅσα ὑγιαίνουσι ξύμφορα, ταῦτα καὶ νοσέουσι προσφερόμενα, ἰσχυρότερά ἐςι. Καὶ δι᾽ αὐτῶν ἀφαι-
ρέοντα τὴν ἀκμὴν διδόναι· ἢ οὐ φέρει αὐτὰ
τὸ σῶμα, ἀλλὰ βλάπτει, μᾶλλον ἢ ὠφελέει.

ΤΕΛΟΣ ΤΟΥ ΒΙΒΛΙΟΥ ΠΕΡΙ ΠΑΘΩΝ.

ou même de commun avec d'autres alimens;
que ceux-ci , par leur mélange, peuvent
avoir des effets tout aussi remarquables ;
mais les substances qui conviennent aux
sujets bien portans, sont trop fortes pour
les individus foibles ou malades. Il convient
donc avant d'en faire usage, d'affoiblir leur
vertu , autrement , on ne les supporteroit
pas, et ils seroient bien plus nuisibles qu'u-
tiles.

FIN DU LIVRE DES AFFECTIONS.

16.

VARIÉTÉS

SUR

LES SYSTÈMES EN MÉDECINE.

Les écrivains exagérés qui, depuis quelques années, bouleversent la science médicale, ne se doutent guère des conséquences de leur théorie, lors même qu'elle seroit vraie, ce que je suis loin de leur accorder. S'il suffisoit de montrer ces conséquences pour corriger leur folie, je leur dirois :

Brown, célèbre professeur écossais, ne voyoit dans les maux qui affligent l'espèce humaine, que des signes d'as-

thènie ou de *foiblesse*. Fussiez-vous expirant d'une irritation ou d'une inflammation générale, il prodiguoit les échauffans, les toniques, le quinquina, la canelle, l'opium, le camphre. Vous mouriez consumé, mais vous aviez la consolation de mourir suivant la méthode de Brown. Aujourd'hui les choses sont bien changées ; il n'y a plus ni débilité, ni foiblesse dans le corps humain ; lorsque nous sommes malades, c'est toujours par irritation, inflammation, phlogose, et par conséquent tous les malades, sans distinction, doivent être rafraîchis et relâchés par des boissons délayantes et des saignées copieuses. L'agonie elle-même n'est point un état de débilité. Hommes, femmes, enfans, vieillards, tout le monde meurt par excès de vigueur ou d'irritation : le docteur B. l'a ainsi décidé ; et l'on trouve toujours, après la mort, des traces évidentes d'une *phlogose* qui auroit infailliblement cédé, si on avoit répandu plus de sang, et fait avaler plus d'eau chaude. Enfin, les deux doctrines ne sont véritablement d'accord que sur un point : la crédulité des malades. De quelque façon qu'on s'y prenne, ils meurent par leur faute ; autrefois parce qu'ils n'étoient pas assez irrités ; aujourd'hui, parce qu'ils ne sont pas assez *affoiblis ;* ils peuvent choisir entre la *phlogose* et l'*asthénie.* L'auteur de Gil-Blas ne se doutoit guère, je pense, lorsqu'il amusoit tout Paris, de la doctrine de *Sangrado,* qu'il ouvroit une vaste carrière *aux médecins du dix-neuvième siècle.* Je réclame pour lui les honneurs de l'invenvention ; Sangrado est le premier en date, et peut-être ne seroit-il, ni le premier ni le dernier en talent, ni le moins expéditif, malgré le progrès des lumières.

Ces dogmes exclusifs, ces écarts inconcevables sont plus funestes qu'on ne pense : « ils *établissent l'ignorance ,* » *ils favorisent la paresse , ils éloignent* » *enfin les élèves des études sérieu-* » *ses ,* » et les font médecins avant qu'ils aient rien appris. Comment ceux qui, en quelques jours, peuvent disputer sur l'*asthénie* et la *phlogose* se condamneront - ils à étudier les corps médicamenteux , lorsque les uns fon tout avec des toniques, et les autres tout avec la saignée ? Comment leur fera-t-on comprendre que la thérapeutique est appelée, par le fait, à juger en dernier ressort de toutes les théories ? Ne préféreront-ils pas la voie la plus courte, parce qu'elle est la moins pénible ? Qu'on y songe bien ! voilà le

véritable état de la question! La médecine est *menacée de retomber dans l'i-
gnorance;* car un système peut dispenser d'études, et il suffit d'adopter un
système pour être médecin. Il me semble entendre le célèbre champion de la
phlogose, dire à un de ses élèves : « Les
» autres médecins font consister la con-
» noissance de l'art dans mille sciences
» pénibles, et moi, je prétends abré-
» ger un chemin si long ; sache , **mon**
» **ami**, que toutes les maladies vien-
» nent d'irritation ; il ne faut donc **que**
» saigner, affoiblir et rafraîchir : voilà
» le secret de guérir toutes les maladies
» du monde; va, je n'ai plus rien à
» t'apprendre, tu sais la médecine à
» fond ». Tel est le résultat de toute
doctrine exclusive. Cet argument est
cependant tiré de Gil-Blas; mais Gil-Blas
est le livre du bon sens ; messieurs les

proneurs du système de *phlogose*, vous ferez bien de le lire quelquefois, et même de le conseiller à vos malades.

L. AIMÉ - MARTIN. *Journal des Debats politiques et littératres du 8 août, 1823.*

Si je pouvois croire aux reproches qui nous sont faits généralement, (car je suis aussi au nombre des médecins du dix-neuvième siècle); il me seroit peut-être permis de protester à la face de l'Europe savante , contre les écrivains exagérés qui ont confondu dans leurs systèmes, les vraies connoissances en médecine. Toutefois en apportant les fruits de mon expérience , je n'aurois sans doute pas la prétention de dissiper les doutes des esprits incrédules , et encore moins de convaincre les plus fougueux détracteurs de la science d'Hippocrate, qui rejettent de l'enseignement public les écrits immortels de cet auteur si justement célèbre. Je sais bien que les journaux sont comme les feuilles volantes, *ludibria ventis;* mais, encore, jouissent-ils quelquefois d'une publicité nuisible(1). J'avouerai que, si au lieu de dissiper les doutes, il me falloit suivre une route ab-

---

(1) Je dois prévenir mes lecteurs, que les articles *Variétés* des 1er et 2e tomes sont copiés des journaux; qu'il s'est agi seulement de répondre aux reproches faits à la généralité des médecins, de professer des systèmes. Je déclare avoir beaucoup adouci ou supprimé les expressions trop fortes, par dignité pour l'art et par égard pour d'honorables confrères; qu'ainsi ces documens appartiennent à l'histoire de l'art, au dix-neuvième siècle; qu'il résulte des témoignages mêmes de plusieurs praticiens distingués, qui m'ont offert la dédicace de leurs ouvrages, que je suis fondé par la position, où mes travaux m'ont placé, à terminer ces discussions orageuses, en continuant de mettre au jour les écrits hippocratiques, pour l'illustration de l'art.

solument détournée, ce ne seroit plus
qu'opposer mes opinions à d'autres ar-
gumentations du même genre. Maintenant qu'il s'agit d'éclairer le public sur
ses véritables intérêts, et de tenir le langage de la vérité; le seul parti à prendre n'est-il pas évidemment de choisir
la doctrine d'Hippocrate? car quelle autorité plus respectable et plus honora-
blement accueillie de tous les savans,
les médecins et les gens du monde invo-
queront-ils pour leur propre conservation et pour l'honneur de la science?
Force est donc aux uns et aux autres,
de reconnoître ici la seule doctrine
avouée de tous les siècles qui l'ont pro-
pagée et accréditée chez tous les peuples
civilisés. Au reste; « La médecine,
» pour prouver ses ressources, n'a pas
» besoin qu'on fasse son apologie par
» de beaux discours; ni elle ne craint
» pas qu'on lui reproche justement,
» de ne point entreprendre la guéri-

» son des vices qui ne peuvent être
» corrigés par l'art, ou si elle l'entre-
» prend sans succès, on ne doit pas lui
» en attribuer la faute : c'est ce que je
» pense avoir assez démontré quant à
» présent. Les hommes habiles ou supé-
» rieurs par leurs talens, se connois-
» sent mieux par leurs œuvres que par
» des discours; ils ne cherchent point à
» éblouir la multitude : mais ils sont
» persuadés qu'il est un moyen plus na-
» turel de mériter la confiance et de
» l'obtenir, en s'adressant à la vue plu-
» tôt qu'à l'ouie ».

(De l'art médical, tom. 1, p. 339.)

Prétendre comme l'auteur de l'article d'un journal, que l'art de guérir n'existe pas , en l'invoquant tous
les jours, c'est, en un mot, se condamner
soi-même, sans autre réfutation. Je conseille surtout aux personnes qui doutent

le plus de l'existence de la médecine, de bien méditer les traités d'Hippocrate, intitulés, de l'ancienne médecine et de l'art médical, tom. 1, pag. 107 et 195, auxquels, je renvoie. Je dirai plus; je crois que la Doctrine d'Hippocrate, suivant l'ordre naturel que j'ai développé, est tellement précise et exacte, qu'elle peut s'apprendre beaucoup plus facilement qu'aucun système.

MÉTHODE

D'ÉTUDIER LES MALADIES.

Fidèle au plan que nous avons embrassé dans l'exposition de la doctrine d'Hippocrate, voici son application directe à la pratique médicale, en puisant successivement dans les traités de notre célèbre auteur, et en suivant l'ordre que nous avons indiqué dans la classification des volumes. J'observerai d'abord que les migraines opiniâtres résistent souvent à tous les remèdes, même à la cautérisation, aux ventouses, aux scarifications, aux vésicatoires et au séton derrière le cou; ainsi l'art ne présente pas toujours des secours bien efficaces contre les maux de tête habituels. Car, outre l'idiosyncrasie, il faut aussi se reporter aux causes morbifiques qui entretiennent souvent les douleurs de tête, chez certains individus. Ainsi par exemple, les virus vénérien, scrophuleux et scorbutique s'opposent souvent à une guérison radicale. Il importe de considérer en outre le régime habituel, les lieux, les eaux, le climat. Ainsi, dit Hippocrate, « le premier » soin du médecin, dès son arrivée dans » une ville qui lui est inconnue, doit être » d'en bien examiner la situation et l'ex- » position par rapport aux vents et au lever » du soleil; car une ville située au nord ne » peut avoir le même climat au midi, à » l'orient ou au couchant ». Or les habitans des villes situées au couchant ou à l'occident, doivent être traités par les irritans, suivant les facultés des humeurs, la nature de leur constitution, et les dispositions de leurs tempéramens, comme il est indiqué dans le Traité des airs, des eaux et des lieux d'Hippocrate. tom. III. — § 12, 14, 25, 29, 84, 100 et 104, tandis que des moyens de guérison, tout-à-fait opposés, conviennent mieux aux habitans des villes, exposées à l'orient ou au levant, d'après les mêmes principes rapportés dans les §. 16, 17, 53, 62 et 120, du même livre.

L'aphorisme 10, sect. vi, fait mention des douleurs de tête qui se terminent par un écoulement d'eau ou de sang, ou de sérosités par le nez; quelquefois des vers se sont échappés des sinus frontaux ou maxillaires et sont sortis par les fosses nasales. Comme ce n'est pas ici une maladie aigue, nous nous bornerons à cette seule observation. Les fumigations et les ptarmiques seroient alors nécessaires. La saignée de la veine frontale est indiquée dans l'aphor. 68, sect. v. Celle de la veine du nez, de même que la précédente, peut-être suppléée avec bien plus de certitude de succès, par les sangsues aux tempes ou derrière les oreilles, ou autour de la tête; et aussi par la saignée du bras ou du pied, surtout, si les douleurs de tête sont très-aiguës : dans ce cas, les épithèmes d'eau de roses ou de vinaigre ou de glace, sur la tête ou sur le front, sont quelquefois très-utiles, non-seulement pour calmer les douleurs,

mais encore pour prévenir le délire et la
phrénésie. Le pronostic des maux de tête,
très-anciens, est indiqué dans le second
livre des prorrhétiques ou prédictions, tom.
IV. p. 344. § 133 à 145, et de 149 à 157.

Quant aux maux de tête très-violens, t. IV.
pron. de Cos, tabl. pag. 621. et t. VI. p. 79. 80.
pron. d'Hipp. sect. III. §. 14 à 17 peuvent
dégénérer en maladie aiguë mortelle, aph.
sect. V. 5. : ainsi par exemple, on lit dans
le 1er livre des maladies §. 10, qu'il y a
des apoplexies avec paralysie des pieds et
des mains, ou de la langue ou de la moitié du corps. Il est tellement évident, du
moins pour nous, qui avons fait une étude
spéciale des écrits d'Hippocrate, que tout
est si parfaitement en harmonie dans sa
doctrine, qu'il nous suffira pour cet
exemple et les suivans, de puiser dans
le traité du régime des maladies aiguës,
afin d'indiquer tout de suite, le traitement
nécessaire à la guérison. « Lorsqu'une
» personne en santé perd tout-à-coup l'u-
» sage de la parole sans cause manifeste ou

» par quelque cause subite et violente, il y
» a alors défaut de communication des
» veines. Dans ce cas, on doit ouvrir la
» veine interne du bras droit, et tirer plus
» ou moins de sang, suivant l'âge et le tem-
» pérament du sujet. En général les symp-
» tômes sont les suivans : la rougeur foncée
» du visage, l'immobilité des yeux, la dis-
» tension des poignets, le grincement de
» dents, la contraction des mâchoires, les
» palpitations, le refroidissement des ex-
» trémités, et la stagnation des esprits dans
» les veines. Il est impossible à ces symp-
» tômes de méconnoître une apoplexie san-
» guine ou foudroyante, c'est-à-dire, qui
» tue les malades en quelques secondes. De
» la même cause, viennent encore les para
» lysies, les convulsions et les épilepsies,
» lorsque la fluxion des humeurs se porte
» sur les viscères : ainsi, par exemple,
» quand les douleurs viennent de la bile
» noire, elles s'accompagnent d'une fluxion
» d'humeurs acrimonieuses ; les parties
» internes éprouvent des picotemens cui-

» sans, les veines agacées se dessèchent,
» se crispent, s'enflamment et attirent à
» elles les humeurs qui s'y portent aisé-
» ment. Il arrive de là, que le sang venant
» à se corrompre, les esprits vitaux ne
» pouvant plus suivre leur route ordinaire,
» leur stagnation occasionne des frissons,
» des vertiges, la perte de la voix, la pe-
» santeur de tête et des convulsions, lors-
» que cette fluxion s'est portée jusqu'au
» cœur ou dans le foie, ou dans la veine
» cave. »

» On doit donc sans différer tirer du
» sang du bras, après avoir fait précéder
» d'abord par des fomentations révulsives,
» l'usage de la saignée (je pense qu'il s'agit
» ici des synapismes aux jambes ou aux
» pieds), tandis que les esprits irrités et les
» mouvemens fluxionnaires se portent en
» haut; car alors il est bien plus facile d'y
» remédier. Lorsque le malade aura un peu
» repris ses forces après la saignée, on fera
» bien de lui donner un émétique, à moins
» qu'il ne se sentît très-soulagé. Si les lave-

» mens ne produisent aucun effet, on pur-
» gera avec une médecine que nous indi-
» quons ici de préférence dans la classe des
» drastiques , » après avoir fait usage
des émétiques. C'est encore le même
traitement que nous suivons aujourd'hui
pour la paralysie ou l'apoplexie. Mon excellent parent et ami, M. le comte des Fossés
de Fransart, âgé de 88 ans, fut attaqué, il
y a peu de temps de paralysie de la langue
et du bras gauche. Le traitement qui vient
d'être indiqué, lui a rendu entièrement la
liberté de la parole et du bras; aujourd'hui
il est parfaitement guéri. M. Montaigu, médecin de l'Hôtel-Dieu , a ordonné ce traitement qui a été suivi , à l'exception de la
saignée du bras, qui, à cause du grand âge
du malade, a été remplacée par dix sangsues au cou. Il s'est agi seulement de donner l'émétique et de purger exactement;
j'y ai ajouté un vésicatoire, et des frictions
avec la teinture de cantharides sur le bras.
A la vérité j'avois traité plusieurs malades
qui ont été guéris par les mêmes moyens;

je m'appuyerai encore ici du témoignage
de mon confrère M. Augouard, médecin
très-érudit, qui 'réunit à un tac sûr, une
pratique médicale très-éclairée : il peut cer-
tifier que, pendant les trimestres d'avril,
mai et juin 1822 et 1823 (depuis 1807
j'exerce les fonctions de médecin de bien-
faisance, nommé par M. le préfet de la
Seine près du bureau de charité du 8ᵉ arrondissement), nous avons vu ensemble
soit à domicile, soit à la consultation, rue
Saint-Bernard, n° 33 ; maison des sœurs
de charité, Faubourg St.-Antoine, deux
mille deux cent soixante et huit malades.
Les consultations se donnent gratuitement
tous les deux jours ; les registres d'inscrip-
tion des malades existent encore, on peut
les consulter. Si l'on soutient à présent que
la doctrine d'Hippocrate que nous avons
suivie est erronée et ne nous a inspiré
rien d'utile, après les succès que nous avons
constamment obtenus, il faut désespérer
à jamais de convaincre les esprits opiniâtres
ou incrédules, qui préfèrent suivre leurs

propres idées, plutôt que les vues sages du père de la médecine. Cette déclaration devoit contenir des faits exacts afin qu'ils pussent ajouter un nouveau prix aux observations de notre célèbre auteur, qui s'est acquis la gloire immortelle d'avoir le premier transmis à la postérité, les vrais préceptes de l'art de guérir.

De l'Otite.

Nous évitons à dessein de multiplier les citations, pour étudier en quelque sorte chaque maladie principale. L'otite aiguë exige un traitement très-prompt, comme la saignée du bras, les sangsues réitérées plusieurs fois, au nombre de douze ou de vingt, au cou et près de l'oreille; les cataplasmes émolliens et les sédatifs, ou même l'opium en cas de délire occasionné par la douleur; voilà le traitement que l'on doit suivre en pareille circonstance. L'émétique seroit ici absolument contraire; néanmoins chez les sujets bilieux, il est arrivé souvent que l'on a dissipé des maux de tête trèsrebelles, qui avoient résisté aux autres moyens : les douleurs sympathiques qui viennent de l'inflammation de la gorge, se dissipent très-bien par les vomitifs précédés de la saignée du bras ou de l'application des sangsues au cou.

En cas de douleurs anciennes et opiniâtres, par des fluxions d'humeurs sur les oreilles; les vésicatoires derrière le cou, sont nécessaires. Quelquefois chez les enfans scrophuleux, et les scorbutiques, on n'est parvenu à prévenir la surdité, que par un séton appliqué derrière le cou, que l'on avoit entretenu assez long-temps en suppuration, de même que les vésicatoires. *Pronost.* d'Hippocrate, sect. III, 18, 19, 20, 21 ; Symptômes de Parotides, id. pron. de Cos, de 190 à 198; aph. sect. III, 23, et 24.

De l'Angine.

La squinancie est plus ou moins grave, suivant qu'elle attaque les parties internes ou externes de la gorge ; ensuite on la distingue en inflammatoire et bilieuse ; le vomitif dissipe souvent cette dernière dès son origine. Dans le traité du Régime des maladies aiguës, Hippocrate conseille d'ouvrir les veines des deux bras, et celles qui sont sous la langue ; voilà pour la squinancie inflammatoire, suivant ce précepte qui est invariable dans la doctrine de l'auteur : « Dans les affections aiguës, faites usage » de la saignée, si la maladie vous paroît » violente, si le sujet est robuste, et dans » la fleur de l'âge ; en cas d'esquinancie ou » de pleurésie, favorisez l'expectoration au » moyen d'un éclegme, ou looch incisif » ou adoucissant ; usez de gargarismes, » de cataplasmes émolliens sur le cou ; si » le malade vous paroît trop foible pour » être purgé après la saignée, employez un » lavement, et ordonnez la diète, jusqu'à » ce qu'il soit hors de danger ».

Il est presqu'impossible de ne pas guérir une inflammation aiguë de la gorge, si on a été appelé à temps, et si on a fait exacte-

ment ce traitement ; mais la moindre né-
gligence ou le moindre retard peut devenir
mortel. Pron. d'Hipp. 5 , III , §. 23 , angine
gutturale 24, utilité de la métastase 25, dans
quel cas est dangereuse 26, suivie d'empyème 27 ; id. pron. de Cos, ch. XVI, de
365 à 378, aph. III , 16, id. 20 et 22. VI,
37, VII, 48.

Dans l'hiver de 1806 , nous avons vu à
Paris, les hôpitaux encombrés de malades
qui avoient été attaqués d'angine, que l'on
nommoit vulgairement la grippe, qui étoit
une squinancie laryngée. La plupart de ceux
qui y étoient sujets, furent attaqués ensuite de phthisie au printemps, notamment
les jeunes gens et les filles mal réglées. C'est
ainsi qu'il arrive quelquefois que la constitution de la saison et surtout la complexion forte ou foible, et le tempérament
bon ou mauvais, et les vices des humeurs,
et les maladies héréditaires , et le régime et
les passions, donnent plus ou moins de
force aux maladies.

Des maladies aiguës.

La fièvre ardente, la phrénésie, la péripneumonie, la squinancie, l'inflammation de la luette, la pleurésie se jugent très-promptement, liv. 1, des maladies, p. 114. La fièvre inflammatoire et bilieuse, l'encéphalite ou arachnitis, la néphritis ou diaphragmite, la métrite, la cystite, la cardite, la gastrite, l'entérite et la péritonite, sont les maladies aiguës les plus
» mortelles, les plus difficiles et celles qui
» exigent le plus de soins, et le traitement
» le plus exact, afin de ne point les voir se
» compliquer par la faute des ministres de
» l'art; car c'est déjà bien assez des accidens
» de ces maladies. Le devoir du médecin est
» de faire tout le bien qui lui est possible ;
» mais si malgré le traitement le mieux
» dirigé, les malades succombent à la violence des douleurs, ce ne peut être ici la
» faute du médecin : que si au contraire
» celui-ci traite d'une manière inexacte

» par son ignorance, il sera subjugué par
» la maladie. »

Page 326, §. 17. Les villes, dit Hippocrate, dans son traité des airs, des eaux et
des lieux, dont l'exposition est absolument
opposée aux précédentes par rapport aux
vents froids, qui soufflent entre le lever et
le coucher d'été (qui sont ici les vents lo-
caux), et qui se trouvent à l'abri du midi
et des vents chauds; présentent ceci de remarquable :

« D'abord les eaux y sont dures et froides,
» et on ne parvient que difficilement à les
» adoucir.

§. 16. « Les hommes doivent nécessai-
» rement être secs et nerveux; le bas ven-
» tre est ordinairement dur et sec; et en
» général les voies supérieures sont beau-
» coup plus libres que les inférieures. Leur
» constitution est plus bilieuse que lym-
» phatique; ils ont la tête saine et forte, et
» sont sujets à la rupture des vaisseaux.

§. 17. » Les maladies qu'ils éprouvent
» le plus communément, sont les pleuré-

» sies et toutes les affections qu'on nomme
» aiguës; ce qui doit arriver nécessaire-
» ment quand le ventre est très-resserré.
» Ils sont fréquemment attaqués d'em-
» pyème (ou de suppuration interne),
» dont la cause vient surtout de la tension
» des solides, et de la dureté du ventre;
» car cet état de sécheresse, joint à l'usage
» des eaux froides, dispose naturellement
» à la rupture des vaisseaux. Les hommes
» doués de cette complexion, ont un très-
» grand appétit, mais ils boivent peu; car
» on ne peut être à la fois avides d'alimens
» et de boissons.

§. 18. « Il y règne par intervalles, des
» ophthalmies sèches très-violentes, qui oc-
» casionnent promptement la rupture du
» globe de l'œil (le chémosis). Les jeunes
» gens au-dessous de trente ans sont sujets
» pendant l'été, à de fortes hémorrhagies
» du nez; la maladie qu'on nomme sacrée
» (l'épilepsie), est assez rare; mais elle est
» très-violente ».

Traitement. « Quiconque au commence-

» ment des maladies inflammatoires (qui
» forment pour ainsi dire tout le cortège
» des affections aiguës), tente aussitôt de
» résoudre l'inflammation par les purgatifs,
» n'enlève rien de ce qui cause la tension et
» l'inflammation de la partie affectée; car
» la maladie dans cet état de crudité
» (voyez tome 1, p. 164, §. 28 et 29), ne
» cède point; au contraire, les parties sai-
» nes capables de lui résister, se détruisent
» et se fondent; la foiblesse augmente à
» mesure que la maladie devient la plus
» forte, et lorsqu'elle a envahi toutes les
» parties, elle est incurable. »

Voici donc un principe général qui est applicable à presque toutes les maladies aiguës : quand le pouls est fort, plein et tendu, surtout s'il y a des douleurs continues et aiguës dans quelque viscère, il en résulte alors une maladie essentielle, que l'on désigne par le nom de la partie affectée, ou par la lésion d'une ou de plusieurs fonctions organiques. Lisez les prolégomènes, t. 2, p. 64 et 65. Il faut aussi consulter l'occa-

sion : « Elle consiste, dit Hippocrate, dès
» qu'un homme se trouve dans un pressant
» danger, à le sauver s'il est possible, avant
» qu'on craigne de le voir expirer ; toute
» l'occasion est ainsi renfermée dans le se-
» cours ; il en est à-peu-près de même des
» autres exemples dans les maladies ; car
» c'est toujours l'occasion que l'on a saisie,
» si l'on a agi en temps opportun, de ma-
» nière à procurer du soulagement ; p. 118.

» Après avoir bien examiné le malade,
» et pesé toutes choses concernant son état,
» on s'informera s'il ressent des douleurs
» aiguës ou une pesanteur de tête ; si les
» hypochondres et les côtés sont doulou-
» reux ; si la région précordiale est gonflée
» ou déprimée inégalement ; si la douleur
» est accompagnée de la toux ; s'il y a du dé-
» goût, des tranchées ou des douleurs de
» ventre ; si les selles ou les urines sont
» supprimées ; si la couleur est jaune ; s'il
» y a un commencement d'hémorrhagie ou
» d'éruption des règles. » Traité du Régime,
t. 3, p. 160 ; des Affections, t. 2, p. 322.

Voici les symptômes qu'on observe en général, par rapport aux crises dans les maladies aiguës :

Dans les fièvres ardentes et autres, les douleurs au cou avec pesanteur de tête et aux tempes, obscurcissement de la vue et tension des hypochondres, rougeur du visage, battement des artères temporales, pouls dicrote ou redoublé, « indiquent l'hémorra- » gie du nez. La pesanteur de tête avec des » pincemens à l'orifice supérieur de l'esto- » mac et des nausées annoncent le vomis- » sement de bile. » Voyez les commentaires sur la 1re sect. des aph. de 21 à 24; Epidé-mies, t. 4, p. 103.

« Dans les affections aiguës, faites usage » à l'instant de la saignée, si la maladie » vous paroît violente; ne craignez pas de » la réitérer même jusqu'à défaillance, si » le sujet est robuste et dans la fleur de » l'âge, surtout dans la squinancie, la pé- » ripneumonie ou la pleurésie. Si le ma- » lade vous paroît trop foible pour être » purgé après une saignée du bras très-co-

» pieuse, employez un lavement le troi-
» sième jour, et ordonnez la diète absolue,
» jusqu'à ce qu'il soit hors de danger. » Du
Régime, p. 132.

De la Pleurésie et de la Péripneumonie.

Je ne sais combien d'auteurs se sont persuadés qu'Hippocrate n'avoit pas distingué
la pleurésie de la péripneumonie. Il a si bien
reconnu l'une et l'autre, qu'il a annoncé
dans le livre des Maladies, t. 2, p. 141, 169,
190, l'empyème causé soit par la phlegmasie du poumon ; §. 56, soit par l'inflammation de la plèvre, §. 41 et 69 ; le catarrhe
pulmonaire est aussi désigné, §. 42 du
même livre. En lisant le traité des Airs, des
Eaux et des Lieux, §. 15, « je remarque
» d'abord, que les villes dont l'exposition
» est au nord, et où les vents froids qui
» soufflent entre le lever et le coucher d'été,
» sont propres à cette exposition (qui est à
» l'abri du midi et des vents chauds) pré-
» sentent ceci de remarquable : d'abord les

» eaux y sont dures et froides et on ne par-
» vient que difficilement à les adoucir, §.
» 16; je sais que les hommes doivent né-
» cessairement être secs et nerveux; que le
» bas ventre est ordinairement dur et sec, et
» en général que les voies supérieures sont
» beaucoup plus libres que les inférieures;
» je vois encore que leur constitution est
» plus bilieuse que lymphatique; qu'ils ont
» la tête saine et forte, et sont sujets à la
» rupture des vaisseaux: voici ce qui en
» résulte :

» Les maladies qu'ils éprouvent le plus
» communément, sont les pleurésies et
» toutes les affections qu'on nomme aiguës;
» ce qui doit arriver nécessairement quand
» le ventre est très-resserré; ils sont fré-
» quemment attaqués d'empyème, dont la
» cause vient surtout de la tension des so-
» lides et de la dureté du ventre; car cet
» état de sécheresse joint à l'usage des eaux
» froides, dispose naturellement à la rup-
» ture des vaisseaux ».

Maintenant pour le traitement rationnel:

si je consulte le traité du Régime dans les
maladies aiguës, je trouve §. 52, le passage
suivant, pour me guider sûrement, ainsi
qu'il suit : (je prie le lecteur d'observer
que je cite toujours textuellement d'après
ma traduction ; t. 3, traité du Régime,
p. 176. Il s'agit de prouver qu'on peut
être excellent médecin en étudiant seulement les traités du père de la médecine,
et rien de plus). Je dis donc « qu'on doit
» observer de la manière suivante, la pleu-
» résie et la péripneumonie : s'il y a une
» fièvre aiguë ; si la douleur existe seule-
» ment d'un côté ou de tous les deux ; si la
» respiration est élevée et difficile ; s'il y a
» de la toux ; si les crachats sont jaunes,
» livides, ténus, écumeux ou très-rouges ;
» s'il y a quelque autre différence par rap-
» port à leur état naturel ? Alors on doit se
» conduire ainsi : supposé que la douleur
» s'étende aux clavicules, à la poitrine, à
» la mamelle ou au bras : on ouvrira la
» veine interne du bras, du côté de la
» douleur ; on laissera couler le sang plus

» ou moins abondamment suivant la sai-
» son, l'âge, le tempérament et la couleur
» du fluide; on peut même pousser la sai-
» gnée jusqu'à la défaillance, si la douleur
» est aiguë (j'ai vu d'excellens effets de
» cette méthode dans des péripneumonies
» très-aiguës); on donnera ensuite un lave-
» ment : la douleur est-elle située au-des-
» sous de la poitrine et accompagnée d'une
» violente tension? purgez avec un médi-
» cament qui convienne à la pleurésie
» (c'est-à-dire avec la manne, ou avec un la-
» vement purgatif. Mais il seroit bon, même
» dans ce cas, d'appliquer douze sangsues
» sur le côté). Ne donnez rien au malade
» pendant l'effet de la purgation, mais seu-
» lement après; alors qu'il boive de l'oxy-
» mel (l'hydromel est ici préférable); pur-
» gez au quatrième jour, mais n'usez que
» de lavemens, les trois premiers (excepté
» dans la péripneumonie inflammatoire,
» où il faut laisser agir la nature par les
» sueurs); et supposé qu'il n'y ait pas de
» soulagement, ayez recours aux purgatifs;

» veillez attentivement le malade, jusqu'à
» ce que la fièvre l'ait quitté et que le
» septième jour soit arrivé ; la diète doit
» être absolue. » Du Régime, p. 47, 84, 88,
132.

J'ai été témoin de la guérison d'une péripneumonie très-grave, dont fut attaquée
l'épouse de mon excellent confrère M. Augouard qui appela en consultation M. Hus-
son. Le précepte d'Hippocrate fut suivi à
la lettre ; et la malade a été guérie, après
cinq saignées du bras, dont deux avec défaillance, et après environ 130 sangsues, appliquées à quatre ou six reprises, sur le
côté douloureux, jusqu'à ce que les crachats
aient cessé entièrement de donner du sang.
Ce fut le 18e jour environ après l'accouchement ; les lochies rouges avoient coulé abondamment pendant le froid rigoureux de
cet hiver. J'ai également remarqué qu'une
jeune accouchée avoit présenté des symptômes très-violens de péritonite ; avec une
diarrhée très-abondante, et des coliques
assez fortes ; elle ne fut également guérie,

que par l'application de 80 sangsues sur le
ventre, et à la partie interne des cuisses ; de
plus, il y eut des symptômes de phrénésie.
Cette complication avoit donné lieu à des
convulsions et à la manie fébrile , qui
se dissipèrent également après environ six
semaines, à la suite dudit traitement ; la
malade fut reçue dans une maison de santé.

« Les crachats sont dans un état de coc-
» tion, lorsqu'ils ressemblent à du pus, et
» les urines lorsqu'elles déposent un sédi-
» ment rougeâtre, semblable à la farine
» d'orobe. Dans les douleurs de côté, il est
» à propos d'user des fomentations tièdes,
» et d'appliquer sur les hypochondres, un
» cataplasme de farine de graine de lin, qui
» s'étende jusqu'aux mamelles (ce moyen
» est excellent, surtout après l'application
» des sangsues sur le côté, comme je l'ai
» toujours remarqué). » Traité du Régime,
p. 155 et 158.

Lorsque la péripneumonie est dans toute
sa force, on ne peut y remédier sans le secours de l'expectoration, et celle-ci est

mauvaise, s'il y a difficulté de respirer, si l'urine est claire et âcre, et si des sueurs paroissent autour du cou et de la tête. J'observe que c'est précisément ici le cas de réitérer les saignées du bras, et l'application des sangsues, surtout s'il y a du sang continuellement dans les crachats; c'est le seul moyen de sauver les malades, comme je pourrois en citer plusieurs exemples. La péripneumonie est mortelle chez les femmes grosses, dit Hippocrate, dans le livre des Maladies; il ne veut pas sans doute prouver, qu'il n'y ait aucune exception; néanmoins je n'en ai vu aucune de ce genre; pronostic d'Hippocrate : voyez la table, au mot péripneumonie.

Si je consulte dans le même volume, le second livre des Prédictions, pour connoître le résultat de l'empyème ou suppuration du poumon : voici les observations qui m'apprennent s'il y a ou s'il n'y a pas espoir de guérison; t. 6, p. 271, §. 33 : « Celui qui » doit guérir, dit encore Hippocrate, tousse » et crache facilement. Il faut de plus que

» les crachats soient blancs, sans mélange
» de couleur, ni de pituite; que les hu-
» meurs de la tête coulent facilement par le
» nez; que la fièvre ne survienne pas, afin
» qu'on ne soit pas obligé d'interdire le
» manger; qu'il n'y ait pas de soif; que le
» malade aille du ventre tous les jours; que
» les matières soient fermes et en quantité
» proportionnée aux alimens. Le sujet ne
» doit pas être d'une complexion trop dé-
» licate; au contraire on doit faire cas d'une
» poitrine carrée et velue, dont le carti-
» lage xiphoïde est petit et bien charnu.
» Celui qui réunit toutes ces conditions,
» est le plus susceptible de guérison ;
» mais celui qui n'en réunit aucune, ne
» peut échapper à la mort ».

Enfin si nous consultons la table du livre des Pronostics de Cos, chap. 17, intitulé de la *pleurésie et de la péripneumonie*, nous pouvons méditer immédiatement toutes les sentences, qui ont trait à ces affections, dès leur commencement jusqu'à toutes leurs terminaisons, savoir : depuis le nº 379 à 432; cette table analytique éclairera suffisamment le lecteur. Voyez aussi sect. II du pron. d'Hippocrate, §. 59, 60, 61 et 62 jusqu'à 77; id. pleuritis, aph. sect. 1, 12, III, 5, 23, 33, v, 8, 15, VI, 33, VII, 11.

Il faut remarquer que les pleurésies et péripneumonies deviennent quelquefois épidémiques, et que par leur complication avec une fièvre dominante, elles sont immédiatement suivies de la phthisie; c'est ce que nous pouvons observer dans la première constitution du 1er livre des Épidémies, décrite par Hippocrate, t. 4, p. 80. Dans la plupart des cas les symptômes étoient les suivans: « fièvre horrifique, continue, aiguë
» sans intermission parfaite; du genre des
» doubles tierces, un accès foible étoit suivi
» le lendemain d'un redoublement plus vio-
» lent (fièvre hémitritée ou double tierce
» inflammatoire ou ardente bilieuse),
» et la maladie devenoit toujours plus ai-
» guë; sueurs partielles continuelles, très-
» grand froid aux extrémités; la chaleur

» s'y rétablissoit difficilement. Il survenoit
» des troubles d'entrailles ; les déjections
» étoient en petite quantité, bilieuses, pures
» ténues, mordicantes, très-fréquentes. Les
» urines rares, décolorées, sans consistance:
» tantôt épaisses, déposant peu; tantôt
» avec un sédiment cru, mauvais et hors
» de saison. La toux petite et fréquente,
» avec des crachats cuits, modiques, expec-
» torés difficilement : lorsque les symptô-
» mes étoient très-violens, il y avoit peu
» d'espoir de coction ; au contraire les
» crachats étoient toujours crus. Chez le
» plus grand nombre, et depuis le com-
» mencement, la gorge fut toujours enflam-
» mée, douloureuse, rouge avec fluxion
» petite et fréquente d'une humeur âcre et
» ténue; la consomption faisoit des progrès
» rapides et funestes. Le dégoût deve-
» noit universel, la soif étoit absolument
» nulle, le délire précédoit de quelques
» instans la mort ».

Le célèbre médecin de Cos remarque
dans le même livre, p. 119, §. 19, « qu'il y

» eut un grand nombre de maladies; qu'elles
» devinrent funestes surtout aux adoles-
» cens, aux jeunes gens et aux hommes
» dans la vigueur de l'âge. Ceux dont la
» peau étoit bien unie, blanche, qui avoient
» les cheveux crépus, et les yeux noirs; les
» sujets qui vivoient dans la mollesse et
» l'oisiveté; ceux qui avoient une voix
» claire, aiguë, en fausset; les bègues, les
» hommes colériques et beaucop de femmes
» de ce tempérament, périrent en grand
» nombre ».

C'est là cette connoissance, qu'il faut avoir
que je nomme la science de la médecine ;
c'est là exactement la seule manière de devenir médecin. Il suffit de bien méditer les
exemples que je viens de donner, pour en
être convaincu. Je ne présenterai ensuite
que la seule indication des chapitres et des
paragraphes, auxquels je renverrai dans les
ouvrages que j'ai publiés et qui doivent être
consultés suivant le plan, et dans l'ordre que
je viens de tracer à mes lecteurs et surtout
aux jeunes médecins. J'ai ajouté des n^{os} aux

passages de la traduction qui doivent être développés dans mes leçons.

Je pourrois citer une infinité de cas semblables, qui prouveroient l'excellente pratique d'Hippocrate, laquelle consiste à attaquer sur le champ les maladies très-aiguës, par de fortes saignées réitérées; c'est en effet le seul moyen d'en arrêter sur le champ les suites, et d'éviter leurs complications : ainsi, par exemple, la suppuration, la gangrène, l'induration ou le squirrhe. De toutes les terminaisons, la plus favorable est la résolution; consultez l'aphor. 6, sect. 1re, des Commentaires; 1ve partie, thérapeutique des fièvres. « Toutes les maladies se terminent à l'aide » des évacuations qui se font par la bou- » che, ou par le ventre, ou par la vessie, » ou par quelque autre voie semblable; » les sueurs sont communes à toutes les » maladies ».

Ainsi on voit quelques maladies aiguës, telles que les fièvres éphémères inflammatoires, cesser promptement par l'hémorragie

du nez, et les sueurs ; et les bilieuses cé-
der assez généralement à l'émétique ou aux
purgatifs, même quand il y a des douleurs
de ventre ou des côtés ; mais c'est ici qu'il
faut savoir bien distinguer l'irritation sympathique de la véritable inflammation.
Voyez les prolégomènes, tome 2, p. 58
à 86, et t. 5 du Régime, p. 88.

De la Fièvre ardente.

Le *causus* des anciens est ce que nous nommons la fièvre bilieuse inflammatoire, ou
bilieuse sanguine. Je sais que cette dernière
dénomination n'est point approuvée aujour-
d'hui, parce que l'on prétend que les humeurs n'ont jamais été capables d'occasionner la fièvre. Voyez la Réfutation des systèmes modernes, t. 1, p. 548. Il a été démontré que les humeurs, savoir la bile et le
sang, peuvent s'enflammer ; c'est-à-dire augmenter de chaleur, et par cette cause développer la fièvre, qui n'est en effet qu'un
excès de chaleur avec des paroxysmes et

des rémissions. Quand on ne craint pas de soutenir que la fièvre *n'est* qu'une *ombre*, en lui donnant toutefois un autre *nom;* il sembleroit qu'il n'y eût rien de si facile pour s'affranchir vulgairement des idées reçues , que de faire disparoître aussi les *types,* qui annoncent la périodicité constante des fièvres, dont le caractère influe si essentiellement sur le traitement?

Quant à la putréfaction des humeurs, on pense bien que je ne m'arrêterai pas à développer plus longuement ce fait, constaté par les observations et l'expérience des médecins les plus célèbres de tous les âges. Galien avait déjà fait remarquer, dans sa réfutation des sectes, que ce fut toujours la pierre de touche des novateurs, qui de sou temps, n'imaginoient pas mieux que de nier ce qu'il y a de plus évident, en prenant pour base de leurs systèmes, comme à présent, la seule irritation des solides. Il fait remarquer aussitôt, que le premier aphorisme seroit un contre-sens en médecine; car ce ne seroit plus, dit Galien, la vie qui seroit

courte, ni l'art qui seroit long ; il faudroit
retourner le sens de la phrase, et puisqu'il en seroit ainsi, la science ne seroit
qu'une chimère. Mais, pour mettre d'accord tout le monde, citons un passage des
Epidémies d'Hippocrate, qui nous fasse
connoître la vérité, sans nous laisser séduire
par de faux raisonnemens et par des expériences hasardeuses. Ainsi, par exemple,
nous reconnoîtrons d'une part, les causes de
la fièvre ardente; son existence réelle et
ses différentes terminaisons, avec les types
des autres espèces de maladies, de même
genre.

Tom. iv des Épidémies, p. 91 : « En
» automne, et dès le commencement
» de l'hiver, il y eut des fièvres conti-
» nues *ardentes*, quotidiennes, diurnes,
» nocturnes hémitritées, tierces exac-
» tes, quartes et erratiques. Chacune de
» ces *espèces* régnoit simultanément ; au
» contraire, les *fièvres* ardentes furent
» très-rares et peu fâcheuses : point d'hé-
» morragies, sinon, très-modiques ; point

» de délire; tous les symptômes étoient
» supportables. Elles se jugeoient de même
» que les intermittentes, au quatorzième
» jour. Personne, que je sache, ne mou-
» rut de la fièvre ardente, et ne devint
» frénétique. Les tierces étoient plus com-
» munes et plus graves; néanmoins elles
» se jugeoient régulièrement en quatre
» périodes, à compter du jour de leur in-
» vasion, et finissoient entièrement au sep-
» tième accès, sans rechute, §. 8. Les quar-
» tes survenoient en général dès le com-
» mencement, avec leurs périodes accoutu-
» mées ; elles succédoient par apostase
» aux fièvres et autres maladies. Elles
» étoient longues, conformément à leur na-
» ture, et souvent même plus opiniâtres
» qu'elles ne le sont ordinairement. Les
» quotidiennes nocturnes , diurnes , er-
» ratiques, furent nombreuses et longues,
» tant chez les personnes alitées , que chez
» celles qui ne l'étoient pas. Ces fièvres
» continuèrent durant le cours des pléiades
» jusqu'à l'hiver. Les convulsions furent

» fréquentes surtout chez les enfans. Dès
» le commencement, elles se joignoient à la
» fièvre; d'autres fois elles survenoient du-
» rant son cours, et se prolongeoient sans
» aucune suite fàcheuse, à moins que la
» maladie ne devînt funeste par toute autre
» cause.

» 9. Les continues sans intermission par-
» faite (du genre causus ou fièvre ardente),
» avoient des paroxysmes qui suivoient
» le type des doubles tierces; foibles un
» jour, le suivant ils étoient très-violens.
» Ces fièvres se montroient les plus fâcheu-
» ses et les plus longues de toutes celles qui
» régnèrent. Elles s'accompagnoient de
» vives douleurs : modérées dans le com-
» mencement, elles alloient toujours en
» augmentant, redoubloient aux jours cri-
» tiques et devenoient pires qu'auparavant:
» elles diminuoient alors un peu , et dere-
» chef la rémission étoit suivie de plus
» violens redoublemens, les jours critiques;
» et le danger devenoit plus grand.

» 16, p. 110, 111. Les hémorragies furent

» -fréquentes dans ces fièvres, surtout chez
» les adolescens et les hommes dans la vi-
» gueur de l'âge : la plupart de ceux qui
» n'eurent point d'hémorragie périrent. Les
» sujets plus âgés devenoient *ictériques*, et
» étoient attaqués d'un flux de ventre ou
» de dysenterie, comme *Bion*, qui demeu-
» roit chez Silène. Il y eut aussi beaucoup
» de dysenteries épidémiques durant l'été :
» ceux qui avoient éprouvé des hémorra-
» gies pendant la maladie, finissoient par
» avoir la dysenterie, comme Millus et le
» fils d'Eraton, qui, après une hémorragie
» très-abondante, furent pris de dysenterie.
» 17. Tels furent principalement les
» mouvemens de *l'humeur dominante* dans
» ces fièvres : lorsque l'hémorragie n'a-
» voit pas lieu vers le jugement, il surve-
» noit des parotides qui disparoissoient et
» étoient suivies de pesanteur au flanc
» gauche et à la partie supérieure de la
» cuisse. Les douleurs se manifestoient après
» le *jugement*, avec des urines ténues, et
» lorsqu'on n'avoit rendu que quelques

» gouttes de sang du nez. Chez Antiphon,
» fils de Critobule, l'apostase tendoit à
» l'hémorragie; celle-ci eût lieu le vingt-
» quatrième jour, mais s'arrêta, et alors
» le jugement ne fut complet que le quaran-
» tième. Les hémorragies et les règles eu-
» rent quelquefois lieu en même temps :
» la fille de Detarses commença à être ré-
» glée, et fut prise d'une grande hémorragie
» du nez. Enfin je ne sache pas qu'aucune
» ait péri, lorsque ces crises se firent d'une
» manière convenable. Toutes les femmes
» grosses qui devinrent malades, firent des
» fausses couches, du moins à ce que j'ai
» su. Les urines, chez plusieurs, étoient
» de bonne couleur; mais ténues, avec un
» sédiment modique ; les selles *claires*
» *bilieuses*. Souvent après la crise la mala-
» die dégénéroit en dysenterie, comme chez
» Xénophon et Critias. Presque tous ceux
» qui rendirent des urines aqueuses, pures
» et ténues, en eurent après la crise avec
» un sédiment copieux et d'autres signes
» favorables. Je citerai quelques malades à

18.

» qui cela arriva : Bion, qui habitoit chez
» Silène ; Cratias, chez Xénophanes ; le
» fils d'Aréton et la femme de *Mnésistrate,*
» tous après l'hémorragie furent atta-
» qués de dysenterie. Observez que précé-
» demment ils avoient rendu des urines
» aqueuses.

» §. 19, p. 124. Lorsqu'il survenoit des
» parotides, le jugement avoit lieu au ving-
» tième jour; elles se dissipèrent presque
» toutes, sans venir à suppuration. L'apos-
» tase se faisoit alors par les urines. Ces
» tumeurs suppurèrent chez Cratistonacte,
» qui habitoit chez Héraclius, et la domes-
» tique de *Scymnus*, le peintre : ils mou-
» rurent l'un et l'autre.

» P. 127. Les fièvres ardentes continuè-
» rent, pendant l'hiver et le solstice, jusqu'à
» l'équinoxe. Elles se joignirent à la phré-
» nésie; beaucoup en moururent : alors les
» crises devinrent très-variables. Chez la
» plupart, elles eurent lieu le cinquième
» jour, à compter de l'invasion. Il y avoit
» une intermission de quatre jours, et

» le jugement complet arrivoit le cinquième
» de la rechute ; ce qui fait en tout quatorze
» jours. Cela se passa ainsi, principalement
» chez les enfans et ceux qui étoient plus
» âgés ; les autres étoient jugés le onzième
» jour. La rechute s'annonçoit le quator-
» zième, et le jugement étoit complet au
» vingtième. Lorsque le frisson survenoit
» ce jour-là, la crise alloit au quarantième.
» Plusieurs eurent des frissons dès le com-
» mencement du jugement ; ceux qui, à
» cette époque, avoient eu des frissons, en
» éprouvèrent dans les rechutes , et au mo-
» ment de la crise. Il y eut peu de frissons
» au printemps ; il y en eut davantage en
» été ; ils furent très-communs en automne,
» et dominèrent surtout en hiver ; alors les
» hémorragies cessèrent. »

Cette description à laquelle je n'ai rien
changé, et qui est une copie fidèle du texte
détruiroit seule, de fond en comble, toutes
les assertions des plus célèbres médecins
de notre siècle, qui prétendroient créer un
système nouveau ; car, tout ce que nous

avons lu des théories actuelles, nous jette-
roit dans des incertitudes cruelles. Il semble
que l'on ait voulu de nos jours faire une
sorte de *roman* de *l'histoire des maladies*.
La traduction que j'ai citée a paru en 1816
avec le texte en regard ; aucune expression
ne m'a paru devoir en être supprimée. Que
deviennent les assertions calomnieuses des
soi-disant critiques, qui n'ont eu d'autres
moyens de défense que de tromper leurs
lecteurs ? Je m'abstiens de toute autre ré-
flexion , parce que j'ai puisé dans les autres
livres d'Hippocrate que j'ai également traduits , tous les morceaux qui m'ont paru
nécessaires pour rétablir les vrais principes
de la science.

Quant à la marche qu'il faut suivre pour
étudier la fièvre ardente ; j'indique spécialement le traité des Airs , des Eaux et des
Lieux. La préface de l'auteur fait connoître
les rapports importans qui existent relativement à l'économie animale, suivant les
lieux qu'on habite, les eaux que l'on boit ;
et les climats, où les variations de tempé-

rature modifient la vie et la santé de l'homme. Il faut aussi connoître l'exposition et la nature du sol, les qualités des eaux et les influences des saisons. Ainsi, par exemple, on lit, t. III, p. 321 et 325: « Les » villes exposées au midi et aux vents » chauds sont les moins bien situées: les » femmes y sont maladives et sujettes aux » pertes utérines, d'où il résulte que plu- » sieurs d'entre elles, sont stériles par leur » état valétudinaire et non par leur consti- » tution; en outre, elles font fréquemment » des fausses couches. — §. 12. Les enfans » sont très-sujets à l'asthme et à cette mala- » die que l'on croit être envoyée par la Divi- » nité et que l'on regarde comme sacrée.

» §. 13. Les hommes sont attaqués de dy- » senteries, de diarrhése, de fièvres épiales, » de fièvres d'hiver, d'épinyctides et d'hé- » morrhoïdes. On voit rarement régner les » pleurésies et les péripneumonies, ainsi » que les fièvres ardentes et toutes les ma- » ladies qu'on nomme aiguës; car elles ne

» peuvent dominer dans les lieux où le
» ventre est naturellement très-lâche.

» 28, p. 341. Les eaux de marais et d'é-
» tangs, et en général toutes les eaux dor-
» mantes, doivent, pendant l'été, être
» chaudes, épaisses, d'une mauvaise odeur,
» parce qu'elles sont peu courantes. Des
» pluies continuelles les alimentent sans
» cesse, tandis qu'elles sont brûlées par le
» soleil ; ce qui fait nécessairement qu'elles
» doivent être troubles, très-insalubres, et
» propres à augmenter la bile. En hiver les
» neiges et les glaces les rendent froides et
» troubles, et par conséquent très-propres
» à augmenter la pituite et à occasionner
» l'enrouement. » §. 29. « Ceux qui en font
» usage ont constamment la rate volu-
» mineuse et obstruée, le ventre émacié
» et chaud ; les épaules, les clavicules
» et la face très-décharnées. Cet état de
» maigreur subsiste parce que les chairs
» s'exténuent et se fondent dans la rate.
» Ils mangent beaucoup et sont toujours

» altérés; ils éprouvent une sécheresse ha-
» bituelle dans le bas ventre et l'estomac,
» au point qu'il leur faut des médecines
» plus fortes pour les purger : cette dispo-
» sition maladive leur est familière en été
» aussi bien qu'en hiver. »

Pour les saisons, p. 374, §. 64. « Si l'été
» est pluvieux et austral, et qu'il soit suivi
» d'un automne semblable, l'hiver sera né-
» cessairement peu salubre, et doit causer
» des fièvres ardentes aux phlegmatiques,
» et à ceux qui ont passé l'âge de cin-
» quante ans. Les bilieux sont particu-
» lièrement sujets aux pleurésies et aux
» péripneumonies.

» §. 66. Si l'automne est boréal, sec et
» froid, et qu'il n'y ait eu de pluies ni au
» lever de la canicule, ni à celui d'arcture,
» cette saison sera favorable aux hommes
» d'un tempérament phlegmatique ou lym-
» phatique, ainsi qu'aux femmes; elle est
» contraire aux bilieux, qu'elle dessèche
» trop; elle leur cause des ophthalmies sè-
» ches, des fièvres aiguës et chroniques, et

» à quelques-uns des affections mélancoli-
» ques, §. 67 ; c'est que la partie la plus
» aqueuse et la plus subtile de la bile se
» consume et qu'il n'en reste que la partie
» la plus *épaisse* et la plus *âcre* : il en est de
» même pour le sang, c'est ainsi que s'en-
» gendrent ces maladies. Cette constitution
» est particulièrement favorable aux phleg·
» matiques, qui , au lieu d'arriver à l'hiver
» remplis d'humidité , sont au contraire
» desséchés. »

C'est encore suivant le même principe que
notre auteur ajoute, p. 322 : « Toutefois, si
» l'été est sec, après un printemps très-
» humide ; les maladies s'apaiseront plus
» promptement, et s'il est humide, elles
» se prolongeront beaucoup ; et en cas
» de quelque plaie légère, à la moindre oc-
» casion, on doit craindre qu'elle ne dégé-
» nère en ulcère rongeant ; comme cela a
» eu lieu dans la constitution nommée
» pestilentielle, ou régnèrent surtout des
» érysipèles gangréneux, qui entraînoient
» la perte des membres. L'été précédent

» avoit été très-humide et chaud ; le vent
» du midi avoit régné continuellement. »
Id. p. 577, § 68. « C'est après avoir bien
» considéré tous ces effets et en y réfléchis-
» sant mûrement qu'on sera en état de pré-
» voir les maladies, produites par les révo-
» lutions des saisons, et de juger celles qui
» proviennent de l'exposition des lieux, des
» propriétés des eaux, et de l'influence des
» climats. » Quant aux qualités du sol ; p.
586, §. 78 du même traité, « nous voyons
» en effet, dit notre célèbre auteur, qu'il en
» est de la nature du sol, comme de celle des
» hommes : car partout où les changemens
» de saisons sont brusques et fréquens, le
» sol est âpre et sauvage : vous y rencon-
» trez presque toujours des montagnes cou-
» vertes de forêts, entrecoupées par des
» plaines et des prairies ; au contraire, dans
» les pays où les saisons sont presque
» toujours égales, le sol y est très-uni. »
Ainsi, par exemple, il est facile de prévoir
les maladies qui règnent dans un climat
tel que celui du nord. P. 409, §. 96. « Les

» vents froids y dominent constamment ;
» ils viennent directement des neiges et
» des glaces qui ne quittent jamais les mon-
» tagnes , et les rendent inhabitables. Un
» brouillard épais couvre les plaines pen-
» dant le jour, de sorte que ceux qui les
» habitent, vivent continuellement dans
» l'humidité , et sont exposés à un hiver
» perpétuel, n'ayant que quelques jours
» d'été, qui ne sont pas même assez chauds ;
» car les plaines très-élevées ne sont point
» couronnées par d'autres montagnes, et
» se prolongent sous le septentrion , comme
» les monts Riphées ou Crapaks, le Kams-
» tchatka ; quelques vallées situées au bas
» des Alpes et des Pyrénées. Le goëtre, les
» écrouelles, le rachitisme, le crétinisme,
» le scorbut, les fièvres tierces et quartes ,
» les hydropisies, sont toutes des affections
» endémiques dans ces contrées. »

Voilà la véritable route qu'il faut suivre
pour bien étudier les maladies et pour pouvoir les traiter d'après leurs causes primi-
tives ou essentielles. Toute la science du

médecin consiste dans ces observations préliminaires, avant que de se consacrer au traitement des maladies ; sans cela , il n'y a point de science. La thérapeutique de la fièvre ardente est de même approfondie dans le traité du régime des maladies aiguës , pag. 128 , §. 34, 36, 37, où l'on voit comment il faut agir dans les diverses complications de cette fièvre , telles que l'inflammation des viscères du ventre , la tension des hypochondres , le délire , la phrénésie , la péripneumonie , pour lesquelles les saignées du bras réitérées, l'émétique et les purgatifs , les lavemens ou les suppositoires, les fomentations émollientes sur le ventre , la diète absolue, les bains tièdes , sont une partie essentielle du traitement curatif. Il n'y auroit, dis-je , de différence que dans l'application des sangsues sur le ventre, pour nous engager à ne plus nous occuper de la doctrine d'Hippocrate ? En vérité , ce seroit perdre un temps précieux que de s'amuser à entrer en discussion pour si peu de chose, avec quelques médecins modernes, qui nous disputent l'honneur de refonder la science. Maintenant si l'on procède à l'explication des signes pronostiques, nous inviterons également nos lecteurs à puiser dans les pronostics de Cos, tome v, à la table, pag. 516, titre 1, chap. 1, depuis le n° 111 jusqu'à 159 inclusivement; et à consulter le pronostic d'Hippocrate, les prédictions ou prorrhétiques. Voyez aussi les tables à l'article *fièvre*, tome V, pag. 418, et tome VII, p. 328.

De la Dysenterie.

La dysenterie est une affection qui quelquefois est aiguë; lorsqu'elle est inflammatoire, et d'autres fois symptomatique ou critique. Hippocrate en rapporte des exemples dans la première constitution du premier livre des Épidémies. Il est surtout essentiel de prescrire une diète absolue; suivant le précepte de l'auteur du livre des Maladies, t. II, pag. 269, §. 21, et pag. 277, §. 26. *Tant que les douleurs continueront.* Il seroit bien inutile de purger la tête ; car ce n'est pas là le siège de l'irritation, ni la cause de la maladie. La pléthore peut aussi produire la dysenterie accidentelle critique, comme j'ai eu occasion de l'observer, chez un sujet très-pléthorique, très-sanguin, dont le teint étoit très-rouge, les passions fort vives ; qui, dis-je, chaque printemps avoit une dysenterie de quelques jours ; ou bien, s'il ne l'éprouvoit pas, il étoit aussitôt atteint de manie. J'avois fait la même observation sur des personnes sujettes aux hémorrhoïdes. La saignée du bras a souvent suffi, ainsi que les boissons de riz, édulcorées avec le syrop de guimauve ou de gomme arabique, pour dissiper les douleurs et la maladie. La théorie, pour connoître cette affection, peut se comparer à l'explication donnée, p. 157, §. 43, du livre des Maladies : « Tandis que » la fluxion se forme, les chairs (ici ce sont »les intestins) se gonflent et l'inflamma- » tion s'en empare. Les sujets éprouvent » une douleur légère, qui ensuite à pro-

» portion qu'elle s'accroît , attire une plus
» grande quantité d'humeurs ; alors la
» douleur augmente et rend les selles plus
» fréquentes ; elles sont livides ou très-
» rouges , ou noires , ou sanglantes ; puis
» progressivement, elles entraînent du pus;
» la couleur rouge devient rouillée , puis
» jaune , puis blanche ; » enfin , progressivement , la consistance des matières devient plus épaisse , jusqu'à ce que
l'excrétion alvine soit revenue à son état
naturel. Il est évident que la présence des
alimens ne feroit qu'augmenter ici l'irritation et les douleurs. Il faut absolument
s'en abstenir , et se borner plus tard à de
simples bouillons de poulet. Quand les
douleurs diminuent , on ajoute la racine de
grande consoude à l'eau de riz , avec le
syrop de coings , ou celui de grande consoude ; on prescrit des lavemens adoucissans de graine de lin , auxquels on ajoute
le diascordium un gros, une tête de pavot ;
ou l'on donne aussi la thériaque , un gros
en deux prises , le soir et le matin ; quel-

quefois, il faut seulement donner l'extrait d'opium aqueux, ou le syrop diacode, ou de pavot blanc, une ou deux cuillerées à bouche par jour, quand les douleurs sont excessives; enfin, on appliquera douze ou quinze sangsues à l'anus ou sur l'abdomen, ou un plus grand nombre, s'il y a de la fièvre, si le pouls est dur et plein. On ordonnera une saignée du bras, que l'on réitèrera, s'il le faut, suivant la saison et la violence de la maladie, à raison de l'âge et de la force du sujet.

Il faut remarquer que l'auteur reconnoît qu'il y a corrosion et ulcération des intestins. Il déclare expressément que l'intestin est malade, qu'il se trouve dépouillé et ulcéré, νοσέει δὲ καὶ ἔντερον, καὶ ξύεται καὶ ἑλκοῦται. Je n'ai rien ajouté; tout ce que j'ai traduit est rapporté aussi fidèlement. Je prierai alors mes lecteurs de s'arrêter un moment à cette observation de l'affection pathologique des intestins, qu'il est impossible de deviner, à moins que de reconnoître par l'autopsie, où est le siège de la maladie? Si l'on admet cette possibilité, pour ce cas seulement, et dans d'autres circonstances, nous serons bientôt éclairés en nous reportant au livre des Maladies.

Le rhumatisme et la goutte sont quelquefois des affections aiguës; et doivent être traités de même par la saignée, par les antiphlogistiques, et par une diète absolue. Il faut cependant remarquer ici, que les débilitans trop long-temps continués deviendroient nuisibles, attendu que les sudorifiques légers, conviennent mieux pour pousser aux sueurs, et qu'il ne faut pas attendre que les sujets soient trop affoiblis, pour les aider à se délivrer par cette évacuation salutaire; les purgatifs n'étant pas toujours sans danger.

Le lecteur s'apercevra aisément, que je n'ai voulu citer absolument que quelques exemples des maladies les plus aiguës. On pourra, en suivant le même plan, étudier les autres affections, citées également dans les ouvrages d'Hippocrate que j'ai traduits. Passons aux affections chroniques, à l'exception des empyèmes qui

étant presque toujours la suite des affections
aiguës de poitrine dégénérées, ne sont
qu'accidentellement des maladies chroniques.

Des Empyèmes.

Nous remarquerons la distinction des
empyèmes et des vomiques du poumon, de
la plèvre et du ventre. L'auteur déclare, que
ces dernières sont contenues dans un kyste
qui renferme le pus ; et que jusqu'à ce qu'il
se soit entièrement vidé et fermé, il ne peut
y avoir de guérison à espérer ; parce que le
lieu de la fluxion continue de devenir un
foyer dirritation, vers lequel se portent
continuellement les humeurs, qui alimentent la suppuration. Enfin vient la distinction
des empyèmes de la plèvre par des causes
externes à la suite de chûtes, d'efforts qui occasionnent la rupture des veines ou seulement
des varices, à l'occasion d'une plaie ancienne
de poitrine ; ce qui est suivi d'épanchement
de pus à l'intérieur. Toutes ces différences ne
peuvent avoir été connues dans l'origine ,

qu'après un mûr examen, pour constater les effets et les progrès de la maladie. Or, si l'on ne peut s'empêcher de reconnoître que le siège morbifique étoit sévèrement étudié à la suite de ces causes, on ne peut douter que la médecine ne fût éclairée alors par l'anatomie. La théorie de la pituite qui flue de la tête, n'est ici qu'une exception qui ne change absolument rien aux observations. Les explications si fort vantées de nos jours ont bien d'autres inconvéniens : mais il ne faut jamais être exclusif ; ce reproche ne peut être fait à Hippocrate : tantôt sa marche est expectante ; tantôt elle est très-active, suivant le danger et la gravité des maladies. Ce seroit calomnier ce père de la science, que de lui supposer de n'avoir pas exercé son art, au moins avec autant d'habileté, que nous croyons pouvoir l'espérer. Les opérations et les médicamens qui étoient inconnus à notre maître, sont à peine exception : tout dans sa doctrine est admirablement bien exposé ; et la guérison des maladies aiguës y est conforme aux préceptes que nous mettons en pratique, chaque jour, lorsque nous ne sommes point prévenus par nos opinions. Je citerai pour preuve, le vomissement de sang, venant du poumon par la rupture d'un vaisseau. La saignée des deux bras est recommandée par l'auteur, et la diète la plus sévère est une partie essentielle du traitement ; au point, dit Hippocrate, de déssécher le sujet et de le rendre exsanguin : ξυμφέρει δὲ τοῖσι τοιου'τοισι, ἢν κατκρχὰς λάβῃς θεραπεύειν, ὥςε αἴτε φλέβες ἐξιέμεναι ἐκ τῶν χειρῶν καὶ διαίτα ὑφ' ἧς ἔςαι ξηρότατός τε καὶ ἀναιμότατος. Enfin il explique comment les veines ainsi désemplies, s'affaissent sur elles-mêmes, et deviennent insensibles, au lieu d'être apparentes sur les plèvres. Πρὸς τὸ πλευρὸν τὰ φλέβια καὶ γίνεται ταπείνα. Cette scrupuleuse attention de terminer tout d'un coup, les inflammations par des saignées copieuses, a été bien constatée avant que nous l'ayons invoquée, dans nos expériences anatomiques. On soutient que nous avons fait choix de l'autopsie, seulement à la renaissance des lettres, c'est-à-dire, environ à la fin du quatorzième siècle, où l'anatomie fut cultivée en Italie par Valsava, Vésale, Co-lombus. Mais la même théorie qui est applicable aux maladies aiguës partout où elles se fixent, étoit déjà bien connue d'Hippocrate. Ainsi les affections des intestins avec irritation, se traitent de même que les autres maladies inflammatoires de la plèvre ou du poumon, suivant le même auteur. Voilà ce que j'ai voulu prouver. *Voyez*, tom. III, Traités des Airs, des Eaux et des Lieux, p. 325, 329, 342, §. 13, 17, 30 ; du Régime, p. 132, §. 36, *id.* ; des Epidémies, tom. IV, p. 88, 100, 120, §. 6, 15, 20 ; *id.*, t. V, Pron. de Cos, à la table, de la dysenterie, de 462 à 466 ; *id.*, t. VI, Pron. d'Hipp., à la table, Prédict., 11, p. 106 ; Critique dans la goutte, 143 ; *id.*, t. VII, Aph., à la table, 326 ; Empyème, t. II, Livre des Maladies, à la table, p. 154 à 198 ; t. III, p. 329, §. 16, 17, Traité des Airs, des Eaux et des Lieux ; *id.*, Du Régime, p. 47, §. 7, p. 55, §. 11 ; t. IV, des Epidémies, p. 96 ; *id.*, tom. IV, à la table, chap. XVII, de la Pleurésie et Péripneumonie ; chap. XVII, de la Phthisie ; *id.*, de 453 à 445 ; *id.*, t. VI, à la table, Empyème, Pron., sect. II, 58 ; Préd., p. 267 à 276 ; t. VII, Dysenterie, Empyème, p. 526, à la table; *id.*, t. VIII, Commentaires sur les Aphorismes, sect III.

Maladies Chroniques.

Fièvres tierce, quarte ; obstruction de la rate, ictère, leucophlegmatie, hydropisie : ce sont évidemment les mêmes causes qui engendrent les maladies aiguës et chroniques ; mais elles diffèrent par la nature des airs, des eaux, des lieux et des climats, du régime, des âges, des saisons ; voilà ce que nous offre constamment l'étude suivie de la doctrine d'Hippocrate. Ainsi nous puiserons, comme précédemment, dans l'immortel ouvrage du père de la médecine, pour établir d'une manière certaine les observations invariables, que l'on peut consulter encore, en suivant la même méthode, qui nous a révélé les premiers pro-

grès de la science médicale. D'abord n'est-il
pas reconnu que l'habitation dans des lieux
bas et humides dispose surtout aux affections asthéniques ? « Ainsi, dit Hippocrate,
» t. IV, pag. 521, les hommes qui habitent
» les villes exposées aux vents chauds sont
» attaqués de dysenteries, de diarrhées,
» de fièvres longues d'hiver, de fièvres
» épiales, d'épinyctides et d'hémorrhoïdes.
» On voit rarement régner les pleurésies
» et les péripneumonies, ainsi que les
» fièvres ardentes et *toutes les maladies*
» *qu'on nomme aiguës* ; car elles ne peuvent
» dominer dans les lieux, où le ventre est
» naturellement très-lâche. C'est le con-
» traire pour les villes exposées à l'orient,
» id., pag. 337, §. 26, Pour les villes situées
» à l'occident à l'abri des vents de l'orient,
» et *sur lesquelles ceux du septentrion et du*
» *midi ne font que glisser légèrement*, leur
» position les rend nécessairement très-
» insalubres. Premièrement, les eaux n'y
» peuvent être limpides, parce que le
» brouillard du matin, qui pour l'ordinaire

» se mêle avec elles, les altère. En effet,
» le soleil ne brille sur l'horison que lors-
» qu'il est parvenu à sa plus haute éléva-
» tion. En second lieu, des brises fraîches
» soufflent durant les matinées d'été; il y
» tombe des rosées, et le reste de la jour-
» née, le soleil, jusqu'à ce qu'il se couche,
» brûle et dessèche les hommes. Aussi,
» doivent-ils naturellement être décolorés,
» faibles et participer aux maladies dont je
» viens de parler, mais dont il n'y en
» a aucune, qui leur soit exclusivement
» propre. »

Les eaux doivent nécessairement être
très-insalubres, surtout si l'on suppose qu'il
y ait des lacs et des étangs qui environnent
ces villes. Voici alors les maladies qui doivent y être en quelque sorte endémiques :

§. 30. « Il y règne en outre des hydropisies
» fréquentes et mortelles; pendant l'été, il y
» a des dysenteries, des diarrhées, et des
» fièvres quartes très-opiniâtres : or toutes
» ces maladies, en se prolongeant beau-
» coup, changent de caractère et dégé-

» nèrent en hydropisies mortelles ; voilà
» les maladies qui dominent en été.

§. 31. « Dans l'hiver, les jeunes gens sont
» sujets aux péripneumonies et aux affec-
» tions maniaques ; et ceux qui sont plus
» âgés , sont attaqués de la fièvre ardente,
» à cause de la dureté du ventre.

§. 32. « Les femmes sont fréquemment at-
» teintes d'oedèmes et de leucophlegmatie ;
» elles conçoivent et accouchent difficile-
» ment ; les enfans qu'elles mettent au
» monde, sont d'abord gros et gras , mais
» ensuite ils dépérissent lentement, pen-
» dant qu'on les élève. Les évacuations qui
» surviennent après l'accouchement sont
» de mauvaise qualité.

§. 33. « Les hernies sont surtout familières
» à l'enfance ; les varices et les ulcères des
» jambes sont des affections communes
» dans l'âge viril. Ainsi , avec cette con-
» stitution , il n'est pas possible d'espérer
» une longue vie ; au contraire, la vieillesse
» doit être hâtive. » (Traité des airs, des
eaux et des lieux.)

L'auteur fait remarquer en outre , §. 26,
« que les habitans des villes situées à l'oc-
» cident , à l'abri des vents de l'orient , ont
» naturellement la voix grave et rauque , à
» cause de l'air qu'ils respirent, qui ordinai-
» rement est impur et malsain ; qu'il en ré-
» sulte que les vents du nord ne séjournent
» pas assez long-temps pour le purifier, et que
» ceux qui y règnent habituellement sont
» très-humides : telle est la nature des vents
» occidentaux. Dans les villes ainsi situées, la
» température , qui varie plusieurs fois
» dans la même journée , doit ressembler à
» celle de l'automne (autre condition pour
» la production des maladies chroniques);
» car à midi , l'air y est entièrement diffé-
» rent du soir et du matin. Ainsi les crises
» doivent être très-incertaines ; les fièvres
» quartes sont très-longues, et les affections
» des viscères assez fréquentes. »

« Vers la fin de l'été , et durant l'au-
» tomne , dit Hippocrate, (livre 1er des
» Epidémies , tome IV, page 83,) il y eut
» beaucoup de fièvres aiguës bénignes, très-

» longues, mais sans symptômes graves.
» Il survenoit un flux de ventre qui n'avait
» rien de fatigant ni de fâcheux : les urines
» presque toujours de bonne couleur, mais
» claires, ténues et ensuite avec des signes
» de coction vers la crise. La toux étoit
» modérée, l'expectoration facile ; point
» de dégoût ; les malades prenoient volon-
» tiers des alimens. Ces fièvres se jugeoient
» le plus brièvement au vingtième jour ;
» beaucoup alloient au quarantième et
» d'autres au quatre-vingtième. »

Dans la seconde constitution des Epidémies, liv. 1er, pag. 119, « la guérison
» des maladies aiguës étoit annoncée par
» quatre signes principaux : l'hémorrhagie
» nasale très-abondante ; un flux d'urine
» avec un sédiment louable et copieux ; des
» troubles d'entrailles avec des selles bi-
» lieuses, paraissant en temps convenable,
» et la dysenterie. Il arrivait rarement que
» l'on fût jugé avec un seul signe, mais
» communément avec tous. Quoique la
» maladie parût plus grave, néanmoins tous

» ceux à qui cela arriva, échappèrent. Il en
» fut à peu près de même des femmes et
» des filles : celles en qui les signes précé-
» dens parurent avec les conditions requi-
» ses , furent toutes préservées et jugées
» hors de danger ; il ne m'est pas revenu
» qu'aucune de celles-là ait péri. La fille de
» Philon avoit eu une grande hémorrhagie
» du nez , mais ayant mangé inconsidéré-
» ment au septième jour , elle mourut. »

§. 9. « Les fièvres continues , dit Hippo-
» crate, t. IV, p. 95, sans intermission par-
» faite, avoient des paroxysmes qui sui-
» voient le type des doubles tierces : foibles
» un jour, le suivant ils étoient très-violens.
» Ces fièvres se montrèrent les plus fâ-
» cheuses et les plus longues de toutes celles
» qui règnèrent. Elles s'accompagnoient de
» vives douleurs. Modérées dans le com-
» mencement , elles alloient toujours en
» augmentant, redoubloient aux jours cri-
» tiques , et devenoient pires qu'aupara-
» vant ; elles diminuoient alors un peu ; et
» de rechef , la rémission étoit suivie de

» plus violens redoublemèns les jours cri-
» tiques, et le danger devenoit plus grand.

§. 11. « La longue durée de ces maladies,
» les douleurs multipliées et la colliquation
» donnèrent lieu à des dépôts trop grands
» pour les forces du sujet, ou trop petits
» pour qu'ils devinssent de quelque utilité.
» Un prompt reflux vers les parties internes,
» occasionnoit des maux encore plus gra-
» ves ; il survenoit des *dysenteries*, des
» *ténesmes*, des *lienteries*, des *diarrhées* et
» *quelquefois* des *hydropisies* compliquées
» de ces affections et de dégoût, quelque-
» fois sans cette complication. Lorsqu'une
» de ces métastases se faisoit tout-à-coup
» avec violence, elle enlevoit subitement
» les malades, ou ne leur étoit d'aucune
» utilité. Tels furent de petits exanthèmes
» qui ne répondoient pas au changement
» de la maladie, et qui disparoissoient
» promptement ; des parotides qui ne ter-
» minoient rien et n'étoient suivies d'aucun
» signe favorable. Chez quelques-uns,
» l'humeur se portoit aux articulations,

» surtout à l'ischion , mais rarement le
» dépôt étoit critique , et les choses reve-
» noient bientôt à leur premier état.

§. 12. « Le seul signe salutaire fut la stran-
» gurie ; il se faisoit alors un changement
» notoire et subit ; les flux du plus mauvais
» caractère et très-opiniâtres cessoient in-
» continent. Les malades recouvroient l'ap-
» pétit et prenoient volontiers des alimens.
» La fièvre s'adoucissoit à la suite de la
» strangurie et des douleurs. Les urines
» devenoient abondantes, épaisses, variées,
» rouges , purulentes , accompagnées de
» douleurs. De tous ceux qui éprouvèrent
» ce symptôme salutaire , aucun que je
» sache ne périt. » Pag. 100.

On voit ici des maladies aiguës dégénérées ; précédemment , nous avons remarqué des fièvres tierces et quartes qui ont
succédé aux affections, dont la durée étoit
fort longue. Dira-t-on que c'est paree que
Hippocrate ne savoit pas bien traiter ses malades ? Est-ce parce qu'il n'auroit pas appliqué des sangsues au siège ou sur le ventre ,

qu'il cesseroit de passer pour un médecin célèbre? ou parce qu'il n'auroit pas donné, en temps opportun, des purgatifs ou des fébrifuges pour arrêter la fièvre ? Nous pourrions objecter le défaut de vertu des médicamens fébrifuges : mais puisque Hippocrate, parle de ceux qui avoient la propriété d'arrêter la fièvre ; c'est qu'il en avoit fait usage avec succès, ou bien il n'auroit pas reconnu leur vertu, et alors il ne les auroit pas expressément conseillés comme fébrifuges. Mais si l'on veut accuser le père de la médecine d'avoir été dépourvu de moyens de guérison, nous arrive-t-il toujours par exemple de faire cesser la fièvre avec le quinquina ? Ne voyons-nous plus des dysenteries, des lienteries, des flux de ventre et des hydropisies succéder aux maladies aiguës mal traitées ou mal guéries? Aussi bien, les épidémies cèdent-elles aussi facilement aujourd'hui que les autres affections sporadiques, quoique du même genre? Enfin, en reconnaissant l'absence de la vertu fébrifuge, dans les substances qu'il ne nous est pas permis de juger ici , puisqu'elles nous sont inconnues, nous voyons, dis-je , la *strangurie* devenir une crise naturelle et mettre fin aux symptômes qui avoient résisté jusques-là aux médicamens ; car nécessairement ils ont été employés par Hippocrate. Ce grand médecin, ne voulant pas confondre la thérapeutique avec la description des maladies , il est évident qu'il n'en a pas fait mention dans les épidémies et qu'il s'en est abstenu également dans le livre des maladies, où évidemment, nous eussions dû plutôt regretter cet oubli. Mais qu'étoit-il besoin alors d'écrire un traité du régime dans les maladies aiguës ? de même , s'il se fût agi de prédire les événemens futurs et les pronostics, et de tout confondre dans la même cathégorie de principes, pourquoi aurions-nous le livre du pronostic sur les maladies aiguës ; et les aphorismes , et les pronostics de Cos , et les deux livres des prédictions , dont une partie a trait essentiellement aux affections chroniques ? La science n'est point aussi bien définie chez les modernes ; cependant tout paroît approfondi dans leurs livres !

La goutte , le rhumatisme sont quelquefois des affections aiguës , qui exigent le même traitement que la paralysie et l'apoplexie , beaucoup plus dangereuses et qui exigent aussi des secours très-prompts , comme les maladies les plus aiguës. Elles sont aussi très-souvent des affections chroniques , comme l'ascite , la leucophlegmatie , l'ictère et l'hydropisie. En général , lorsqu'elles s'annoncent dès l'origine chez de jeunes sujets , on peut espérer la guérison ; mais si elles sont secondaires , et qu'elles surviennent chez des vieillards , ces maladies sont souvent incurables. Voy. tom. I, pronostics de Cos ; tom. IV, à la table ; chap. XIX, sentence 446 à 451 ; id. XX, de l'hydropisie, de 452 à 461 ; lienterie , 467 à 470 ; chap. XXIV, apoplexie , paralysie et paraplégie , 477 à 482 ; mélancholie et manie , 483 à 487 ; phthisie , 433 à 445 ; idem , Empyème , pronostic d'Hippocrate , tom. VI , à la table , p. 414 ;

fièvres , p. 416; hydropisie, pron. , sect. II, §. 1 ; prédictions , liv. II , §. 153 ; id. , aphor. , tom. VII, à la table , pag. 332 ; sect. III , 22 ; VI , 12 ; id. , 45 ; VI , 1 , 4 , 27 , 55 ; VII , 47 , 55 ; id. , 55 ; VIII , 8.

Des Vents ou des Airs. — (1)

« Il importe de connoître l'exposition et la nature particulière de chaque lieu. Pour parler ici sommairement, voici ce qui arrive en général : les régions exposées au midi, sont plus chaudes et plus sèches que celles qui le sont au nord ; parcequ'elles reçoivent plus directement les rayons solaires. Dans ces contrées, les différentes classes d'hommes et de plantes ont aussi plus de sécheresse, plus de chaleur et plus de force, que dans les climats opposés. Telle est par exemple la nation qui habite la Lybie, comparée à celle du pont Euxin, et des contrées adja-

____

(1) Ce morceau est traduit fidèlement d'Hip-pocrate.

centes. Les lieux sont constitués eux-mêmes
différemment : ceux qui sont élevés et exposés au midi, paroissent évidemment plus
secs que les plaines et les terrains unis,
parceque les premiers retiennent habituellement peu d'humidité, tandis que les
seconds, ne peuvent contenir les eaux plu-
viales, et que les autres au contraire s'en
pénètrent facilement. »

Les pays marécageux situés au midi, en-
vironnés de lacs, sont humides et chauds ;
d'abord parcequ'ils sont creux, bornés et
abrités des vents. Néanmoins, ils rafrai-
chissent, parceque les productions de la
terre, dont les hommes se nourrissent, y
sont plus humides, et que l'air respirable y
est plus épais, à cause de la stagnation de
l'air et du défaut de circulation des eaux.
Mais les lieux enfoncés et non humides,
échauffent et dessèchent, parcequ'ils sont
bas et entourés de tous côtés. Ils dessèchent,
vû que les alimens, dont on fait usage sont
secs ; et que l'air qu'on y respire, absorbe

l'humidité des corps pour s'en saturer, ne trouvant point ailleurs celle qui manque. Pour les lieux montueux situés au midi, les vents y sont chauds et mal sains ; quant à ceux qui regardent le nord ou le septentrion, les vents y sont froids ; ils produisent de grands troubles dans l'économie animale, et engendrent des maladies. Les villes qui touchent à des lieux enfoncés et au nord, ont une exposition qui est malsaine et chaude l'été, surtout durant les vents du midi ; car ni l'aquilon quand il souffle, ne purifie l'air, ni les vents chauds du midi ne peuvent le rafraîchir.

Les îles voisines du continent, sont plus froides l'hiver ; mais celles qui sont du côté de la mer, ont des hivers moins rigoureux ; vu que les neiges et les glaces qui séjournent sur le continent, envoient des vents froids aux îles voisines ; tandis que celles qui sont du côté de la mer, ne sont pas sujètes à la stagnation des glaces et des neiges, dans la saison hivernale. Il faut ensuite bien connoître de la manière suivante, la nature particulière et les qualités des eaux. Tous les vents ont la propriété d'humecter ou de rafraîchir les corps des animaux, et les productions de la terre. Il doit arriver nécessairement, que tous les courans d'air nous apportent des émanations, ou portions des neiges, des glaces, ou des frimas, en passant sur les fleuves, et les étangs, et sur les terres humides et froides. Les vents les plus forts, sont aussi les plus chargés de ces émanations, et ont le plus d'influence sur tous les corps de la nature; tandis que les plus foibles ont des effets moins violens et moins dangereux. Il en est des vents comme de la respiration des animaux: plus ceux-ci sont grands, plus leur respiration est étendue; il en résulte ainsi, que tous les courans d'air, ont naturellement la propriété d'humecter et de rafraîchir. Ils diffèrent néanmoins à raison de la situation des pays et des lieux, où ils sont situés; étant plus ou moins froids ou chauds, ou plus ou moins humides ou secs, salubres ou insalubres. Voici ce qu'il faut savoir sur la nature de chacun d'eux :

Dans certains climats, le vent de midi souffle, et a toutes les qualités des vents du nord ; celui qui part du pôle austral, et qui s'avance, après avoir passé sur les neiges et sur les glaces, et s'en être saturé en quantité, ainsi que des frimats, est nécessairement pour les habitans de cette contrée du globe, comme s'il étoit nord ; mais il n'est pas le même dans toute autre région : car lorsqu'il souffle au méridien, durant le cours du soleil, dans son plein, toute son huminité se trouve ainsi absorbée, et étant déjà plus sec, il est encore raréfié ; c'est pourquoi, il doit nécessairement y arriver très-sec et très-brûlant. Dans les régions les plus voisines du midi, il doit y exercer une forte attraction de chaleur et de sécheresse ; ceci arrive surtout en Libye, où les productions de la terre y sont desséchées, et les hommes consumés lentement par l'excès du chaud. Lorsqu'il n'y a ni mer, ni fleuve d'où il tire de l'humidité, il absorbe celle des animaux et des palntes : mais lorsqu'il traverse les mers, quoique chaud, il raréfie, et remplit d'une grande humidité la région sur laquelle il souffle ; alors il doit être chaud et humide ; toutefois si la situation du climat n'altère point cette qualité.

Les vents se comportent ensuite différemment suivant chaque région : ceux qui soufflent directement du côté de la mer sur les régions voisines, sont plus chauds ; mais ceux qui proviennent des neiges, des glaces, des étangs et des fleuves, humectent et rafraîchissent tous les animaux et toutes les productions de la terre ; ils procurent la santé à ceux qui ne sont point trop refroidis. Ils sont nuisibles en général, parcequ'ils occasionnent de grandes et subites mutations du chaud au froid. Ceux qui habitent les régions chaudes des marais, ou près des grands fleuves ou des étangs, éprouvent tous ces effets. Les autres airs, qui viennent d'autre part sont utiles, parce qu'ils tempèrent l'atmosphère et le purifient; et aussi parce qu'ils apportent l'humidité nécessaire à la respiration des animaux. Tous les vents qui passent sur les terres, doivent être plus secs; à mesure qu'ils sont plus desséchés par la terre échauffée, et qu'ils sont pénétrés par les rayons solaires. Si les courrans d'air n'ont aucun principe d'humidité; ils absorbent celle des corps, et nuisent également aux animaux et aux plantes. Tous les airs qui viennent des montagnes et qui soufflent sur les villes, non-seulement dessèchent l'atmosphère; mais encore, ils troublent l'air respirable et engendrent des maladies. Il faut ainsi connoître la nature et la force particulière de chaque espèce d'air; je démontrerai dans la suite de ce discours, comment l'on doit se prémunir contre leurs effets particuliers, et quelles sortes de maladies ils produisent. Voyez tome 1er des Humeurs ; 5e des Airs, des Eaux et des Lieux; (des villes exposées au couchant, à l'orient , au septentrion et au midi) Constitutions épidémiques , et comentaires sur la troisième section des aphorismes (1).

____

(1) Ce fragment contient tout ce qu'il faut savoir en général , sur l'origine des différentes qualités des vents; il sera consulté avec utilité par toutes les classes de lecteurs ; il s'accorde surtout avec le traité des Airs, des Eaux et des Lieux. On doit être surpris du silence de l'auteur sur les airs en particulier ; tandis qu'il a promis formellement d'en parler dans ce même traité, qui est évidemment incomplet. Je crois donc avoir ainsi suppléé à cette lacune très-importante; il seroit même impossible de la remplir autrement; puisqu'il est annoncé textuellement ; t. III, p. 314, « Que le médecin » doit remarquer les vents froids et les vents » chauds ; d'abord ceux qui sont communs à tous » les habitans de la terre, et successivement ceux » qui sont propres à chaque pays. » Le morceau que nous avons ajouté à notre méthode d'étudier, ne peut manquer ainsi d'intéeresser tous les lecteurs.

NOTES

SUR

LE TRAITÉ DES AFFECTIONS.

Ce livre contient toute la théorie nécessaire en médecine, pour bien traiter les affections aiguës les plus graves. Nous devons donc nous borner ici à des remarques fort courtes, après les instructions préliminaires, que nous avons insérées dans les préfaces et les analyses. Il nous seroit bien facile de multiplier les notes au sujet du texte; nous prouverions qu'en vertu de telle ou telle expression conservée dans un manuscrit, nous acquérons le droit de changer scientifiquement le texte imprimé, partout où il en est besoin, en consultant surtout le sens médical; mais nous réservons cette simple indication pour les variantes.

Pag. 249. (1) En général la formule banale de l'auteur, relativement à la purgation de la pituite de la tête, ne peut offrir de résultats certains dans la pratique médicale. Ceci doit être dit une fois pour toutes : cette théorie est si peu en harmonie avec nos découvertes physiologiques, notamment depuis les recherches de Bichat et ses nombreuses expériences sur les membranes, distinguées en séreuse, muqueuse, et fibreuse ; qu'il suffit de renvoyer à son excellent traité, où l'on remarque une foule de faits qui établissent d'une manière certaine les phénomènes physiologiques des secrétions et des excrétions les plus importantes de l'économie animale. Nous adoptons ces principes, modifiés d'après les influences des tempéramens, des âges, des saisons, des sexes, du régime, du genre de vie, des airs, des eaux, des lieux, du climat, suivant la doctrine d'Hippocrate. Ainsi, par exemple, nous croyons qu'en hiver, il y a des maux de tête produits par la fluxion catarrhale de la membrane pituitaire : les symptômes de cette affection sont très-bien décrits dans le 1er vol., p. 164, § 28. Il est évident que les fumigations émollientes reçues dans les fosses nasales et les sinus frontaux, peuvent apaiser les douleurs, en relâchant les fibres et en facilitant l'écoulement de la pituite ou du fluide aqueux, que l'on ne peut confondre avec le fluide lymphatique contenu dans les vaisseaux de ce nom.

P. 248 (2). Les céphalalgies ou les migraines opiniâtres, comme on les nomme vulgairement, sont occasionnées par une infinité de causes ; il en est de nerveuses, comme celles que l'on désigne sous le nom de clou hystérique ; elles sont fixées à la partie postérieure de la tête ; les autres occupent ordinairement la partie antérieure ou latérale de la tête ; quelques-unes sont profondes : quand la figure est très-rouge, que le battement des artères temporales est très-remarquable ; que le sujet est sanguin, jeune et fort ; on ne peut que conseiller ici la saignée du bras ou même celle du pied, surtout si les règles sont supprimées ; et encore mieux, si c'est au printemps. Quant aux douleurs de tête très-anciennes, lorsqu'elles viennent de quelque virus comme le scorbutique, le vénérien ou le scrophuleux, il faut employer les remèdes spécifiques propres à opérer la guérison. La cautérisation et les scarifications par les ventouses ou avec le feu, deviennent des moyens extrêmes, qui seroient même souvent inutiles en pareille circonstance.

Les sangsues conviendroient beaucoup plus souvent, si on n'en abusoit pas.

P. 250 (3). La même théorie, quoique peu en harmonie avec nos découvertes modernes, peut avoir néanmoins son application à la pratique médicale ; ceci a besoin d'être expliqué. Ce n'est pas pour purger la pituite de la tête, qu'il faut faire une saignée locale de la veine frontale ou du nez, conseillée par l'auteur ; mais, pour détourner l'irritation et l'inflammation, qu'il s'agit de scarifier, de brûler ou cautériser les veines à la circonférence de la tête, comme dans certaines dartres ou teignes. Les applications extérieures très-actives, telles que les pommades épispastiques, avec le précipité rouge, ou avec le sublimé et les autres liquides irritans qu'on emploie aujourd'hui à l'hôpital St.-Louis, n'ont certainement pas d'autres effets, que ceux proposés ici par l'auteur.

P. 250 (4). Les douleurs d'oreille seroient produites ici par la même cause ; c'est-à-dire par la pituite ; mais à l'exception de l'otite aiguë dont l'auteur n'a point parlé ; il est évident que les douleurs sont encore ici un symptôme de la fluxion de la membrane pituitaire ; ainsi les

fumigations par la bouche, ne pourroient être
que très-utiles : nous savons qu'il y a une communication directe de la bouche à l'oreille par
la trompe de Fallope ; mais, en cas de douleurs
externes du conduit auditif, les lotions tièdes
avec la fleur de sureau ou de guimauve peuvent
être introduites extérieurement et être suivies
de soulagement. Nous condamnons ici absolument l'usage des sternutatoires ou ptarmiques,
et encore les vomitifs : s'il s'agit de détourner
la fluxion qui attaque le conduit auditif, ce seroit le cas d'appliquer beaucoup de sangsues
aux environs du pavillon de l'oreille, ou même
de faire une saignée du bras pour éviter l'inflammation qui peut devenir mortelle, avant de
faire des progrès ultérieurs. Quelquefois la maladie se termine par un abcès, dont le pus s'é-
vacue par le conduit auditif externe. Les vésicatoires derrière ce conduit près l'apophyse mas-
toïde, lorsqu'il y a des fluxions habituelles sur
les yeux ou sur les oreilles, conviennent parfaitement pour détourner la fluxion : quelquefois même on a recours à leur application au
cou, entre la première et la seconde vertèbre.
On établit quelquefois aussi un séton, notamment chez les enfans et les adultes scrophuleux,

teigneux ou dartreux; ou attaqués de petite vérole, de rougeole avortée; le vésicatoire au
bras doit succéder à celui du cou.

P. 253 (5). La continuité de tissu de la
membrane pituitaire avec le pharynx, les fosses
nasales, la membrane muqueuse pulmonaire
et intestinale, facilite la progression de la
fluxion catarrhale, que notre auteur distingue
en plusieurs espèces; soit à raison du froid ou
du chaud, soit à cause de l'acrimonie des humeurs. Voici comment il s'exprime dans le
traité de l'ancienne médecine, § 30 : « Si les
» parties qui communiquent avec la gorge
» sont attaquées de fluxion, il faut s'attendre
» aux enrouemens, aux squinancies, à l'érysi-
» pèle, à la péripneumonie » (on pourroit dire
aussi, suivant le même principe, qu'il faut s'attendre à la diarrhée, aux coliques intestinales
ou à la dysenterie, à la dysurie et aux hémorrhagies rénales, uréthrales, hémorrhoïdaires,
vésicales et urinaires; aux pertes utérines, si
la fluxion s'étend sur les intestins, les reins,
l'utérus ou la vessie »); uniquement parce que
» des humeurs salsugineuses, âcres, s'y por-
» tent en quantité. Ces maladies sont alors dans
» toute leur violence : mais lorsque les humeurs

» sont devenues plus consistantes par la coction,
» elles se dépouillent de toute leur acrimonie ;
» l'inflammation cesse avec la fièvre, ainsi que
» les autres symptômes. »

L'auteur range au nombre des humeurs acrimonieuses, la bile jaune et verte et l'atrabile, dont il reconnoît l'influence quelquefois délétère, par la seule acrimonie portée sur le canal intestinal. Toute la question est donc celle de savoir si la bile peut se transporter sur d'autres parties? Quelques auteurs nient cette métastase ; mais nous soutenons avoir vu des érysipèles, des maux de gorge, des squinancies ou angines, des pleurésies et des péripneumonies bilieuses, c'est-à-dire des maladies uniquement produites par l'acrimonie de la bile. *Id.* 52. Les humeurs doivent être alternées et changées par la coction, avant d'acquérir la consistance qui les rapproche de leurs qualités naturelles, dont il y a plusieurs sortes.

Si l'irritation se communique à la membrane fibreuse, ou au tissu cellulaire, ou au tissu du derme, il y aura des anthrax, des bubons, des phlegmons et des apostêmes ; mais tout cela ne prouve-t-il pas la nécessité des crises dans les maladies. On ne peut nier les jours critiques, c'est-à-dire le temps limité dans lequel arrivent les dépôts que l'on nomme critiques, parce qu'ils sauvent presque toujours les malades, si toutefois leur foyer n'est pas trop considérable et ne suppure pas trop long-temps. Nous voyons que ce cas est prévu dans la première constitution des Épidémies, et que, dans celle dite pestilentielle, par le défaut de coction ou de suppuration, les érysipèles et l'excessive quantité de sanie, au lieu d'être une vraie suppuration, entraînoient la perte de presque tous les sujets. Thucydide remarque que l'excessive ardeur et la soif dévorante, faisoient que les malades se précipitoient en grand nombre dans les puits. On ne peut se refuser à reconnoître cette acrimonie excessive des humeurs, dont parle Hippocrate, si on ne veut nier tout ce qu'il y a de plus évident dans les témoignages historiques et dans les écrits immortels du père de la médecine.

P. 253 (6). Le relâchement de la luette indique bien une inflammation qui la précède ; quelquefois, on a été contraint de retrancher la partie inférieure de la luette devenue squirreuse, et aussi pour éviter la phthisie, à cause de la toux fatigante, causée par l'irritation sympathique du poumon. Les ventouses scarifiées à la nuque sont en général très-pénibles pour les malades ; les sangsues conviendroient beaucoup mieux , étant appliquées au cou ; elles débarrasseroient plus promptement et plus complètement les vaisseaux enflammés ou gorgés de sang. Les formules ne se trouvent pas ici indiquées ; mais seulement il y a quelques substances de peu de vertu. Il est probable que le traité dont parle l'auteur a été égaré ou perdu par les copistes. Nous y suppléerons d'après nos connoissances chimiques et botaniques , dans les leçons que nous nous proposons de faire aux aux élèves . Nous n'avons pu le comprendre à à la fin de ce volume ; mais , le sujet exigeant des tableaux synoptiques , nous en donnerons un abrégé séparément, in-8°, que l'on se procurera avec l'ouvrage. Nous y ajouterons aussi les formules les plus usitées en faveur des jeunes médecins.

P. 254 (7). Nous avons indiqué les moyens extérieurs de remédier aux progrès de l'irritation , il faut ajouter ici les gargarismes adoucissans ou astringens ; quelquefois , comme je l'ai dit , les vésicatoires à la nuque sont utiles. Il faut d'ailleurs faire usage des bains de pieds ou des synapismes et des purgatifs. Les vomitifs, dans le commencement des maux de gorge, réussissent souvent et font avorter l'inflammation ; mais, si on les administre trop tard, et surtout, si on ne les fait pas précéder de la saignée, ils sont dangereux.

Id., p. 254 (8). Le même principe d'irritation se communique aux racines des dents par la membrane qui tapisse leurs racines, et qui pénètre jusque dans les alvéoles. J'ai remarqué que les personnes qui faisoient souvent nétoyer leurs dents, ou qui s'étoient accoutumées à des saignées locales des gencives, ont perdu de bonne heure presque toutes les dents, sans que celles-ci soient gâtées. Il arrive aussi très-souvent, notamment chez les scorbutiques, qu'il y a suppuration à la racine des dents ; enfin, il est prouvé que des humeurs acrimonieuses se portent vers ces os et les carient. On sait aussi que les femmes grosses, et celles qui ont eu des dépôts dits laiteux, sont très-sujettes à perdre leurs dents. Les anti-scorbutiques, les anti-phlogistiques, les exutoires, et quelquefois la saignée, sont les moyens de guérison. Les vésicatoires derrière les oreilles, ou au bras, ont souvent produit de très-bons effets. Les virus vénérien , cancéreux et scrophuleux attaquent aussi quelquefois ces os; il faut ici employer les remèdes spécifiques. Les ophthalmies , dont l'auteur ne parle point ici, sont dans la même cathégorie. Il prouve la nécessité de la coction à la suite de l'inflammation , causée par la fluxion catarrhale. (Voyez le traité de l'Ancienne Médecine premier vol., p. 168), de l'ophthal- mie humide, p. 29. Il y a aussi d'autres espèces d'ophthalmies, comme la billieuse, la blénor- rhagique ou syphilitique et l'inflammatoire ou chémosis. Il arrive quelquefois qu'un abcès se crève et entraîne la perte de l'œil ; mais alors c'est une inflammation phlegmoneuse , qui a son siège dans le globe même de l'œil. Les saignées répétées et le régime anti-phlogistique sont absolument nécessaires. Avec un flux abon- dant de larmes et la rougeur des yeux , il faut des collyres adoucissans , des saignées locales et quelquefois faire usage de la pommade antio- phtalmique.

P. 254 à 257 (9). L'explication que donne ici l'auteur est relative à l'extraction du polype formé dans le nez. Cette opération est décrite dans nos livres. On peut aussi employer les suppuratifs; mais il semble qu'il ne soit possible d'entendre ici , par cette dernière dénomination , que les caustiques; ce qui a été autrefois pratiqué avec succès ; mais les douleurs et la longueur du traitement, et partant son incommodité , l'ont fait généralement abandonner. C'est l'incision que l'on préfère ; mais , mieux encore , l'extraction par la simple ligature ; car l'arrachement seroit un moyen dangereux et inhumain , qui ne pourroit être pratiqué sans danger de déchirer la cloison du nez et la membrane à laquelle est attaché le polype. On peut consulter l'excellent traité de Pathologie de M. le professeur Boyer , ou la Nosographie chirurgicale de M. le professeur Richerand.

P. 257 (10). Voici une maladie aiguë bien caractérisée. Ce n'est plus la membrane muqueuse qui est attaquée; mais , la plèvre qui est perspirable plus que la muqueuse; le péritoine et l'arachnoïde sont dans la même catégorie, et la membrane du scrotum. L'épanchement et l'hydropisie sont propres à l'affection de ces tissus; mais j'observe, que la leucophlegmatie affecte spécialement la peau, qui a pour ainsi dire tous les caractères de la muqueuse des intestins, et qui est aussi le siége des anthrax, des érysipèles, des phlegmasies ,

du moins par son voisinage avec le tissu cellulaire. Quoi qu'il en soit, les auteurs modernes
qui ont reproché à Hippocrate de n'avoir su
distinguer la pleurésie de la péripneumonie, ont
commis une grande erreur. Si l'on veut employer toujours le même traitement ou les mêmes
moyens de guérison, le principe est faux encore
dans son application : ainsi a dit le père de la
médecine, c. VIII. §. 34, du traité des Maladies, 2e vol. p. 13. « Il n'existe pas originai-
» rement un principe de guérison que l'on
» puisse démontrer, de manière à pouvoir em-
» brasser l'art de la médecine en général, ni
» secondairement, ni au centre, ni à la fin :
» nous n'agissons pas toujours de même, soit
» au commencement, soit à la fin des maladies ;
» ni nous ne terminons pas toujours par les
» mêmes moyens de guérison. » La pleurésie
en est une preuve : Hippocrate déclare dans le
même traité des Maladies, p. 153, §. 41 ;
« qu'il y a des empyèmes à la suite des fortes
» pleurésies, quand la coction des crachats
» n'a point été suivie d'expectoration , aux
» jours critiques, et que la pituite et la bile se
» sont fixées sur la plèvre, où il s'y établit un
» ulcère. Cette dernière circonstance, lors-

qu'elle arrive, me paroîtroit une complication mortelle ; peut-être y a-t-il ulcération de la plèvre ? Mais nous savons qu'il s'agit alors d'une simple secrétion du pus. « Lorsque cette ulcération » est une fois formée, la chaleur du lieu y attire » la pituite des parties environnantes, on crache » alors beaucoup de pus » ; mais l'affection citée dans l'exemple rapporté par l'auteur, est la suite d'une fluxion catarrhale, et l'on voit p. 154, §. 42 du livre des Maladies que α l'empyème survient lorsque celle-ci se fixe sur les côtes: » tout le côté est ordinairement brûlant ; on y » éprouve des douleurs comme dans la pleuré- » sie. » Voilà ce que l'auteur a nommé facultés des humeurs dans son traité de l'Ancienne Médecine, où il démontre qu'indépendamment du froid, du chaud, de l'humide, du sec : il y a des qualités qui sont particulières aux humeurs. « Je crois ainsi (§. 27 dudit traité), ajoute le » même auteur, que la chaleur innée unie à un » autre principe, s'accroît au point de dominer » et de développer la fièvre », p. 198, cap. XXII. » §. 73 du 2e vol. « Mais il est visible que par » elle-même, elle ne possède aucune qualité » particulière ; » telle est la théorie de l'auteur.

P. 257 (11). « L'occasion consiste, dit Hip-

» pocrate, p. 118 du même livre, dès qu'un
» homme se trouve dans un pressant danger, à
» le sauver s'il est possible, avant qu'on craigne
» de le voir expirer; toute l'occasion est ainsi
» renfermée dans le secours; il en est à-peu-
» près de même des autres cas de maladies, car
» c'est toujours l'occasion que l'on a saisie, si
» l'on a agi en temps opportun, de manière à
» procurer du soulagement. »

J'ai cité ce passage pour prouver que toute
l'attention du médecin, doit être ici surtout de
guérir la douleur de côté, ou au moins de l'a-
paiser. Dans la fluxion catarrhale, quelquefois le
vésicatoire sur le côté, suffit pour dissiper le point
douloureux, mais on a recours auparavant à
une boisson légèrement diaphorétique, comme la
bourrache avec les feuilles de mauve ou de co-
quelicot, et le miel, que l'on fait prendre un
peu chaude. Si la douleur continue, l'application des sangsues et un cataplasme de farine
de graine de lin, avec la décoction de guimauve,
doivent à l'instant être la partie la plus essentielle du traitement. Il faut bien méditer le
traité des Affections, car « si la saignée du bras
» est nécessaire et qu'on l'ait différée, si on la

» veut conseiller plus tard, on sera subjugué par
» les progrès de la maladie ».

P. 258 (12). Les fomentations sur le côté ne
conviennent exactement, que lorsque l'expectoration est sur le point de s'établir : il y en a de
chaudes et de sèches, voyez le traité du Régime,
p. 55, 56. Quoique l'auteur condamne en général
les purgatifs au commencement des maladies
aiguës, il y a néanmoins des cas où les vomitifs
dissipent la douleur de côté subitement, et font
avorter la maladie, suivant ce principe, §. 56,
tom. IIIe, p. 188 du traité du Régime dans les
maladies aiguës : « Toutes les maladies se ter-
» minent à l'aide des évacuations qui se font par
» la bouche ou par le ventre, ou par la vessie,
» ou par quelque autre voie semblable ; les
» sueurs sont communes à toutes les maladies ».

P. 258 (13). Toute la théorie de l'empyème,
étant exposée clairement dans le livre des Maladies ; ainsi que les moyens de prévenir cette
fâcheuse terminaison, je renvoie mes lecteurs
aux §. 40 jusqu'à 47, et p. 174, 190, 213, chap.
XIV, XXI, XXIII, §. 58, 69, 71, 78, 80,
82 ; traité des Airs, des Eaux et des Lieux ;
id. traité du Régime dans les maladies aiguës ,

Épidémies, 1er et 3me livres; id. Pronostic d'Hippocrate; id. Pronostic de Cos; id. Prorrhét. 1er et 2me livres; id. Aphorismes, et Commentaires. On consultera les tab'es selon la méthode dont j'ai fait l'application précédemment, pour étudier les maladies. Je soutiens que si l'on fondoit en un seul et même ouvrage tous ces traités, et que l'on prétendît comme dans les nosographies les plus modernes, refaire la médecine, il seroit à jamais impossible de parvenir à prouver aux plus incrédules, que la science médicale existe par elle-même, sans confusion, indépendamment des opinions et des systèmes des auteurs; il pourroit bien y avoir un art, mais, il n'y auroit plus de science. Comment cette conséquence naturelle nous at-elle échappé jusqu'ici? J'ai donc eu raison de me plaindre de cette déception, dans l'introduction jointe au premier volume, et surtout dans l'analyse, 1o de la nature de l'homme; 2o dans les préfaces des traités de l'ancienne médecine, p. 79, 85, 95, 196, 197; 3o des humeurs: 4o de l'art et aussi dans la réfutation des systèmes modernes, p. 339, 353, 356; 364, 373.

P. 261 (14). Les maladies aiguës, dit Hippo-

crate dans le livre des Crises, tom. ive p. 320,
§ 24, se jugent en quatorze jours au plus.

« Les changemens que l'on observe le plus
» souvent (par rapport aux maladies, p. 14 du
» deuxième vol. § 13.) sont ceux de la pleu-
» résie en fièvre ardente, de la phrénésie en
» péripneumonie, mais celle-ci ne se convertit
» pas en fièvre ardente; le ténesme se change
» aussi quelquefois en dysenterie, la dysenterie
» en lienterie, la lienterie en hydropisie, la
» leucophlegmatie en ascite, la pleurésie et
» péripneumonie en empyème. Certains maux
» succèdent nécessairement à d'autres; ainsi si
» on est pris d'un frisson violent, on éprouve
» ensuite un violent accès de chaud, id. p. 129.
» § 28. Si l'érysipèle tout-à-fait déclaré se
» porte du dehors au dedans, c'est un mal; mais,
» s'il vient à se fixer du dedans au dehors, c'est
» un bien. Dans une diarrhée excessive, le vo-
» missement spontané est utile chez les femmes
» sujètes à l'hématémèse; le flux menstruel qui
» survient est un bien; de même que dans les
» catarrhes, la fluxion des humeurs qui se porte
» vers le nez ou la bouche est utile; ainsi que la
» fièvre dans les spasmes produits par le travail

» de l'enfantement, ou dans les convulsions,
» ou dans le tétanos; tous ces effets sont ici
» spontanés ou même n'ont point lieu, indé-
» pendamment de la sagesse ou de l'impré-
» voyance du médecin, le soulagement comme
» le mal. »

Si l'on veut prétendre, comme on l'a toujours fait, contre l'avis et l'autorité du père de la médecine, avoir tout pouvoir de guérir les maladies, il n'y a pas de raison pour que les malades n'accusent pas alors les médecins de ne leur pas rendre toujours la santé, quand ils sont attaqués de maux incurables. Mais Hippocrate en reconnoissant l'habileté du médecin et du chirurgien, p. 126, § 23. p. 138, § 35 du livre des Maladies, » ne laisse pas ignorer qu'il y a des maux in- » guérissables, qui résistent à toutes les ressour- » ces de la médecine.» Il ajoute, p. 306, § 10 du traité de l'Art, premier vol., en reconnoissant les injustes préventions des malades, qui accusent ainsi les médecins de ne point entreprendre la guérison de toutes sortes de maux. « § 14. Que » ceux qui raisonnent ainsi pour censurer les mi- » nistres de l'art, devroient bien plutôt les blâ- » mer de ne pas leur prodiguer tous leurs soins, » pour les traiter de cette manie, qui leur fait

» tenir un pareil langage ; car, s'il se trouve
» quelqu'un assez dépourvu de raison pour juger
» qu'il soit possible d'espérer au-delà de l'art ou
» de la nature, il méconnoît sa propre folie, plus
» encore en harmonie avec son défaut de juge-
» ment qu'avec son ignorance. p. 316.

P. 261 (15). Voyez la méthode d'étudier les
maladies , p. 393 et 399.

Id. (16.) L'auteur place particulièrement le
siège de la pleurésie et de la péripneumonie dans
les veines de la plèvre et du poumon. (P. 222 ,
§ 87 du livre des Maladies) il annonce également, « que lorsqu'on commence à avoir des
» crachats un peu plus épais , le poumon se dé-
» barrasse alors plus facilement, mais que ceux-ci
» proviennent de la distension ou de la pléni-
» tude des veines. » Voilà pourquoi les saignées
du bras et les sangsues sont si nécessaires, et
qu'elles réussissent si souvent : il explique, p. 194
et p. xxi , § 71, et p. 197 , § 72, pourquoi les
vieillards peuvent cracher du sang, bien moins
dangereusement, qu'il n'arrive aux jeunes gens;
mais que les vieillards succombent après plusieurs attaques du même genre, et quelquefois
même que ceux-ci ne peuvent entièrement guérir du premier catarrhe, dont ils sont tourmen-

tés jusqu'à la fin de leur vie ; tantôt en rendant du sang, tantôt en n'en rendant pas, et quelquefois en crachant le pus. Les signes qui annoncent la possibilité de la guérison , sont indiqués brièvement dans le même livre, p. 146, § 38, et sect. III, du pronostic d'Hippocrate.

P. 261 (17). On trouvera dans le traité du Régime, p. 183, § 153 , un passage qui prouve que les béchiques et les excitans étoient en usage au moment de la tendance à la suppuration. Ainsi, dit Hippocrate, « on prépare pour » la péripneumonie un éclegme avec des pi- » gnons, du galbanum et du miel attique; » page 219 , § 48 du même traité. On doit aussi faire usage de la scille, et de la mirrhe avec du miel et des amandes ; ce qui forme alors un looch béchique. De même il est utile de prescrire les pillules balsamiques de Morton ; les pastilles de Benjoin ; les eaux minérales de Cauterets, de Spa, du mont d'Or; les infusions de verge d'or, de véronique, de capillaire, de scolopendre ; la décoction rapprochée du lichen d'Islande et les syrops de même nature, ou seulement de gomme arabique ou de mucilage animal ; le suc de cresson , et des plantes borraginées ou chicoracées, quand la saison le permet.

On emploie aussi quelquefois l'eau seconde de chaux, que l'on coupe avec le lait de chèvre, ou de vache ou d'ânesse ; mais, il faut que la maladie ne provienne pas du foie ou du vice scrophuleux ; autrement, ce seroit adopter un traitement absolument nuisible.

P. 262 (18). Chap. x, § 16. L'auteur indique que dans le livre des Maladies, p. 221, § 86, que la phréuésie provient surtout de l'inflammation et du mouvement impétueux du sang ; mais, il ne la regarde alors, que comme une complication de la fièvre ardente, au lieu que nous la reconnoissons pour être une maladie essentielle, notamment à la suite de coups de soleil, de chutes, de contusions ou de plaies de la tête ; alors les symptômes de l'inflammation sont très-manifestes, et si l'on n'a pas fait sur-le-champ de copieuses saignées du bras, ou si on n'a pas rasé la tête pour la couvrir de glace ou de sangsues, tandis que le délire continue avec des rémissions et des redoublemens de la fièvre, à midi ou le soir ; il y aura certainement un abcès, vers le 5e ou 7e jour, qui est le terme ordinaire des maladies les plus aiguës ; et le malade mourra.

(19) Voyez la Méthode d'étudier les maladies, p. 393 et 411.

(20) Voyez la Méthode d'étudier les Maladies, p. 403 et 428.

(21) Faites l'application des aphorismes 17 et 20, sect. IV. Voyez les Commentaires sur la Thérapeutique des fièvres (section IV de la fondation de la doctrine d'Hippocrate).

(22) Consultez les aphorismes 7, 8, 9 et 10, de la section 1re, des Commentaires sur la Thérapeutique des fièvres.

(23) L'observation d'Hippocrate est remarquable, surtout par rapport aux affections qui règnent dans les pays chauds (comme il les indique, p. 341, §. 28 du traité des Airs, des Eaux et des Lieux. Voyez la Méthode d'étudier les Maladies, p. 393). La sueur, lorsqu'elle pénètre à travers les pores, annonce en général le relâchement de la fibre; quoique l'humidité soit absorbée par le soleil, il y a un terme où la tension diminue; au lieu de la transpiration insensible, formée des parties les plus subtiles des humeurs, comme l'explique l'auteur, tom. IV, p. 353, c'est alors la sueur qui paroît par gouttes, et qui ruisselle sur la peau. Les nègres ne suent pas autant que les blancs, en raison de leur peau, qui est moins perméable, et aussi parce qu'ils travaillent presque sans être couverts. Ils se frottent or-

dinairement tout le corps avec de l'huile ou quelque corps gras, pour ne point s'exposer à des sueurs excessives, qui les accableraient et les tueraient infailliblement dans les climats brûlans, au-delà des mers. La sueur s'arrêtant quelque part, occasionne des douleurs et des maladies, surtout des pleurésies et des péripneumonies, ou fluxions de poitrine. L'humidité de la peau est tellement un signe de foiblesse, que c'est le premier symptôme des progrès de la phthisie pulmonaire ; surtout le relâchement du ventre, qui est immédiatement suivi de l'humidité des matières stercorales, avant leur liquidité complète.

(24) Nous ne connoissons pas de médicamens qui aient une vertu absolument fébrifuge, si ce n'est le quinquina et les amers. L'auteur veut-il que les fébrifuges soient seulement capables de tempérer la chaleur naturelle, ou de corriger l'action du froid ? Les acides minéraux et les alcalis sont bien essentiellement chauds ou froids. On a bien essayé, d'après les découvertes chimiques, de faire usage des acides muriatique oxigéné et nitrique, étendus d'eau, mais ces moyens n'ont pas réussi. M. Portal a rapporté, dans son Anatomie pathologique, plusieurs

exemples de lésion organique de l'estomac et
des intestins percés à jour par ces médicamens,
si fort vantés d'ailleurs comme fébrifuges par
un célèbre médecin de Montpellier. L'alkali
volatil fluor est un bon sudorifique, mais il a
les mêmes inconvéniens que les acides minéraux : on ne peut le donner qu'à très-petite dose.
Nous ne parlons pas des émétiques, ni des
purgatifs : il est évident, qu'en général, leur
usage doit précéder les fébrifuges. Nous n'avons
donc que le quinquina. Un auteur anglais, le
duc de Portland, avoit imaginé de composer
une poudre amère pour guérir la goutte : on
s'est aperçu que ces médicamens avoient une
vertu trop irritante. En général, les amers sont
échauffans et toniques. La chaleur peut - elle
être calculée sous ce dernier rapport, lorsqu'il
s'agit seulement de la diminuer dans la fièvre?
Mais en cas, qu'il faille l'augmenter à cause
du frisson, le même raisonnement ne peut plus
se soutenir : on voit bien que le premier signe
de diminution de la fièvre est l'abaissement de
la température élevée, de la chaleur animale et
la foiblesse du pouls, du moins dans les accès des
intermittentes. Le quinquina produit effectivement ces effets subits ; mais, de quelle manière

II. 21

et quelle est sa vertu ? Nous ne savons rien de
bien positif sur ce sujet, sinon que, comme
l'une des substances les plus amères, c'est un
excellent tonique; mais la noix vomique et la
digitale pourprée le sont encore plus; on ne
pourroit néanmoins, malgré les différens essais
que l'on a tentés, pour guérir les fièvres intermittentes, donner ces poisons avec une aussi
grande sûreté que le quinquina, tandis que ce
dernier, soit que la chaleur de la fièvre soit
trop forte, soit que le frisson soit très-grand,
produit en général, surtout dans les intermittentes, les plus heureux effets et surtout les plus
prompts et sans danger. Il faut cependant remarquer, qu'il ne convient pas dans les fièvres continues, où il y a beaucoup de chaleur et d'irritation. On a observé aussi que sa vertu fébrifuge
est d'autant plus assurée, que les accès des intermittentes se sont déjà répétés plusieurs fois,
après avoir résisté à l'émétique et aux purgatifs.
Ainsi le quinquina agit d'autant plus sûrement sur
le systême musculaire, qu'il paroît surtout relever
son action. Si l'on saupoudre avec de la poudre
de quinquina, un muscle ou seulement la peau
à nu, on aperçoit à l'instant la contraction
subite des fibres, par leur irritabilité, qui est

alors plus excitée. Les acides minéraux et les alcalis en font autant; les opiacés détruisent cette irritabilité; le suc de Belladone, instillé sur l'œil, paralyse momentanément l'iris, qui paroît alors très-dilatée au jour, et ne se resserre point. Le frisson et le froid excessif peuvent éteindre cette irritabilité; la chaleur extérieure a la même propriété. Quoi qu'il en soit, on ne peut expliquer autrement la vertu fébrifuge du quinquina, ou du quinine, qui en est l'extrait très-rapproché, que par l'excitation que cette préparation et les autres substances amères produisent essentiellement sur la fibre musculaire; mais seulement après avoir pénétré à travers les voies de la circulation. Leur trajet, dans le canal intestinal, ne peut guère nous éclairer sur ce sujet; car l'absorption, si elle a décomposé le fébrifuge, le dénature. On observe qu'il vaut mieux le donner en poudre; alors cette dernière substance agiroit seulement sur les intestins On ne peut donc qu'établir ici des conjectures; mais l'effet subsiste.

(25) Certains auteurs prétendent que si l'on donne le quinquina trop tard, la rate et le foie seront sujets à s'obstruer, ou à être atteints de

duretés et de gonflemens sensibles au tact ;
d'autres, au contraire, soutiennent que ces
viscères ne sont jamais attaqués que par la maladie elle-même. Ainsi, en nous proposant ce
second exemple, ils ajoutent qu'il faut toujours
guérir les fièvres intermittentes, dès qu'elles paroissent, comme des irritations locales ; ni plus
ni moins que s'il s'agissoit d'une affection pure-
ment locale. Mais l'expérience a prononcé en
faveur de ceux qui ont attendu plusieurs accès.
Et en effet, à moins que les malades ne soient
atteints de fièvres pernicieuses, le quinquina
leur réussit d'autant mieux, qu'ils le prennent
après avoir éprouvé plusieurs accès, lorsque leur
teint est un peu pâle ; mais s'il est jaune ou
plombé ; si le dégoût est excessif ; si la chaleur
est très-âcre ; si la bouche est amère ; s'il y a
des coliques ; si les urines sont très-rouges et
briquetées, il est évident que l'emploi du quinquina ou de son extrait est prématuré. Tous les
praticiens sont d'accord sur ces observations.
Il est vrai que si l'on diffère trop long-temps
d'arrêter les accès fébrils avec le quinquina, la
peau devient effectivement terreuse ; le dégoût
et la foiblesse peuvent être excessifs, et même

l'hydropisie en être la suite ; mais l'excès ne peut jamais passer pour un principe. Alors, dès que l'expérience a prononcé, il faut bannir tous les raisonnemens inutiles. Vainement voudrait-on, ou croirait-on guérir les fièvres intermittentes comme les autres maladies, par des saignées ou des sangsues, il y a seulement des exceptions où cet usage peut convenir ; mais il y a enfin des fièvres tierces et quartes, qui guérissent seules.

P. 290. (Il y a erreur de numéros jusqu'à la page 297.) Le précepte de l'auteur a été suivi par quelques modernes, qui ont même fait usage d'un soufflet très-fort pour dilater l'anus ; mais en général, ce moyen, trop violent, a été abandonné. Les sels neutres laxatifs, les huileux, les opiacés ; les bains et demi-bains, les fomentations émollientes sur l'abdomen, les sangsues sur le ventre ou à l'anus, la saignée du bras, enfin un vésicatoire qui enveloppe l'abdomen, ont souvent fait cesser les accidens, lorsqu'on croyoit les malades sans ressource ; j'en ai vu plusieurs exemples.

P. 297. L'hydropisie qui succède à la leucophlegmatie, est très-souvent mortelle. Cette dernière dégénère aussi en ascite. Le principe suivant lequel, l'auteur annonce que les fièvres engendrent la corruption des humeurs, nous engageroit peut-être à embrasser l'opinion de ceux qui croient devoir tout de suite guérir les fièvres intermittentes ; mais nous avons indiqué, dans la note 26, qu'il falloit reconnoître la dégénérence des humeurs, seulement lorsque l'on a abandonné entièrement à leurs progrès, des fièvres intermittentes, qui n'ont pas été traitées suivant les principes de l'art de guérir. Alors c'est la faute du médecin, qui n'a point saisi l'occasion favorable pour administrer le quinquina : mais il est vrai de dire aussi, que ce médicament héroïque ne réussit pas toujours.

(26) L'instrument avec lequel on fait aujourd'hui la ponction n'était pas connu ; anciennement, on faisoit cette opération soit en incisant, soit en cautérisant. C'est surtout dans ce cas qu'Hippocrate a conseillé d'éviter d'y avoir recours pendant la Canicule, tom. IV, p. 378, §. 68 ; mais actuellement l'opération est sans danger. Il faut remarquer qu'il n'est point question ici d'une guérison absolue : lorsqu'on a extrait les sérosités rassemblées dans la cavité de l'abdomen, on n'a point détruit la cause morbifique (voyez les prolégomènes). Voilà pour-

quoi il y a des malades qui subissent des ponc-
tions réitérées sans jamais guérir ; enfin, ils succombent ordinairement quand l'un des viscères
du ventre , comme le foie , la rate ou le pancréas , sont entièrement obstrués. Les duretés
sont alors si considérables chez quelques malades , notamment ceux en qui l'ivresse étoit
habituelle , que les tégumens de l'abdomen ont
à peine l'épaisseur de quelques lignes , tandis
que le foie s'étend absolument du côté droit au
côté gauche. Alors les vomissemens sont con-
tinuels , de même que dans l'obstruction du
pylore , qui est aussi une cause incurable d'hydropisie.

« Il y a deux sortes d'hydropisies , » dit
Hippocrate , dans le Traité du régime des Maladies aiguës , tom. IV , p. 204, « l'anasarque
» et l'emphysème. Il faut avoir recours à la
» saignée du bras , si la respiration est gênée,
» si le sujet est robuste et dans la fleur de
» l'âge et si c'est au printemps.» Ce traitement
réussit surtout chez les jeunes sujets et dans
la grossesse. J'observe que les grandes hémorragies ou les pertes de sang excessives donnent
souvent naissance aux hydropisies.

P. 297. (27) Voyez la Méthode d'étudier les Maladies, p. 428.

P. 301. (28) Comment l'auteur, après avoir reconnu, que la dysenterie avoit pour résultat la dénudation et l'ulcération de l'intestin, et surtout après avoir remarqué que c'étoit-là le siège de la maladie ; comment, dis-je, veut-il nous persuader que la lienterie est produite par la pituite, qui sort de la tête et se porte sur le canal intestinal ? Rien n'est si controuvé que cette opinion, surtout quand nous avons la preuve du contraire dans ce passage du premier livre des Maladies, lequel est ainsi conçu : « Les changemens que l'on observe le plus » souvent sont ceux de la pleurésie en fièvre » ardente ; de la dysenterie en lienterie, et de » la lienterie en hydropisie. » Quand il n'y a pas de lésion organique du foie, de l'estomac ou des intestins, dans la lienterie, les amers, les toniques, les vomitifs et les purgatifs réussissent ordinairement. Dans le cas contraire, la lienterie est suivie de l'ascite et de l'hydropisie. Pour le pronostic de cette affection, consultez le second livre des Prédictions, tom. III, à la table, p. 425 ; les Pro-

nostics de Cos , tom. V , à la table , p. 448 ;
Sentence , 467 à 470 ; *id.* , Aphor. , tom. VII ,
Lienterie , à la table , p. 334 ; sect. III , 22 ,
30, tom. VIII, Commentaires ; Sentence trente-
troisième , p. 509 ; *id.* , p. 448 , Aph. XXII ;
id. , sect. VII , à l'article Dysenterie , 76.

P. 305. (29) Le ténesme est en général un
symptôme de dysenterie ; il accompagne quelquefois la diarrhée, surtout en été , et est aussi
un symptôme d'hémorrhoïdes. Il faut en général
prescrire les calmans et les anti-phlogistiques ;
avoir recours à la saignée du bras , si les hémorrhoïdes ont fait irruption au dehors ; employer les tisanes adoucissantes , gommeuses
et les potions huileuses , pour apaiser l'irritation et l'inflammation , et appliquer les sangsues
à l'anus, si cela est nécessaire. D'autres fois , il
ne faut que des boissons rafraîchissantes, comme
l'eau de veau , de poulet , la tisane d'orge ,
l'eau de riz. On doit préférer les purgatifs les
plus doux. Je suis entièrement d'un avis opposé
à l'auteur, relativement à l'augmentation des
alimens ; j'ai toujours ordonné, au contraire ,
de les supprimer , lorsque les épreintes étoient
très-cuisantes et qu'il y avait de la soif. Les lavemens sont ici très-nécessaires , ainsi que la

21.

diète absolue ; le lait peut être injecté dans l'anus ; mais il faut surtout avoir recours au régime anti-phlogistique.

P. 3o6. (3o) Le cholera morbus est une affection très-aiguë ; elle est endémique dans quelques contrées de l'Amérique-Méridionale, et fait autant de ravages que la peste. Dans ce pays-ci, nous ne voyons guère que quelques exemples de cholera, en été, chez les personnes bilieuses qui ont fait quelques excès dans les alimens ou la boisson. On favorise les évacuations avec des délayans et des clystères. Quand elles sont excessives, on prescrit les opiacés, pour calmer aussi les douleurs et les crampes, et autres symptômes nerveux. On donne la potion de Rivière ou une once de suc de citron, avec le sel d'absynthe, 36 grains, au moment de l'effervescence, pour arrêter le vomissement, ou le syrop tartareux, à la dose d'une once. Si la région précordiale est extrêmement douloureuse, on fait usage des fomentations émollientes : on a recours aux sangsues sur l'estomac ; en un mot, le traitement doit être tel qu'il puisse prévenir de nouveaux accidens et apaiser les progrès du mal. L'emplâtre de thériaque sur l'estomac ; et le lini-

ment avec le laudanum liquide de Sydenham ;
le baume tranquille et l'alkali volatil sont aussi
très-utiles dans quelques circonstances.

P. 3og. (31) La strangurie est souvent produite par l'irritation des reins ou de la vessie ;
elle s'accompagne quelquefois de la dysurie ,
et d'autres fois elle précède l'ischurie. Quand il
y a inflammation des reins ou de la vessie, la
dysurie accompagne seulement l'irritation de
l'urèthre ; l'hématurie, ou pissement de sang ,
s'annonce aussi par les mêmes symptômes, surtout dans les coliques néphrétiques , occasionnées par des pierres ou des *calculs* dans les
reins. La saignée du bras, les sangsues au siège ,
les bains et demi-bains , les huileux, les émolliens et relàchans , les opiacés, les émulsions
conviennent ici parfaitement en boissons et en
lavemens.

P. 3i4. (32) L'arthritis, ou rhumatisme aigu,
ne diffère pas des autres inflammations ; quelquefois il y a gonflement , rougeur et inflammation des muscles ; du moins , de vives douleurs attaquent successivement les membres avec
les symptômes précédens. J'ai vu nombre de
sujets , âgés de dix-huit à vingt-cinq ans , qui
ont été atteints de rhumatisme aigu , après

des bains froids, ou à la suite de suppression de la transpiration, causée par l'eau de puits, qui est plus froide encore que celle de rivière. Il a fallu recourir sur-le-champ à plusieurs saignées du bras et à de légers sudorifiques, à cause de l'enflure ou espèce d'oedème qui avait gagné la peau. Ce traitement a constamment réussi.

La sciatique, dont il est fait mention dans le même traité, p. 310, est le rhumatisme chronique ; quelquefois les douleurs se portent à l'épaule ou sur le bras. La saignée locale par les sangsues, les frictions avec la teinture de cantharides, sont alors très-utiles. Quand le rhumatisme se porte sur les muscles du dos ou au bas des reins, on le nomme *lumbago*. Il peut aussi se fixer à la poitrine, et y occasionner une douleur au côté, que l'on nomme *pleurodynie*. En général, ces espèces de douleurs locales sont plus difficiles à détruire que lorsque la maladie est généralement répandue dans tous les muscles. Quoiqu'elle soit alors beaucoup plus violente, on en opère bien plus souvent la guérison par la saignée et par le régime antiphlogistique. Au contraire, dans le rhumatisme chronique, les bains aromatiques ; les frictions avec le succin, la teinture de cantharides ; le

liniment volatil , avec l'huile et l'alkali volatil ;
enfin le *moxa* , et le lin brûlé sur la partie ,
quand les autres moyens ont échoué ; voilà ,
dis-je , le traitement qu'il faut employer dans le
rhumatisme chronique.

P. 314. (33) La goutte est encore plus difficile à détruire; lorsqu'elle est de naissance on
n'en guérit presque jamais. Si les symptômes
sont très-violens, avec fièvre et complication de
la bile, surtout en été, on doit toujours faire
précéder la saignée du bras, si le sujet est jeune,
robuste et dans la fleur de l'âge ; ensuite on le
fera vomir, et on le purgera quand les douleurs
seront apaisées. La goutte régulière, fixée au
gros orteil , seroit attaquée avec le lin cru
brûlé ; l'on présume bien qu'un si foible moyen
ne la guériroit pas. Mais s'il s'agit seulement
d'une enflure, qui se répète à des intervalles
fort éloignés, et qu'il n'y ait aucun autre moyen
de soulager le malade ; on pourroit tenter cette
légère cautérisation, pour détruire cette sorte
d'irritation locale qui , au reste, n'a rien d'inquiétant. Il faut seulement remarquer que le
rhumatisme chronique et la goutte sont très-
sujets à disparaître et à se porter sur les
parties internes : l'inflammation des viscères

peut en être la suite; il faut donc se hâter d'en prévenir le danger. Il en est à peu près de même de l'érysipèle et des fièvres éruptives, comme la rougeole, la variole, la scarlatine, la fièvre miliaire; le traitement est ici le même pour toutes ces affections, qui sont à peu près de même nature, quoique avec des symptômes et des phénomènes bien différens; car il s'agit toujours de détourner des parties internes, les douleurs ou la cause morbifique qui se sont annoncées par cette seule voie naturelle. Or, on fait usage, avec succès, des *synapismes* aux cuisses ou aux jambes; des vésicatoires, des frictions irritantes à l'extérieur, des bains, des douches, des fomentations, des cataplasmes, tandis que l'on applique, à plusieurs reprises, les sangsues sur l'endroit affecté; et que l'on administre les calmans, les opiacés, les narcotiques ou les hypnotiques, ou les antispasmodiques à l'intérieur, et les légers diaphorétiques, comme la bourrache, le tilleul, ou les sudorifiques.

P. 317. (34) L'ictère n'est quelquefois que sympathique; particulièrement dans l'inflammation du foie, ou dans le choléra-morbus. Toutes les fois que l'auteur conseille de purger la pi-

tuite de la tête, il faut s'abstenir de discuter
cette opinion ; c'est, à la vérité, un tribut qu'il
a payé, je ne dirai pas à son siècle, qui étoit le
plus éclairé, mais à l'humaine nature. A l'exception de cette singulière idée de voir partout
la pituite de la tête, et de vouloir la purger ,
nous n'avons rien à reprocher à l'auteur. Toutes les précautions qu'il nous a indiquées, soit
dans cette maladie , soit dans celles qu'il nous
a révélées dans ce traité, nous paroissent sous
leurs véritables couleurs, et toujours appropriées à une excellente pratique médicale. Le
traitement de l'ictère doit effectivement être
tel que nous le remarquons ici ; c'est-à-dire ,
qu'il faut employer les bains tièdes, les sangsues
à l'anus, les réitérer s'il est nécessaire ; faire
usage des savonneux, des tempérans, des apé-
ritifs, des amers ; ainsi, par exemple, les sucs
d'herbes, chicoracées, suivant la saison ; les eaux
de Vichy, si la maladie est ancienne , et que
l'on craigne quelque embarras du foie ; enfin,
les purgatifs ne conviennent que très-peu : sinon les laxatifs, et les apozèmes amers.

P. 321. (35) Les tubercules, les phlegmons,
les apostèmes ne sont pas réellement produits
par la pituite ; on ne conçoit pas du tout ces

affections; à moins que par la propagation de l'irritation entretenue par la fluxion qui se communique par la continuité des membranes des viscères. Pourquoi ne verroit-on pas survenir des fluxions autre part, surtout quand cette humeur pituiteuse est devenue si âcre qu'elle corrode, en quelque sorte, les membranes du nez? Au reste, il est bien prouvé que dans la fluxion pituitaire, la toux pulmonaire en est souvent le résultat, et qu'il y a ensuite formation d'un catarrhe fluxionnaire qui s'étend, soit à la membrane bronchique, soit à la membrane intestinale, comme les aphtes le prouvent particulièrement chez les enfans, et les catarrhes pulmonaires chez les vieillards. Quant aux tumeurs et aux tubercules du poumon, du foie ou du ventre, nous ne voyons qu'un épaississement de la lymphe, surtout chez les sujets attaqués des écrouelles, ou les scrophuleux, et les rachitiques. Le défaut de développement de la poitrine, coïncide toujours avec la toux; soit que cette dernière se déclare avant ou après le défaut de conformation de la poitrine, il y a presque toujours des tubercules dans le poumon, lesquels parviennent ensuite à suppuration. Cette humeur, en quelque sorte inerte, est seulement active, lorsqu'il y a une fluxion de la membrane pituitaire; quoi qu'il en soit, le trajet qu'elle devroit parcourir ne nous éclaire pas du tout sur le siège véritable de la suppuration qui fait périr les individus sujets à la phthisie tuberculeuse. Il survient de même des tubercules dans le foie, d'où naît la phthisie hépatique; enfin il y a des tubercules dans les glandes du mésentère chez les jeunes enfans, qui meurent du *carreau*, ou d'obstructions des glandes. C'est donc toujours le système glandulaire qui est le siège de ces affections chroniques. Les amers, les ferrugineux, les toniques, les anti-scorbutiques; la teinture amère avec les cristaux de soude, et la racine de grande gentiane, le syrop de quinquina au vin, avec l'infusion de fleurs de houblon; l'exercice modéré, les promenades, le régime composé surtout de chairs d'animaux, le vin, et l'air de la campagne surtout, sont ici les vrais et les seuls moyens de guérison. Les apostèmes phlegmoneux ou érysipélateux, sont évidemment produits par le sang; dès leur formation, la saignée du bras peut y être nécessaire; l'application réitérée des sangsues sur la tumeur, devenue douloureuse, rouge et enflammée, réussit souvent à la guérir.

mais n'empêche pas toujours la suppuration. Il n'y a que quelques exceptions : ainsi, par exemple, quand le sang s'est épanché, à l'occasion d'une blessure, d'une chute, d'un coup, ou d'une plaie contuse. Quant aux furoncles ou anthrax, c'est plutôt la bile que le sang qui les occasionne, ainsi que les érysipèles : les dépuratifs, les amers, les sulfureux, les bains, les purgatifs, conviennent ici parfaitement à l'intérieur. Le traitement local consiste dans les cataplasmes de farine de graine de lin, cuite dans la décoction de guimauve; et surtout dans l'ouverture du dépôt; dès que le pus est rassemblé en un foyer sensible au tact : ou même, s'il est situé profondément, il faut encore en faire l'ouverture, pour éviter les progrès de la fusion du pus sous les aponévroses des muscles; par exemple, dans les parties charnues de la cuisse ou de la fesse, ou aux environs de l'anus, ou au gras des jambes, ou dans le milieu du bras ou de l'avant-bras. Les panaris sont aussi très-dangereux, quand on néglige d'en faire l'ouverture. Pour les bubons à l'aine, s'ils sont vénériens, il faut de même les ouvrir avec le bistouri, en brûler les bords avec l'acide nitrique, et panser avec l'onguent aegyptiac, jus-

qu'à ce que la plaie soit vive et rouge. Alors
on emploie les cataplasmes émolliens et le cérat,
jusqu'à la guérison ; et on diminue la prompte
régénération des chairs, par l'application de
l'alun calciné, ou par le muriate d'argent fondu,
ou la pierre infernale, et on administre en même
temps à l'intérieur, la liqueur de Wans-viéten,
à la dose de huit grains, dans une chopine d'eau
distillée, dont on prend tous les matins une cuil-
lerée à bouche, dans une tasse de lait ; on donne
pour boisson, la décoction de racine de houblon, de chiendent et de réglisse, édulcorée
avec le syrop de salsepareille, une ou deux cuillerées à bouche, par jour, ou le syrop de Belet,
et sans les grains. Enfin on y joint quelquefois
des demi-frictions mercurielles; chaque troisième
jour, et dans l'intervalle, on fait prendre des
bains. Les chancres seront touchés chaque jour
avec la pierre, ou pansés avec l'onguent suppuratif
et le mercuriel, et lavés dans de l'eau de guimauve; les rhagades et les fissures seront traitées
de même ; les crètes, les fongus, les pustules
guériront par le traitement interne mercuriel,
tel que je viens de l'indiquer. Nous avons cru
devoir ordonner ce traitement, qui devoit
être tout-à-fait étranger à Hippocrate et aux

anciens médecins. Je ne parle pas ici des ulcères scorbutiques et chancreux ni scrophuleux.

P. 325. (36) Les blessures sont très-graves à proportion qu'il y a des parties nobles attaquées ou contuses ; aussi l'auteur du livre des Maladies, p. 110, §§. 5 et 6 , a-t-il distingué avec soin, les blessures essentiellement mortelles et non mortelles. Cette distinction est surtout admise par la jurisprudence, dans ses rapports avec l'art de la chirurgie. Les préceptes qui nous sont offerts dans le livre des Affections , diffèrent à peine des nôtres , ou plutôt nous les avons toujours suivis. Les moyens généraux et la saignée du bras , et ensuite les saignées locales sur la partie blessée , sont quelquefois indispensables. Les cataplasmes de farine de graine de lin , quand il s'agit d'apaiser les douleurs , ne conviennent pas d'abord : il faut les résolutifs. Ainsi l'eau végéto-minérale, ou l'extrait de saturne étendu dans de l'eau , avec laquelle on arrose les cataplasmes de farine de graine de lin ; la mie de pain , cuite dans l'eau blanche ; l'eau de boule de Nancy, animée avec un peu d'eau-de-vie et dissoute dans l'eau ordinaire tiède , quand il y a des contusions, ou du sang épanché sous la peau , avec de larges ecchymoses ; ce sont, dis-je , les premiers moyens qu'il convient d'appliquer sur les parties affectées. Pour se préparer aux grandes opérations de la chirurgie, on fait quelquefois une ou plusieurs saignées du bras et l'on fait prendre un ou plusieurs purgatifs. Ces précautions sont nécessaires ; dans les plaies et blessures ordinaires , cela est inutile. J'observerai que les plaies veni-meuses exigent de plus d'être cautérisées , ou au moins lavées avec l'alkali, comme les morsures de la vipère ou du chien attaqué de la rage. Il n'y a pas d'objections qui puissent affoiblir les précautions que l'on prend à cet égard. Le beurre d'antimoine , ou muriate sur-oxygéné de mercure et d'antimoine, que l'on verse dans la plaie , vaut mieux encore que le fer chaud ou que le cautère actuel, avec lequel on doit brûler ces sortes de blessures. Il faut ensuite en entretenir la suppuration avec l'onguent suppuratif, mêlé d'onguent mercuriel, pendant environ six semaines. Je n'ai jamais vu échouer ce traitement, et j'affirme qu'ayant été appelé pour trois personnes , qui avoient été mordues par le même chien , une seule, ayant été cautérisée par moi , a été parfaitement exempte d'accidens , tandis que j'ai appris que

les deux autres avoient été atteintes de la rage.
Feu le professeur Sabatier en a cité un exemple
encore plus convaincant, dans son excellent
Traité des Opérations.

P. 3a9. (37) Les bouillons ou consommés
sont les alimens liquides les plus forts ; puis les
crêmes de riz, de vermicel; les fécules de pomme
de terre, de sagou ; les légumes ; les poissons de
rivière, tels que la perche et le brochet, le
goujon ; les poissons de mer, comme le turbot,
la limande, le carlet, le merlan, la raie, sont
en général les plus légers. On fait usage aussi
des écrevisses, des grenouilles, du homar, ou
écrevisse de mer, de la crabe, des moules ;
mais il y a ici des exceptions pour les poissons
soit frits, soit à la sauce blanche, ou à l'huile.
Parmi les légumes, les asperges, les artichauts,
les épinards, l'oseille, la chicorée sauvage,
cuite, les cardons, les salsifis, les pois verts,
les purées, les haricots verts, les lentilles sont
les meilleurs.

P. 333. (37) Les chairs d'animaux sont, en
général, trop fortes pour les malades. Il n'y a
que dans la convalescence où l'on puisse les
permettre ; encore leur usage n'est-il pas sans
danger. En général, on préfère celle de poulet.

Le canard, l'oie, la poularde, sont trop gras. La perdrix, la bécasse, l'alouette, le becfigue, le rouge-gorge, la grive, sont les meilleurs. Le bœuf, le mouton, sont plus digestibles que le veau.

Au sujet de la chair de petits chiens, qui peut être remplacée par celle d'agneau ou de chevreau, je ferai cette observation : elle peut avoir été autrefois en usage, à défaut des mets que nous connoissons. « Les Otahitiens de la » classe commune, se régalent plus fréquem- » ment avec des chiens et de la volaille. Nos » navigateurs ne vantent pas beaucoup la sa- » veur de la volaille, mais ils conviennent tous » qu'un chien de la mer du sud est presque » aussi bon qu'un agneau d'Angleterre. Ces » animaux ont probablement cet excellent goût, » parce qu'ils se nourrissent uniquement de » végétaux. » (*Extrait des Annales Euro- péennes*, tom. 3, p. 312.)

Le chevreuil, le lièvre, le sanglier marinés sont assez digestibles: mais ces alimens sont en général lourds, et se digèrent difficilement. Les pâtés de foie gras, les cuisses de volaille, les truffes, les pâtés, les tourtes et toute la pâtisserie, sont d'une digestion difficile. En général,

les conserves, les confitures, les gelées de gro-
seilles, d'oranges, les compotes de poires, de
pommes, d'abricots, les pruneaux, les fruits
cuits et très-sucrés ne sont pas nuisibles ; les
confitures, les fruits crus, le raisin bien mûr,
doivent être pris avec modération.

Il y a le Formulaire des Hôpitaux, et le Dis-
pensaire des Bureaux de Charité, que l'on pourra
consulter pour les prescriptions des médicamens ; nous avons des Traités complets de
Pharmacie et de Matière Médicale, où l'on a
réuni toutes sortes de formules magistrales et
officinales. Je n'offre ici qu'un Plan général de
Thérapeutique. On trouvera dans des tableaux
synoptiques de matière médicale, une classification des substances les plus généralement em-
ployées en médecine.

Je dois recommander spécialement l'usage
des sondes et bougies de gomme élastique à
mandrin métallique, de l'invention de M. le
chevalier *Féburier*, fournisseur des hôpitaux
civils et militaires de la capitale et de la marine.

POST SCRIPTUM.

Nous n'avons point encore de professeurs d'Hippocrate dans les Facultés de médecine, quoiqu'une loi non abrogée auroit dû en créer, depuis environ vingt-cinq ou trente ans du renouvellement successif de nos écoles modernes ; mais tout s'explique par les malheurs des temps où nous avons vécu ; il a bien fallu substituer les systèmes à la véritable instruction. « Nous sortons tous d'une ré-
» volution qui a duré assez de temps,
» et qui a été assez profonde pour laisser
» partout des traces : cette révolution,
» selon un orateur célèbre (1), professa
» la justice, et elle en contenoit tous les

—

(1) Discours prononcé à la chambre des Députés dans la séance du 3 mars 1823.

» principes ! Elle a été immorale dans
» ses actes , et non-seulement elle a
» été immorale, mais elle a fait trophée
» de son immoralité ; elle a été cynique,
» et c'est là son plus mauvais caractère ;
» son cynisme s'est empreint dans le lan-
» gage , il le corrompt encore aujour-
» d'hui ; de là l'inconvenance, ou la sè-
» cheresse, ou le manque de respect sur
» les choses, les évènemens, les person-
» nages que tous les sentimens honnêtes
» rendent sacrés : rien de tout cela ne
» se prémedite , je le sais ; les opinions,
» j'en suis convaincu, valent mieux que
» le langage ; les sentiments et les inten-
» tions valent mieux encore que les
» opinions. Le temps emportera cette
» rouille, mais nous avons besoin de
» beaucoup de bons exemples donnés et
» reçus , pour que la décence rentre
» dans le langage , comme l'ordre est
» rentré dans la société. »

TABLE ANALYTIQUE

DES MATIÈRES.

DU SERMENT.

Premier Traité d'Hippocrate.

Invocation à Apollon, dieu de la Médecine. p. 15

Premier devoir des jeunes gens dans leurs
études ; la reconnoissance envers leurs maîtres, qu'ils doivent aimer comme leur père ;
engagement des maîtres envers leurs élèves,
qu'ils doivent instruire comme leurs propres
fils ; conditions sous la teneur du serment
auquel s'engagent les médecins par rapport
aux malades qui se confient à leur science.

Résolution de garder toujours les égards
que les lois et la probité commandent dans
l'exercice de l'art; promesse de ne se laisser
jamais séduire, et d'être toujours de mœurs
chastes et pures; d'avoir tous les égards que
l'honneur et la pudeur réclament vis-à-vis
des femmes et des esclaves.   19

Foi religieuse, sous la teneur du serment, de garder inviolablement les secrets
des particuliers et de l'Etat; affranchisse-
ment des vices, de la séduction et des plaisirs frivoles, pour consacrer tous les momens de la vie à l'honorable profession
médicale: tels sont les devoirs dont la stricte
observation doit particulièrement inspirer
la confiance du public et mériter aux médecins, les honneurs et les récompenses ré-
servés au dévouement, à la fidélité, à l'honneur et à la vertu.

DE LA LOI DE MÉDECINE.

Deuxième Traité d'Hippocrate.

Eloge de l'art médical.   p.   29

DES MALADIES.

Troisième Traité d'Hippocrate.

DES AFFECTIONS.

Quatrième traité d'Hippocrate.

FIN DE LA TABLE.

ERRATA (*).

TOME 1er.

P. **xxxv**, lig. 6, *au lieu de* méconnaître ; *lisez :* reconnaître.

P. **xxxvij**, de ses : *lisez :* ces.

P. **xxxviij**, ces écrits, ces chefs-d'œuvre ; *lisez :* ses écrits, ses chefs-d'œuvre.

P. 88, lig. 3, l'avoit fait ; *lisez :* l'avoient fait.

P. 151, lig. 13, ne produient ; *lisez :* ne produisent.

P. 264, à la fin, syrtole ; *lisez :* systole.

P. 281, lig. 5, étrangers à la sienne ; *lisez :* à la science.

P. 286, lig. 8, dans quelques cent ans ; *lisez :* dans quelque cent ans.

P. 327, lig. 18, l'habilité ; *lisez :* l'habileté.

TOME II.

P. 22, lig. 7, mauvais fond ; *lisez :* fonds.

P. 64, dessous du sein ; *lisez :* au-dessous.

P. 113, §. 8, *ajoutez*, la pleurésie.

P. 117, en ascite ; *lisez :* hydropisie.

Id. Soit par rapport aux symptômes ; *ajoutez*, soit par rapport aux autres affections.

P. 159, §. 53, une douleur assez légère ; *ajoutez*, et une toux sèche.

P. 178, §. 61, avec les ulcères ; *lisez :* les plaies.

P. 289, §. 40, ils prendront les médicamens ; *ajoutez*, diurétiques.

P. 302, §. 52, toutes trois ont entre elles beaucoup d'analogie ; *ajoutez*, elles doivent être traitées de même ; il faut détourner la pituite de la tête et du ventre.

(*) L'attention que j'ai donnée au grec et aux manuscrits a été la cause de ces légères fautes, qu'il sera bien facile au lecteur de supprimer, au moyen des indications faciles et fidèles que je lui présente dans le cours d'un si long ouvrage.

CANDIDE LECTOR,

Si non judicaveris antequàm noscas,
tum haud continget tibi credere, vero-
similiùs quàm veriùs, linguam gallicam
esse anteponendam latinæ, ad extrican-
das difficultates textùs. Sic igitur tibi
præstaret, plures codices sequi, qui
exhibent meliorem textum ut sicubi, ali-
qua capita, aut verba, aut voces deessent,
aut dimidia superforent, ea sicut ego,
de fonte codicum, maximâ parte (quan-
tum in te foret), fide suppleres ac de-
prompseris. Hæc pauca sufficiunt. Tamen si velis plura ediscere ac fidem ha-
bere, multas notas latinè à me depromp-
tas fuisse ex multis locis textùs græci
quem antea edidi; quandò clariorem
sensum magis ad mentem autoris ha-
berem, scito candide lector, haud un-

quam hunc laborem à te, nec à me despiciendum fore. Sic confer ac lege præsertim notas de pronosticis coacis; ac de præcedentibus libris Hippocraticis in lucem ab annis circiter octo editis. De hoc supra vide, quinque, cum græco textu volumina, quæ jamjam priora extarent, cùm hæc posteriora duo non absimiliter legenda sint; nec non absque utilitate cum aliis commentariis in aphorismos Hippocratis. Hæc ultima tria sunt; in totum decem volumina ad finem laboris tibi ac pensi mei extant.

Vale.

Scribebam Parisiis, calendis octobris, anno millesimo octingentesimo ac vigesimo tertio D. N. J. C.

———

BREVES NOTÆ

IN VARIAS LECTIONES ET IN TEXTUM.

Bibliotecæ Regis codices, 2140 *a*, 2142 *b*, 2145 *c*.

Ὅρκός.

P. 16. lin. 5. 7. 8. Η*γήσασθαι — κοινώ-σασθαι καὶ ποιήσασθαι* hæc eleganter ex aoristo infinitivo deducuntur pro *ἠγή-σεσθαι κοινώσεσθαι καὶ ποιήσεσθαι.* non variant, ut hîc suprà codices. ib. lin. 6. *γένετησιν — γενέτοισιν* scribitur in b, quod mihi placebat.

P. 17. β′. lin. 3. δώσω, sine negatione; ut quidam editi libri; sed οὐ ut hîc suprà addunt omnes codd.

P. 18. εἰκίας malè in vulgatis quibusdam, melius certe οἰκίας codd. habent; et hanc vocem in textum revocavi. lin. 3. φθορῆς pro φθορίης extat in b. lin. 5. ἀνδρώων — ἀνδρείων lege è vetustissimo codice a. ζ′. θεραπείης — θεραπνίης ut hîc codices, b et c. θεραπείας reperitur etiam in c, errore codicum, in quibus ης, ας sæpè mutantur et *vice versà*; αι et η, ον vel ου, vitiosè extant culpâ librariorum.

Iidem codices.

νόμος.

P. 28, lin. 7. τῆισι πόλεσι — sine ι subscripto, legebatur in a, more ionum.

sic ut hîc suprà. lin. 11. ἐν τῆισι τραγω-
δίηισι quod extat in eodem codice.

P. 31. lin. 2. ἐπίβολος — ἐπιβόλον b
etiam agnoscit. lin. 8. δεῖ—desideratur in
b. sed ἢ extat. lin. 9. τρόπω — suspicor
valdè hunc locum esse corruptum; sic
optimo sensu lege, τόπω, è vetustissimo
codice, qui vestigia vera lectionis habet.

P. 32. lin. 6. ubi τόπος pro τρόπος veriùs extat in eodem; sic suprà. lin. 9.
ἐνισχύσει ἐνισχύει melius habet id. cod.
certe foret legendum.

P. 35. lin. 4. hæc adduntur è cod.
b. ἡ μέι οὖν ἐπιςήμη ποιέι τὸ ἐπιςάσθαι, ἡ
δόξα τὸ ἀγνοεῖν, ut commenta vapparum
librariorum. Non dubito, quin hæc
verba in textum irrepserint, etc., etsi
quidem editi libri, et Foësius eadem
agnovissent.

Iidem codices.

Περὶ Νούσων.

P. 104. ἰήσεως — ἰήσιος legitur in b. ἐρωτᾶν ἐρωτώμενος in eodem extat, commodo sensu. lin. 6. ὁπόσα — ὁπόσας quod magis favet textui, ut hîc suprà ἀνάγκας, ad vim syntaxeos, codd.

P. 107. lin. 2. τῇσι — in a. ut in aliis consimilibus locis. lin. 5. ἀκαιρίη — εἴκασιν legebatur in codd. lin. 11. πουλλά fere non variat, ut hîc suprà cod. a. lin. 2. β΄. εἰ δέῃ — δέοι ex optativo, scribitur in c. sed ἰδέειν non absurdè in b. certè mira est hîc lectionum varietas: — μήτε ποιῆσαι, μήτε εἰπεῖν, μήτε νοῆσαι ut fere omnes codices; sed servavi textum, ut hîc suprà in vulgatis, quibuscum consentit mea versio. ad finem — ἧσι ᾗσι in a. οὐδὲν — οὐδὲ. extat in b. p. 10?. πολλῶν — πουλλῶν sine variatione in a. quod ionicè scribitur.

P. 112. τούτων προσωτάτω — sed προσωτάτα ἐτι innuuntur tamen analoga in cod. c. lin. 8. ἐν τῆισι — ὑπερῆισι, ut hîc suprà, non variat ionicè, in cod. a. ἤ. ἐνδοιαστά — δοιαστά etiam extat in codem sic ad finem πουλλοι pro πολλοι, accipitur

P. 116. lin. 17. καθάπαξ καθάπερ in a. et c. p. 119. ἰὅ. lin. 6. ἂν τις ὠφέληται — εἰ τις ὠφέληται ut in iisdem codd. p. 120. lin. 3. — γίνωνται cum subjunctivo, magis rectiùs quàm in editis libris. ἰδ. lin. 2. et 4. τῷ πρωΐ ἤ ὀλίγω ὕστερον — καὶ πρωΐ τῆς ἡμέρης διαφέρει δὲ οὐδὲν ἤ πάνυ ἤ πρωΐ ὀλίγω ὕστερον, quod sanè, mihi placebat ut vera lectio, et cum eâ consentiret mea versio, κ΄. lin. 9. ἀκριβέων — lege ἀκριβέων minùs eleganter in codd. κά. θεραπεύηται e. cum subjunc-

tivo in a et b. — ἐπεῖ ῥώμην — rectius ἐπὶ
cod. a. agnoscit. lin. 5. μή — deest in
eodem, sed non rectè.

P. 123. κβ´ lin. 2. ἑτέραν — ἑτέρην extat
ionice in codd. ad finem — hæc verba νούσου μεγάλης τρεφομένης ἐν τῷ σώματι desiderantur in codd. a. et c. intelligitur plu-
ribus de morbo chronico, ferè vehemen-
tissimo ac lethalissimo, sicut φθίσις vel
ἐμπύημα vel — ὑδρώψ.

P. 124. lin, 1. οὗ δεῖ — τοῦ ut hic cod.
a. lin. 3. ἐξιήσεσθαι — ἰξιήσθαι cum negatione; μή clariore sensu, scribitur in a.
p. 127. lin. 7. θεραπεύειν — pro ἐκθεραπεύειν
etiam reperitur in eodem. κέ — ad finem
ἢ σήπειν — σήπων ut hîc suprà codd. b et
c. p. 128 lin. 2. γίγνονται etiam γίνεται b
agnoscit. κζ´. lin. 2. ἐόντι — ἴσχοντι — ac
pro ἐμπύῳ legebatur ἐν πυῷ. κή. ad finem.
ἦν — sine ἔσω τράπηται — ἀγαθον pro κά-
κον ferè, non absurdè — sed ultimum

membrum ἦν δὲ ἔσω — desideratur in codd. et cùm metastasis hîc extiterit, commodo sensu, prius legendum foret ut hîc suprà; est vera lectio quæ textui favet.

P. 131. lin. 4. pro ἐχομένη — πιεζομένη, ibidem extat; et sic priùs vel posteriùs vertitur in cod. b. sed malè.

P. 132. λʹ. lin. 3. ἤμεσε ἐξήμεσε, agnoscit cod. b. ἀπὸ ταὐτομάτου — ἐκ τοῦ ἐμέτου addunt omnes editi libri, sed particula frustrà hîc servatur.

P. 133. lin. 3. ἀμαυροῦται — singulariter extat in c. lin. 6. ἀπόλλυται — ἀπόλληται legitur in eodem.

P. 136. λζʹ. lin. 2. ἦ. — ᾗσι — a. ac τῇσι νουσῇσι — pro νούσοισι scribitur : hîc variant variè codices : lege è vetustissimo b. νεῦρον ἢν διακόπη — μὴ συμφύει — οὐδὲ ἐντέρον — ἢν μὴ commodo sensu τῶν λεπτῶν — agnoscit a. οὐδὲ ἐν περὶ τῶν αὐτῶν — ferè non absurdè hæc etiam extarent si haud negligenter scripta fuissent ; at vestigia haud spernenda ejusdem loci.

P. 139. λέ. lin. 11. εὐθέων — εὐθείων extat in c. p. 140. lin. 2. χώρις — ἰδίως — ut hîc suprà idem cod. λϛ´. ad finem γίνονται — singulariter γίνεται a. agnoscit.

P. 143. κῦρίῃσι — κυρῖῃσι, ut ferè, ionicè, in iisdem consimilibus locis.

P. 144. lin. 17. εἴρηται — προσείπον — ibidem.

P. 148. πούλλων ut hîc suprà ionicè pro πολλῶν. μ´. lin. 2. σπάδων — lege ταλαιπώρων è codice c. lin. 7. ἐπιπλέον — ἐπιπλείον — in b. p. 151. lin. 7. πουλλὰ lin. o. πρός τὸ — ἐς cum eodem sensu in b. p. 152. ἡμέρῃσι, ἡμερῄσι non variat — in a. ut aliàs dixi διασείεται — σκορπίζεται — c. agnoscit. — μβ´. γίνονται — singulariter γίνεται ut in a. lin. 3. κυρίῃσι — κρισῄσι

extat in eodem, ut hîc suprà ionicè. ad finem.—ἀμεληθῇ—διαμεληθῇ vertitur in β.

P. 155. lin. 13. πρᾶγμα — πρᾶγμα —
ionicè — ut fere omnes codices lin. 16.
ἡ σάρξ — ἡ τετρωμένη desideratur in a. p.
156 lin. 10. τοῦτο πύος — πᾶν addit cod.
b. lin. 13. ἔπειτα — πύος — jungit id.
cod. πτύει quo nil clarius.

P. 159. μϛ΄. lin 3. ὑπερχειμένη — ἐπιχει-
μένη in b. p. 163. μεταξύ — μεσηγύ ionicè
scribitur in cod. c ut hîc suprà.

P. 164. — ν΄, ὑπερξεραυθῇ — ἀποξεραυθῇ
legitur in b. p. 167 — νά lin. 3. πυκινα
pro πυκνά id. c habet.

P. 168. νϛ΄. καὶ κοιλίη cum articulo ἡ in
c. p. 171. lin. 5. ὀλέθριον τοῦτο desunt
omninò in codd. sed malè.

P. 172. lin. 3. ἰσχύρων — ἰσχυρέων ionicè b. οὕτω οὕτως extat in eodem. lin. 6.
νζ΄. lin. 6. ἀναξεραυθῇ — lege — ἀποξεραυθῇ
— è cod. b. lin. 10. εἶναι. γεγόνεναι —
ibidem.

23.

P. 175. νή. lin. 2. καὶ ἀπὸ φλέγματος καὶ, hæc desiderantur in b. νθ. lin. 2. τὰ σπάσματα — singulariter τὸ σπάσμα, non mutat sensum et agnoscit a. p. 176. lin. 5. προεῖπον — προσεῖπον minus rectè, quàm priùs in b. — ξʹ. lin. 6. εἰρύσθη — εἰρύσθαι — evidenter, ultimum vitiosè, quod η pro αι mutatur, ut hîc culpâ librariorum.

P. 180. ξβʹ. ὧδε ἔχει deest fere in omnibus codd. lin. 3. ὅταν — ὁπόταν — scribitur in b. σπᾶται ὑπὸ πόνου καὶ βίης omninò omittit id. cod. lin. 15. ἑωυτοῖσι μεταςῆναι — τε καὶ — addit cod. b. et — μεταςῆναι legitur in c. lin. 18. ἐς τὸν ὦμον τε καὶ — omninò deficit in b. p. 184. ξέ. lin. 12. ὑγιανθῆναι — ὑγιασθῇ — extat in eodem.

P. 187. lin. 8. — φλέψ — ἡ τετρωμένη non agnoscit cod. a. lin. 15. πόνων desideratur i. c. p. 188. ξή. lin 4. γὰρ omittit b. lin. 8. πάθημα — τι deest in eodem.

Θεραπείη — Θεραπηίης , etiam Θεραπηίη ac
Θεραπηίης ionicè agnoscit c. ut hîc suprà;
hæc revocavimus in textum.

P. 191. — lin. 3. καὶ μέζω — καὶ deest
in b. μεῖζον scribitur in eodem. ξθ. lin. 8.
ἀσθενέτερα — ἀσθένεα — extat in a. lin.
10. ἐπαΐουσι — ἐπαινίουσι c habet vitiosè.

P. 192 lin. 1. ἢ νεωτέρῳ τῷ addit b. lin.
5. πυκίνην — pro πυκνήν. — ibid. lin. 12.
ἔκδηλα lege ἔνδηλα ibid.

P. 192. — ό. lin. 5. πάθοι — παθῇ b
agnoscit. τοιοῦτον — τοῦτον ibid. ἔκδηλα —
ἔνδηλα.

P. 195. οά; lin. 8. οὖσαι — ἐοῦσαι scribitur in b. 10. θώρηκι — ionice pro θώ-
ρακι — hinc castiga, ubi debet legi.

P. 196. οβ'. οὖ — non agnoscit b. p.
199. lin. 3. οὐδέτερον — οὐθέτερον extat
in eodem. lin. οὕτως — μαλίστα — ibid. legitur lin. 8. διαφθείρονται — singulariter
διαφθείρεται — vertitur ad finem. ἀπὸ τούτων

in c. p. 200. lin. 17. καλέεται καλέουσι —
pluraliter legendo ex codem cod. lin. 21.
ουσπῶσι — σπῶσι — scribitur in c. p. 203.
οζ΄. lin. 1. ὁκότοις ὁκόται ἄν νοῦτοι ut fere
hîc codd. b et c agnoscunt rectiùs. lin. 3.
μεθίη — μεθῆ — in c. p. 204. lin. 1. μισγόμενον — σμιγόμενον — vertit c. p. 207.
lin. 10. κοιλίης — κοίλου rectiùs agnoscit c;
et hanc vocem in textum revocavi.

P. 208. πά. lin. 6. φρίξη — φρύξη ut fere
omnes codices.

P. 211. lin. 2. διαθερμαίνεται — διαθερ-
μήνεται — αι in η vertendo; ut hîc suprà
υ et ι cod. a. p. 212. lin. 1. σήπεται — σηπ-
τέται in a. p. 215. lin. 3. τὴν ἐν τῇ χειρί,
certè, malè deficit in c. lin. 11. χλιασμάτων
— χλιαμάτων agnoscit a. p. 216. πέ. lin. 4.
συγκυρήση — cum subjunctivo, pro συγ-
κυρήσει, quod extat malè in editis, ut fere
in aliis locis consimilibus, ubi textum
sæpè castigavi. lin. 9. ἐνεόντι — ἐνι — ut

hìc in a. lin. 11. δύναται — δυνῆται ionice, quod sæpe apud ipsos veluti otiatur eleganter codd.

P. 219. lin. 3. αὐτὰ εὑρήσεις cod. a omittit. πέ lin. 1. ἐγγένηται — γένηται in a. lin. 3. ἐν τῇσι ἡμερῇσι πρωτῇσι ibidem sine ι subscripto more ionum sicut ad finem, lege ἡμερέας pro ἡμέρας ex alio codice c. p. 220. πϛ΄. lin 2. ξυμβάλλεται — συμβάλλεται etiam ultimum minùs rectè accipitur in a. lin. 5. εἰωθείης bis. lin. 11. pro εἰωθυίης extat in c. p. 223. lin. 2. παράνοοι — παράνοιοι — in a. πζ΄. lin. 7. ἄρξωνται πτύειν καθαίρονται — καὶ καθαίρεσθαι rectiùs cum infinitivo scribitur in eodem ibid. ἀπὸ pro ὑπὸ, extat.

P. 224. lin. 5. συμμίγηται — συσμίγηται minùs rectè in a p. 227. lin. 8. οὕτως deest in eodem. θνήσκει pro ἀποθνήσκει ibid.

Iidem codices.

Περὶ Πάθων.

P. 247. lin. 8. ἠπίςατο — ἐπιςαίτο — suprà ut hîc, codices.

P. 247. lin. 4. ἀπὸ πόνων καί. hæc desunt in c. θερμοῦ — lege θερείου è vetustissimo codice a. lin. 7. εἰρημένων — λεγομένων b. habet.

P. 248. lin. 10. σπάσει — σπάσῃ rectiùs cum subjunctivo; ut ferè omnes codd. lin. 12. ὑπὸ φλέγματος — τοῦ, sic rectè addit a. ἐμπίπτει — ἐμπίπτῃ ut hîc suprà.

P. 251. lin. 4. γίνηται pro γίνεται. — lin. 7. λοιπῶν — deest in b. μόνων — μούνων scribitur in c. γ΄. lin. 7. ἰσχυρόν τι ἰσχύοντι vitiosè mutatur, negligentiâ librariorum. ἐπιτυγχάνειν — ἀποτυγχάνειν extat in eodem cod.

P. 252. ἣν ἀπολείπει — ἀπολείπῃ rectiùs,

suprà ut hîc λοιπῶν — ἄριστων — φάρμακον ἄριστον dividitur puncto in codd. post
λοίπων — optimo sensu ; ut hîc suprà ,
ubi servatur ε. lin. 2. ἀναγαργαρίζειν χρή
— lege ἀναγαργαλίκτοισι χρῆσθαι in b. ϛ´.
κατακρεμαθῇ — κατακρεμασθῇ rectiùs indi-
catur è codd.

P. 255. lin. 3. ἀξαγάγειν — ἐξιέναι vertitur ut hîc suprà b. σχιάζειν — σχίζειν a
habet. lin. 6. ἐθέλη ἐθέλει rectiùs in a. ζ´.
lin 2. ἐξαιρέειν — ἐξέρεειν malà pronuntia-
tione, αι, ε, αι, η litteras has alternatim
sæpè mutuantur codd. sed, non rectè.
lin. 4. παρέχει — lege παρέχῃ è codd. ad
vim syntaxeos, si regulæ ejusdem haud
omittantur, ut in multis locis aliquo-
rum editorum ; sequor hîc codices. lin.
8. ἀπὸ —ὑπὸ b agnoscit, cùm hæc præpo-
sitio , fere ad eundem scopum deprompta sit. ἡ lin. 2. πράγμα eleganter
πρῆγμα et ionicè , ut fere omnes codd. sic
lin. 3. pro εἰς — ἐς c habet.

P. 256. 9′. lin. 8. τυγχάνῃς τυγχάνοις ex optativo; cum ἂν rectius legeretur. έ. ad finem ὑπάγοντι καὶ ψύχοντι — ὑπάγοντα καὶ ψύχοντα, agnoscunt codd. sed malè, cum regimine attractivo et vitioso sensu.

P. 259. lin. 1. ξυμφορώτατα — ἐς τὰ — addit cod. b.

P. 260. μαραίνονται — μαραίνωνται, melius extat in codd. cum subjunctivo, ut hîc suprà; et in aliis locis consimilibus, ubi semper textum castigavi. ιγ′. lin. 5. ἐγγίνεται — ἐγγίνηται rectius ut hîc. lin. 10. ταῦτα — ταυτὴν legebatur in a. ιδ′. lin. 2. ἀνακαθάραι — ἀνακαθῆραι eleganter constat cum codicibus, more ionum.

P. 263. lin. 1. ἐς — πρὸς et πρὸ, a et b. agnoscunt lin. 2. μεθίσαι — μετίσαται ut hîc in c. lin 8. τῆσι κυριῃσι — τῆσι κυρίῃσι, sine ι subscripto — ionicè; in a. ις′. lin. 9. ἵν ἡ ὀδύνη ἔχῃ — ἔχει — sequor hîc antiquissimum codicem a.

P. 264. lin. 3. — οὔτε τῶν πυρετῶν ἐν τῆσι

ἄλλητι — οὔτε ἐν ταυτῇ τῶν πυρετῶν lin. 4. ἐν ταυτῇ τῇ νούσῳ — vox ultima deficit in cod. a. ιή. lin. 2. τρηχείη τρηχέη eleganter ut fere hîc omnes codd. sic πτύαλα — πτυέλα, agnoscit b. p. 267. lin. 1. λίαν — λίαν — ut hîc suprà.

P. 268. lin. 5. φλέγματος καὶ χολῆς — cod. b addit τε. lin. 12. ἰσχνασίη — ἰσχασίη in a et b. p. 271. lin. 4. αὕτη ἁμαρτία — ἁμαρτίη ut fere omnes codd. ac b addit ή. κβ'. lin. 1. τάδε γίνεται desunt in eodem. lin. 5. καρδίαν — καρδίην — extat in omnibus codd. — ad finem ποιέειν δὲ τοῦ ἀπὸ ῥόφημα κέγχρου — δε κέγχρου ἢ τοῦ ἀλήτου ῥόφημα ποιέειν — clariore sensu, scribitur in codd.

P. 272. κζ'. lin 2. τρηχέη ionicè pro τρηχέη in editis libris. lin. 7. πυρετός — addit ὁ cod. b.

P. 275. lin. 3. et 4. ἐς φλέβας καὶ ἄρθρα τάς ac τὰ jungit idem cod. κέ — ὁπόται

pro. ὁκόσαι id agnoscit. lin. 12.— καρδίαν
— καρδίην — non variat in b. ad finem —
τοιαύτην — addit τὴν.

P. 279. lin. 3. κατόκοϊον ⸗ καθόποϊον
fere ut hîc codd. b et c. lin 5. εὔδηλα —
ἐκδηλα extat in iisdem. κθ'. lin. 6. Θεραπεύῃ — θεραπευθῇ legitur in b. p. 280. λά.
lin. 4. φάρμακα ποτὰ, πινομένα id. cod.
agnoscit.

P. 283. λδ'. lin. 2. τούτων — ὥςε desideratur in eodem.

P. 284. φλαυρότερος — φαυλότερος quod
quidem rectè dici potest.

P. 287. lin. ὑπόσοι lege pro ὁκόσοι —
λή. ἢν φαίνονται et δέονται — ut in editis libris, vitiosè extant ac in Foësio ; lege,
cum subjunctivo φαίνωνται et δέωνται, è
codicibus.

P. 288. lin. 5. σπλήνα, τὸν addit b. μβ'.
ad finem. καταστερίξη — καταστερίζη non
rectè ; etsi, in codicibus b et c legeren-
tur.

P. 291. μγ΄. lin. 2. καὶ ὀδύνην πᾶσαν — addit κατά cod. b. p. 292. μέ. — lin 2. διαφέρεται sic reperitur in editis libris, vitiosè, sed codices hanc vocem castigaverant, ut hîc suprà διαφέρηται ; et alibi — νοσήσῃ pro νοσήσει legebatur.

P. 295. πρὶν ὑπέρυθρον γενέσθαι — rectè addit τοῦ cod. b. p. 296. lin. 8. λαπάσσεται — cum subjunctivo, λαπασσήται — legitur in codicibus.

P. 299. ad finem. οὐδεμία — οὐδεμίη — ut hîc suprà, ferè omnes codd.

P. 300. lin. 4. τοὺς ὑπὸ δυσεντερίης ἐχομένους — τοίς ἐχομένοις — agnoscit b.

P. 303. νβ΄. lin. 7. μέμψεται — μέμψαιτο ex optativo, commodo sensu, admitterem ; ut hîc b νγ΄. ὁποταν — ἰζή pro ὅταν ἴζη — ultimo favet b.

P. 304. λεαίνειν — lege ἀλεαίνειν in b. lin. 5. προσπίπτοντων — προπιπτόντων cod. a agnoscit. νς΄. lin 6. θέλεις — pro θέλης ac ἐθέλεις codd. in a et b. p. 307. νέ. ξυμφέ-

ρει — συμφέρει in a. lin. 4. πόμασι — πο-
τέμασι — ut hîc a.

P. 3o8. νϛ´. lin. 4. ἐσέλθη — εἰσελθη —
minùs recte; in codd. lin 5. κινέει —
κινέη eleganter a habet. νζ´. lin. 2. μαλθάσσειν — pro μαλάτσειν ut suprà hîc, de-
ducitur ex eodem cod., παύοντα τὴν ὀ
δύνην —τῆς ὀδύνης ut quidam editi.

P. 311. lin. 6. ϛερίζουσῃ pro ϛερίζουσα
b. habet.

P. 312. ζά. lin. 5. καταστερίξουσιν —
certè, malè in editis ac in Foësio; lege è
vetustissimo codice b ; καταϛεριζουσιν; et
hanc vocem sedulò ac similes in textum
revocavi.

P. 315. τοῦτο — τοῦτον — b agnoscit.
ξβ´. lin. 2. ἐς ἄρθρα — addit τά : cod. a.
ξγ´. βιαιοτέρον — βιαιότατον suprà ut hîc,
omnes codices. lin. 7. πεφυκόσι — lege
πεφυκάσι è cod. c. p. 316. lin. 2. ἐγκα-α-
λείπεται extat in vulgatis, sed ἐγκαταλείπηται legendum foret cum subjunctivo

ut suprà hìc, agnoscunt codices a et b.
sed ἐγκαταλίπηται etiam eleganter extat
in c ionice. ξδ′ τὸν ἰκτέρον — cum articulo legitur in codd; sed expunxit a. lin.
6. τήν cui, addit χολὴν c. ξέ. lin 3. νουσήματα bis—codices tollunt, licet forte ità
legeretur è commodo sensu.

P. 319. ξξ́. lin. 3. — φυλάσσεσθαι — φυλάττεσθαι doricè c habet. ξή. lin. 3.
pro χωρὶς — ἰδίως etiam constat in eodem.

P. 320. lin. 5. παύσηται desideratur in
b. ό. λειχῆνες — λιχῆνες a; etiam agnoscit γίνεται — pluraliter γίνονται. ἐςι δέ τὰ
τοιαῦτα — ἐςι δὲ ταῦτα solummodò extant in c. p. 323. μελαγχολόουσι — μελαγχολῶσι b eleganter admittit. οβ. lin. 3.
ἐσέλθῇ — εἰσέλθῃ ut in vulgatis.

P. 324. lin. 5. εἰς ἑτέραν lege ἐς ἑτέρην ionicè è codicibus.—οέ. lin. 5. τὰ δὲ, τοιαῦτα.
ultima vox deficit in c. lin. 11. ἰσατίδος

— ἰσατίος φύλλα a habet. ad finem. καταπλάσσοντα legitur in c. p. 327. οζ. ὁπόσοι ἄνθρωποι — pro ὁκόσοισι ἀνθρώποισι — extant in vulgatis; sed minus rectè quàm in codicibus.

P. 328. lin. 6. δυνάσθαι — lege δυνησθαι è codice vetustissimo a. p. 332. π΄. lin. 6. οἶνον — ἐνώδεα ut in vulgatis, sed οἰνώδεα lege in b, ac revocavimus in textum.

P. 335. πγ΄. γαλακτῆνων — γαλαθηνῶν — scribitur in c.

P. 336. πϛ΄. lin. 5. προθέσιας — προσθέσιας a etiam agnoscit.

P. 340, μά lin. 3. ὀξυρεύγμιη — ὀξυρέγμιη — ter legitur — ut ferè in omnibus codd.

P. 344. μϛ΄. ἢν. ἁμαρτάνῃς — ἁμαρτάνοις — extat in b.

P. 348. ρά. lin. 3. ξυμφορώτερος—τατος in cod. b.

P. 351. lin. 10. ἐλάφροτερα — in codd. pro κουφότερα in editis.

P. 352. ad finem ἰδιοτῇσιν — ἰδιοτοίσιν etiam extat in b.

P. 363. εἰοθῆσαν — lege εἰωθάσι e codice b.

P. 364. ὑποδέχεται — ὑποδέξηται ut ferè omnes codices cum subjunctivo, ut suprà hîc.

P. 367. ἐπείσεται — ἐπιφαίνηται — etiam reperitur in b.

Hic ordo etsi primo aspectu clarus, non ita facilis intellectu, nisi sub oculis, textum habueris. Ne videor in commoda publica peccasse, atque meam opinionem pro genuino coï textu obtrusisse, sed monimenta plurima è Bibliothecâ Regiâ deprompta contulisse, (quod verum est) confer hîc et ad studium semper revoca fideliter omnes varias et lectiones cum editionibus Hippocraticis,

Van-der-Lindenii, ac Foësii. Forsàn quisque non videt quàm facile potuerint mutari hæ voces translatæ è codicibus, negligentià primorum typographicorum? Sed hæc pauca ad illustrationem textûs maximè spectant et conveniunt (1).

---

(1) Neque possum ab hac disputatione, lata sanè et litigiosa, discedere, quin grates agam viris doctissimis J. B. Gail, et L. Langlès, ac C. B. Hase, quibus codicum manuscriptorum custodia commissa est in Bibliothecâ Regiâ. Qui nisi penus litterariæ sibi creditæ promptissime ac liberalissime mihi copiam fecissent, multò maxima ex parte manca quodam modo atque imperfecta exiret hæc scriptio : ut ideo hoc infortunis numerem, mihi illorum, consilia, officia, studia in absolvendo ejusmodi laborioso atque tricarum pleno opere fuisse præsto.

FIN DU DEUXIEME VOLUME.

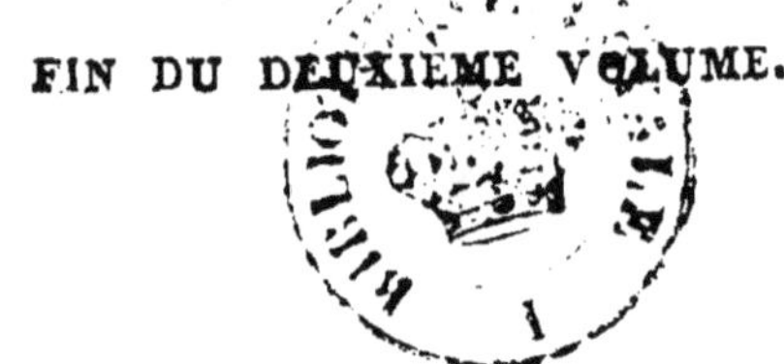

SCIENCE MÉDICALE.

FONDATION

DE LA

DOCTRINE D'HIPPOCRATE,

D'APRÈS LE TEXTE,

TRADUIT PAR LE MÊME AUTEUR.

COURS DE MÉDECINE GRECQUE,

SECTION Ire.	PHYSIOLOGIE..... T. 1er.		De la Nature de l'homme ; de l'Ancienne Médecine ; des Humeurs ; de l'Art médical.
	PATHOLOGIE ET THÉRAPEUTIQUE.	T. II.	Le Serment ; la Loi de Médecine ; des Maladies, 1er livre ; des Affections.
SECTION II.	THÉRAPEUTIQUE ET HYGIÈNE.	T. III.	Du Régime dans les maladies aiguës ; des Purgatifs ; des Airs, des Eaux et des Lieux.
SECTION III.	CLINIQUE INTERNE MÉDICALE.	T. IV.	Épidémies, 1er et 3e livres ; des Crises et des Jours critiques.
		T. V...	Pronostics de Cos.
		T. VI.	Pronostics d'Hippocrate ; Prorrhétiques, 1er et 2e livres.
		T. VII.	Aphorismes grecs, latins-français.
SECTION IV.	THÉRAPEUTIQUE DES FIÈVRES.	T. VIII, IX et X.	Commentaires sur les quatre premières Sections des Aphorismes.